# MEDIZINISCHES WÖRTERBUCH

## DER DEUTSCHEN UND FRANZÖSISCHEN SPRACHE

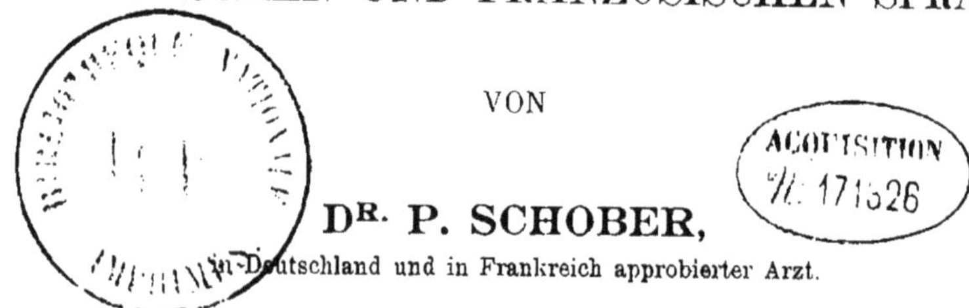

VON

**DR. P. SCHOBER,**

in Deutschland und in Frankreich approbierter Arzt.

---

ZWEITER BAND:

## DEUTSCH-FRANZÖSISCHES MEDIZINISCHES WÖRTERBUCH.

MIT EINER VORREDE

VON

**Dr. L. LEREBOULLET,**

Mitglied der Académie de Médecine.
Herausgeber der *Gazette hebdomadaire de Médecine et de Chirurgie*, des *Dictionnaire encyclopédique* und des *Dictionnaire usuel des Sciences médicales*.

**STUTTGART.**

VERLAG VON FERDINAND ENKE.

---

PARIS.

HAAR & STEINERT, 21 RUE JACOB.

1900.

# DICTIONNAIRE MÉDICAL

## DES LANGUES ALLEMANDE ET FRANÇAISE

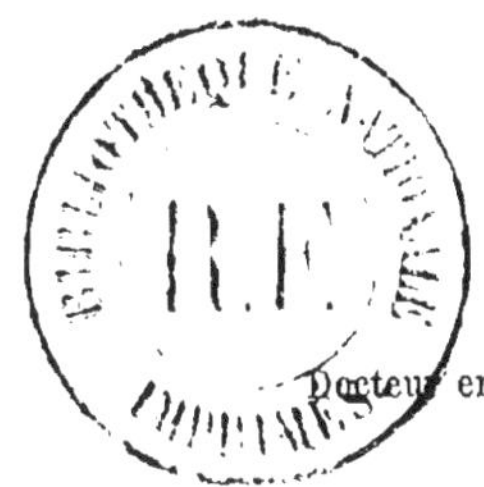

PAR

**PAUL SCHOBER,**

Docteur en Médecine des Facultés de Strasbourg et de Paris.

---

TOME DEUXIÈME:

**DICTIONNAIRE MÉDICAL ALLEMAND-FRANÇAIS.**

AVEC UNE PRÉFACE

DE

**Mr. le Dr. L. LEREBOULLET,**

Membre de l'Académie de Médecine.
Directeur de la *Gazette hebdomadaire de Médecine et de Chirurgie*, du *Dictionnaire encyclopédique* et du *Dictionnaire usuel des Sciences médicales*.

STUTTGART.
FERDINAND ENKE, ÉDITEUR.

PARIS.
HAAR & STEINERT, 21 RUE JACOB.

1900.

Druck der Union Deutsche Verlagsgesellschaft in Stuttgart.

# Préface.

Les étudiants en médecine et les médecins désireux de s'instruire ne sont pas trop à plaindre de nos jours. Sans doute ils ont beaucoup à apprendre. Mais que de traités didactiques, de manuels, de journaux de tout format et de tout caractère sont à leur disposition pour rendre leurs études plus faciles! Sans doute il leur faut, s'ils veulent se tenir au courant du progrès scientifique, savoir lire dans leur texte les publications étrangères. Mais que de dictionnaires, de lexiques pour leur faciliter cette tache! On ne peut qu'applaudir à toutes les tentatives faites en vue d'abréger „la besogne des laborieux" comme disait Durey de Noinville. Et c'est pourquoi nous applaudissons à la publication de ce nouveau lexique. Plus modeste que le *Dictionnaire international des termes médicaux* du docteur Théodore Maxwell il n'en est pas moins trés utile. La langue allemande est, en effet, de celles qu'un médecin ne doit plus ignorer non seulement parceque, dans les Congrès internationaux qui se multiplient chaque année, c'esten Allemand que se font les plus nombreuses communications, mais encore et surtout parceque la littérature scientifique de l'Allemagne a progressé à pas de géants et nous donne chaque jour de nouveaux sujets de recherches et de critiques.

Or, il ne suffit pas d'avoir appris au Collège les élements de la syntaxe et de la grammaire allemande pour lire couramment les journaux et les revues qui traitent des sujets de médecine. Une langue qui, à côté de tant de néologismes empruntés au français, renferme un si grand nombre de mots techniques exige, pour être bien comprise, l'incessant secours d'un lexique.

Le succès obtenu en Allemagne par le *Dictionnaire médical français-allemand* dû au Dr. P. Schober nous est garant de l'utilité de ce *Dictionnaire médical allemand-français*. Correspondant de plusieurs journaux, habitué à traduire avec élégance et clarté, dans les deux langues, les néologismes les plus déconcertants parfois, très au courant de tous les travaux qui, dans ces dernières années ont révolutionné la science médicale, le Dr. P. Schober était bien préparé pour écrire une oeuvre de ce genre. Je n'éprouve aucun scrupule à la recommander à mes confrères français.

**L. Lereboullet,**
Membre de l'Académie de Médecine.

# Signes et Abbréviations employés dans ce dictionnaire.

## I. Signes et abbréviations générales.

*m.* nom masculin.

*f.* nom féminin.

*n.* nom neutre.

*adj.* adjectif.

*v.* verbe.

*adv.* adverbe.

*plur.* pluriel.

*pr.* nom propre.

*lat.* terme latin.

*vulg.* terme populaire.

*invet.* terme tombé en désuétude.

*rar.* terme rarement employé.

*v. c. t.* voyez ce terme, voyez ces termes.

*s.* où (l'abbréviation *s.* = *sive*, *seu* n'est employé qu'entre deux termes latins).

= égal à.

, virgule (sépare deux termes français qui sont l'un comme l'autre la traduction du terme allemand ou latin).

; point et virgule (indique la fin de la traduction française et est suivi d'un nouveau terme allemand à traduire).

: deux points. (Chaque terme français qui est la traduction d'un terme allemand dans ce dictionnaire est précédé de deux points.)

## II. Abbréviations médicales.

A. artère.

Aa. artères.

M. muscle.

Mm. muscles.

N. nerf.

Nn. nerfs.

| | |
|---|---|
| *anat.* | terme du ressort de l'anatomie. |
| *chim.* | „ „ „ „ la chimie médicale. |
| *chir.* | „ „ „ „ la pathologie externe. |
| *embryol.* | „ „ „ „ l'embryologie. |
| *int.* | „ „ „ „ la pathologie interne. |
| *leg.* | „ „ „ „ la médecine légale. |
| *obst.* | „ „ „ „ l'obstétrique. |
| *ophthal.* | „ „ „ „ l'ophthalmologie. |
| *pharm.* | „ „ „ „ la pharmacologie. |
| *physic.* | „ „ „ „ la physique médicale. |
| *physiol.* | „ „ „ „ la physiologie. |
| *veterin.* | „ „ „ „ l'art vétérinaire. |

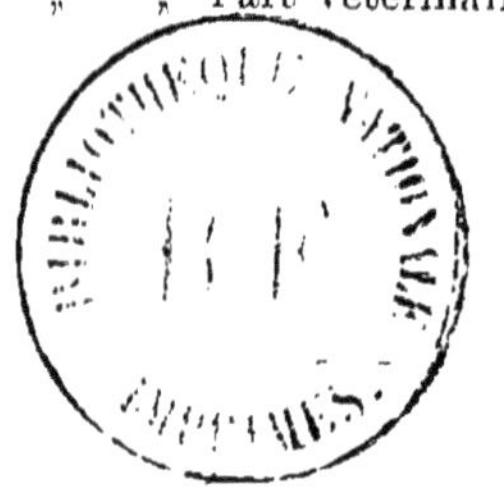

## A.

**Aachen** *pr. n.* Aix-la-Chapelle (ville d'eau avec des sources sulfureuses dans la Prusse Rhénane).
**Aas** *n.*: charogne.
**aashaft** *adj.*: cadavérique.
**Abart** *f.*: variété.
**abbinden** *v. chir.*: lier, délier.
**Abblätterung** *f.*: exfoliation.
**abdampfen** *v.*: évaporer.
**Abdeckerei** *f. hyg.*: voirie.
**Abdominaltyphus** *m. int.*: fièvre typhoïde.
**abdrücken** *v.*: écraser.
**Abducens** *lat. anat.* = N. abducens *v. c. t.*
**abducieren** *v.*: faire l'abduction.
**Abduktor** *lat. anat.* = M. abductor *v. c. t.*
**Abfall** *m.*: déclin, déchet.
**Abfallgrube** *f. hyg.*: voirie.
**Abfallstoffe** *plur. hyg.*: ordures.
**Abfieberung** *f. int.*: défervescence.
**abflachen** *v.*: aplatir.
**abfliessen** *v.*: s'écouler.
**Abfuhr** *f.*: vidange, excrétion.
**abführen** *v.* 1) *pharm.*: purger. 2) *hyg.*: faire la vidange.
**Abfuhrkanal** *m.*: égout, canal excréteur.
**Abführmittel** *n.*: purge, purgatif, laxatif, drastique.
**Abführungsgang** *m. anat.*: conduit excréteur.
**Abführungsmittel** *n.* = Abführmittel *v. c. t.*
**Abgang** *m.*: perte.
**Abgängling** *m. obst.*: avorton.
**abgehen** *v.*: perdre.
**abgekapselt** *adj.*: enkysté.
**abgemagert** *adj.*: amaigri.
**abgeplattet** *adj.*: aplati.
**Abgeschlagenheit** *f.*: abattement.
**abgespannt** *adj.*: énervé.
**abgezehrt** *adj.*: émacié.
**abgiessen** *v.* 1): mouler. 2) *pharm.*: décanter.
**Abgleiten** *n. obst.* das Abgleiten der Zange: le dérapement du forceps.
**Abguss** *m.* 1): moulage. 2) *pharm.*: décantage.
**Abhandlung** *f.*: mémoire *m.*
**Abkapselung** *f.*: enkystement.
**Abklatschung** *f.*: attouchement avec le drap mouillé.
**Abknickung** *f.*: coudure.
**Abkochung** *f. pharm.*: décoction.
**Abkömmling** *m.*: rejeton.
**abkratzen** *v.*: gratter, racler.
**abkühlen** *v.*: rafraîchir.
**Ablagerung** *f.*: dépôt.
**ableben** *v.*: mourir.
**ableiten** *v.*: dériver.
**Ableitung** *f.*: révulsion, dérivation.
**Ableitungsmittel** *n.*: révulsif, dérivatif.
**Ablösung** *f.*: décollement.
**Abmagerung** *f.*: amaigrissement.
**abmeisseln** *v. chir.*: enlever avec le ciseau.
**abnabeln** *v. obst.*: faire la ligature du cordon ombilical.
**Abnabelung** *f. obst.*: ligature du cordon ombilical.
**Abnahme** *f. chir.*: amputation.
**abnehmbar** *adj. chir.*: amovible.
**abnehmen** *v.* 1): ôter. 2): décliner, dépérir. 3) *chir.*: faire l'amputation.
**abnorm** *adj.*: anormal.
**Abort** *m.* 1) *obst.*: fausse couche, avortement; drohender Abort: menace d'avortement. 2) *hyg.* = Abtritt *v. c. t.*
**Abortausräumung** *f. obst.*: évacuation artificielle de l'utérus après un avortement.
**Abortbehandlung** *f. obst.*: traitement de l'avortement.
**abortieren** *v. obst.*: avorter.

**Abortrest** *m. obst.*: parties fœtales retenues dans la matrice après un avortement incomplet.
**Abortus** *lat. obst.*: fausse couche, avortement.
**Abplattung** *f.*: aplatissement.
**abquetschen** *v.*: écraser.
**abrahmen** *v. hyg.*: écrémer.
**Abreibung** *f.*: frottement.
**Abreissung** *f. chir.*: avulsion.
**Abriss** *m.*: précis.
**Absackung** *m.*: enkystement.
**Abscess** *m.*: abcès.
**abschaben** *v.*: racler.
**abschälen** *v.*: décortiquer.
**Abschilferung** *f.*: exfoliation.
**abschneiden** *v. chir.*: couper, amputer.
**abschnüren** *v. chir.*: faire la ligature, délier.
**Abschuppung** *f.*: desquamation.
**Abschürfung** *f.*: écorchure.
**Abschwächung** *f.*: atténuation.
**abschwellen** *v.*: dégonfler.
**Absetzung** *f. rar.*: amputation.
**Absinth** *m.*: absinthe.
**absondern** *v.*: sécréter.
**Absonderung** *f.*: sécrétion.
**absorbieren** *v.*: résorber, absorber.
**abstammend** *adj.*: issu.
**absteigend** *adj.* absteigender Schenkel einer Kurve: ligne descendante d'une courbe.
**absterben** *v.*: se nécroser, se mortifier.
**Abstossung** *f.*: détachement, répulsion.
**abstreifen** *v.*: dépouiller.
**abstumpfen** *v.*: émousser.
**Absud** *n. pharm.*: décoction.
**abtasten** *v.*: palper.
**Abteilung** *f.*: division; Abteilung für Geschlechtskrankheiten: service des maladies vénériennes.
**Abtötung** *f.*: mortification.
**Abtragung** *f. chir.*: excision, amputation.
**abtreiben** *v.*: faire avorter; die Milch abtreiben: faire passer le lait, détourner le lait.
**Abtreibung** *f. obst.*: avortement.
**Abtreibungsmittel** *n.*: abortif.
**Abtritt** *m. hyg.*: cabinet d'aisances.
**Abtrittsröhre** *f. hyg.*: tuyau de chute.
**abtropfen** *v.*: égoutter.
**abwartend** *adj.*: expectant.
**Abwaschung** *f.*: lavage, lotion.
**Abwasser** *n. hyg.*: eaux ménagères, eaux industrielles.
**abwechselnd** *adj.*: alternatif.
**Abwehr** *f.*: prophylaxie.
**Abweichen** *n. vulg.* Abweichen haben: avoir la diarrhée.
**abweichen** *v.*: dévier.
**Abweichung** *f.*: déviation, aberration.
**abzapfen** *v. invet.*: faire la ponction.
**Abzehrung** *f.*: émaciation, consomption.
**abziehen** *v.*: faire l'abduction.
**Abzieher** *m.*: muscle abducteur.
**Accessorius** *lat. anat.* = N. accessorius *v. c. t.*
**acclimatisieren** *v.*: acclimater.
**Accomodationsbreite** *f. physiol.*: amplitude d'accomodation.
**Acetabulum** *n. anat.*: cavité cotyloïde.
**Acetanilid** *n. pharm.*: acétanilide, antifébrine.
**Aceton** *n. chim.*: acétone.
**Achillessehne** *f. anat.*: tendon d'Achille.
**Achse** *f.*: axe; *obst.* Achse am Schlosse der Zange: pivot de l'articulation du forceps.
**Achsel** *f.*: aisselle.
**Achseldrüse** *f.*: ganglion axillaire.
**Achselhöhle** *f.*: creux de l'aisselle.
**Achsencylinder** *m. anat.*: cylindre-axe.
**Achsencylinderfortsatz** *m. anat.*: prolongement de Deiters.
**Achsendrehung** *f. int.*: torsion (de l'intestin).
**Achsenzugzange** *f. obst.*: forceps muni de tracteur permettant de tirer suivant l'axe des cuillers de l'instrument, forceps de Tarnier.
**Achterverband** *m.*: bandage en huit de chiffre, croisé.
**ächzen** *v.*: gémir.
**acinös** *adj.*: acineux, en grappe.
**Ackermohn** *m. pharm.*: coquelicot.
**Acusticus** *lat. anat.* = N. acusticus *v. c. t.*
**Adde** *lat. pharm.*: ajoutez.
**Adduktor** *lat. anat.* = M. adductor *v. c. t.*
**Adduktorenschlitz** *m. anat.*: anneau du 3e adducteur.
**Adeps suillus** *lat. pharm.*: axonge.
**Ader** *f. vulg.*: vaisseau sanguin, veine.

**Adergeflecht** *n. anat.*: plexus choroïde.
**Aderlass** *m.*: saignée.
**aderlassen** *v.*: saigner.
**Aderpresse** *f.*: tourniquet.
**Adhäsion** *f.*: adhérence.
**Adhäsionsstrang** *m.*: bride.
**adhäsiv** *adj.*: adhérent.
**Adnex** *m.*: annexe.
**adstringierend** *adj.*: astringent, styptique.
**Aerobe** *m.*: aérobie (champignon qui d'après Pasteur ne peut vivre sans la présence d'oxygène).
**Affe** *m.*: singe.
**Affenspalte** *f. anat.*: scissure perpendiculaire du cerveau.
**After** *m.*: anus; widernatürlicher After: anus contre nature.
**Afteröffnung** *f.*: orifice anal.
**Agens** *n.*: agent.
**Agmina Peyeri** *lat. anat.*: plaques de Peyer (de l'intestin grêle).
**Ägophonie** *f. int.*: égophonie, voix chevrotante.
**Ähre** *f.*: épi.
**akklimatisieren** *v.*: acclimater.
**akut** *adj.*: aigu.
**Ala cinerea** *lat. anat.*: aile grise (du plancher du 4e ventricule).
**Alaun** *m.*: alun.
**alaunartig** *adj.*: alumineux.
**Alaunerde** *f.*: alumine.
**Albuginea** *lat. anat.*: albuginée.
**Aldehyd** *n. chim.*: aldéhyde (dérivé de l'alcool par l'élimination d'hydrogène).
**Aleuron** *n.*: aleurone (substance azotée dans les graines).
**Alge** *f.*: algue.
**Alkalescenz** *f.*: alcalescence.
**Alkali** *n. chim.*: alcali.
**Alkalie** *f. chim.*: corps alcalin.
**alkalisch** *adj.*: alcalin.
**Alkaloid** *n.*: alcaloïde.
**Alkohol** *m.*: alcool.
**alkoholhaltig** *adj.*: spiritueux, alcoolique.
**alkoholisch** *adj.*: alcoolique.
**Alkoholismus** *m.*: alcoolisme, intoxication par l'alcool.
**Allantois** *f. embryol.*: allantoïde.
**Allgemeinbehandlung** *f.*: traitement général.
**Allgemeinzustand** *m.*: état général.
**Alloxurkörper** *m.*: substance alloxurique (combinaison d'acide urique et des corps basiques dérivés de la xanthine).
**Aloë** *f. pharm.*: aloès.
**Alopecia areata** *lat. int.*: teigne pélade, alopécie en aires.
**Alpdrücken** *n.*: cauchemar.
**Altersblödsinn** *m.*: démence sénile.
**Altersschwäche** *f.*: décrépitude.
**Alterssichtigkeit** *f. ophthal.*: presbytie.
**Altersstar** *m. ophthal.*: cataracte sénile.
**Altersversicherung** *f.*: assurance pour la vieillesse.
**Althaea** *lat. pharm.*: guimauve.
**alveolär** *adj.*: acineux, en grappe.
**Alveolus** *lat.*: alvéole, petite cavité.
**Amaurosis** *lat. ophthal.*: amaurose, cécité.
**Amboss** *m. anat.*: enclume.
**ambulant** *adj.*: ambulatoire.
**Ameise** *f.*: fourmi.
**Ameisenkriechen** *n.*: fourmillement.
**ameisensauer** *adj. chim.*: en combinaison avec l'acide formique.
**Ameisensäure** *f. chim.*: acide formique.
**Amentia** *lat. psych.*: démence; Amentia stuporosa (Meynert): démence mélancolique des dégénérés (Magnan).
**Amme** *f.*: nourrice.
**Ammoniak** *m. chim.*: ammoniaque, gaz ammoniac.
**ammoniakalisch** *adj. chim.*: ammoniacal.
**ammoniakhaltig** *adj. chim.*: ammoniacal.
**Ammonshorn** *n. anat.*: corne d'Ammon, grand hippocampe.
**Amnion** *n. obst.*: amnios.
**Amnionflüssigkeit** *f.*: liquide amniotique.
**Amöbe** *f.*: amibe.
**amphorisch** *adj. int.* amphorisches Atmen: souffle amphorique.
**amputieren** *v. chir.*: faire l'amputation.
**amyloid** *adj.*: amyloïde.
**Anacardium** *lat. pharm.*: anacarde, noix d'acajou.
**Anaerobe** *m.*: Anaérobie (champignon susceptible de vivre en dehors du contact d'oxygène d'après Pasteur).

**analeptisch** *adj.*: fortifiant.
**Analgegend** *f. anat.*: région anale.
**Anämie** *f.*: anémie.
**Anamnese** *f.*: anamnèse, historique de la maladie.
**Anästhesie** *f.*: anesthésie.
**anästhesieren** *v.*: anesthésier.
**Anastomose** *f.*: anastomose, communication.
**Anatom** *m.*: anatomiste.
**anatomisch** *adj.*: anatomique.
**Andrang** *m.*: congestion.
**aneinanderlegen** *v.*: adosser, affronter.
**Aneurysma** *n.*: anévrysme.
**Anfall** *m.*: accès, attaque.
**Anfangsdosis** *f. pharm.*: dose de début.
**anfeuchten** *v.*: humecter.
**anfrischen** *v.*: aviver.
**Anfrischung** *f.*: avivement.
**angeboren** *adj.*: congénital, inné.
**Angelika** *lat. pharm.*: angélique.
**angesäuert** *adj.*: acidulé.
**angewachsen** *adj.*: adné.
**angezeigt** *adj.*: indiqué.
**Angiom** *n.*: angiome (tumeur constituée par des vaisseaux de nouvelle formation).
**Angioma cavernosum** *lat.*: fongus hématode.
**Angst** *f.*: angoisse, peur.
**Angstgefühl** *n.*: angoisse; Schmerz mit Angstgefühl: douleur angoissante.
**ängstigend** *adj.*: angoissant.
**Anhang** *m.*: annexe.
**Anhängsel** *n.*: annexe.
**anhäufen** *v.*: agglomérer.
**Anhäufung** *f.*: agglomération.
**anheilen** *v.*: guérir, se souder.
**ankerförmig** *adj.*: ancyroïde, en forme d'ancre.
**Anlage** *f.* 1): germe. 2): prédisposition. 3): installation.
**Anlagerung** *f.*: apposition.
**anlegen** *v.*: appliquer; eine Kultur anlegen: ensemencer une culture; *obst.* das Kind an die Brust anlegen: faire téter l'enfant.
**anliegend** *adj.*: adjacent.
**Annulus cruralis** *lat. anat.*: anneau crural.
**Annulus inguinalis** *lat. anat.*: anneau inguinal.
**Annulus tympanicus** *lat. anat.*: os tympanal.
**Anoia** *lat. int.*: imbécilité.
**Anonyma** *lat. anat.* = A. anonyma *v. c. t.*
**anpassen** *v.*: ajuster, accommoder.
**Anpassung** *f.*: accommodation.
**anreizen** *v.*: stimuler.
**anritzen** *v.*: érafler.
**Ansa hypoglossi** *lat. anat.*: anse nerveuse d'hypoglosse.
**Ansammlung** *f.*: collection, accumulation.
**Ansatz** *m. anat.*: insertion, apophyse.
**ansäuern** *v.*: acidifier.
**Ansaugung** *f.*: aspiration.
**Anschoppung** *f.*: engoûment.
**anschwellen** *v.*: se gonfler.
**Anschwellung** *f.*: gonflement, renflement, boursouflure.
**anspannen** *v.*: tendre.
**anspiessen** *v.*: embrocher.
**Anstauung** *f.*: engoûment.
**anstecken** *v.*: infecter.
**ansteckend** *adj.*: infectieux, contagieux, transmissible.
**Ansteckung** *f.*: infection, contagion, transmission.
**Anstieg** *m.*: ascension.
**Anstossen** *n.* Anstossen bei der Sprache: embarras de la langue.
**Anstrengung** *f.*: effort.
**anteponierend** *adj.*: anticipant.
**Antibrachium** *lat. anat.*: avant-bras.
**Antifebrin** *n. pharm.*: acétanilide, antifébrine.
**Antimon** *n.*: antimoine.
**Antipyrin** *n. pharm.*: antipyrine, diméthyloxyquinicine.
**Antisepsis** *f.*: antisepsie.
**antiseptisch** *adj.*: antiseptique.
**Antrieb** *m.*: impulsion.
**Anurie** *f.*: anurie, impuissance d'uriner.
**Anus praeternaturalis** *lat. chir.*: anus contre nature.
**Anwendung** *f.*: application.
**Anzeichen** *n.*: symptôme.
**Anzeige** *f.*: indication, déclaration.
**Anzeigepflicht** *f.*: déclaration d'office (de maladies transmissibles).

**Anzieher** *m. anat.*: adducteur.
**Anziehung** *f.*: adduction, attraction.
**Aorta** *lat. anat.*: aorte.
**Aortenbogen** *m. anat.*: crosse de l'aorte.
**Apertura** *lat. anat.*: ouverture, circonférence.
**Apex ossis sacri** *lat. anat.*: sommet du sacrum.
**Apfel** *m.*: pomme.
**apfelsauer** *adj. chim.*: en combinaison avec l'acide malique.
**Apfelsäure** *f. chim.*: acide malique.
**Apfelsine** *f.*: orange.
**Apfelwein** *m.*: cidre.
**Aphthen** *plur. int.*: aphtes, aphthes.
**apolar** *adj. anat.*: apolaire, sans prolongement.
**Apollinaris** *pr.*: source d'eau bicarbonatée dans la Prusse Rhénane.
**Aponeurose** *f. anat.*: aponévrose (membrane fibreuse qui entoure les muscles).
**aponeurotisch** *adj.*: aponévrotique.
**Apotheke** *f.*: pharmacie.
**Apotheker** *m.*: pharmacien.
**Apparat** *m.*: appareil.
**Appendicitis** *f. int.*: appendicite, inflammation de l'appendice vermiculaire de l'intestin.
**Appendix testis** *m. anat.*: hydatide de Morgagni.
**Appetit** *m.*: appétit.
**Appetitlosigkeit** *f.*: anorexie, manque d'appétit.
**Aqua amygdalarum amararum** *lat. pharm.*: eau d'amandes amères.
**Aqua laurocerasi** *lat. pharm.*: eau de laurier-cerise.
**Aquaeductus cerebri** *lat. anat.*: aqueduc de Sylvius.
**Aquaeductus Fallopii** *lat. anat.*: canal de Fallope.
**Arachnoides** *lat. anat.*: arachnoïde.
**Aräometer** *n. physic.*: aréomètre (intrument destiné à déterminer la densité des liquides).
**Arbeit** *f.*: travail.
**Arbeitsparese** *f. int.*: parésie professionnelle.
**Arbeitsunfähigkeit** *f.*: incapacité au travail.
**Arbor vitae cerebelli** *lat. anat.*: arbre de vie du cervelet.
**Arcus aortae** *lat. anat.*: crosse de l'aorte.
**Arcus palatini** *lat. anat.*: piliers du palais.
**Arcus pubis** *lat. anat.*: arcade pubienne.
**Arcus superciliaris** *lat. anat.*: arcade sourcilière.
**Arcus volaris** *lat. anat.*: arcade palmaire.
**Area acustica** *lat. anat.*: barbes du calamus.
**Area Celsi** *lat. int.*: alopécie en aires.
**Area germinativa** *lat. embryol.*: tache (*ou* aire) germinative.
**Arm** *m.*: bras.
**Armen- und Krankenpflege** *f.*: assistance publique.
**Armspeiche** *f. anat.*: radius.
**Armspindel** *f. anat.*: radius.
**Arsen** *n. chim.*: arsenic.
**arsenhaltig** *adj.*: arsenical.
**arsenig** *adj. chim.* arsenige Säure: acide arsénieux.
**arsenigsauer** *adj. chim.*: en combinaison avec l'acide arsénieux.
**Arsenik** *m. chim.*: composé d'arsenic; weisser Arsenik: acide arsénieux.
**Arsenikesser** *m.*: arsenicophage, mangeur d'arsenic.
**Arsenikvergiftung** *f.*: intoxication arsenicale, arsenicisme.
**arsensauer** *adj. chim.*: en combinaison avec l'acide arsénique.
**Arsensäure** *f. chim.*: acide arsénique.
**Art** *f.*: espèce.
**Arteria** *lat. anat.*: artère.
  **A. alveolaris inferior**: artère dentaire inférieure.
  **Aa. alveolaris superiores**: artères dentaires supérieures.
  **A. angularis**: terminaison de l'artère faciale.
  **A. anonyma**: tronc brachio-céphalique.
  **Aa. auriculares**: artères auriculaires.
  **A. axillaris**: artère axillaire.
  **A. basilaris**: tronc basilaire.
  **A. brachialis**: artère brachiale *ou* humérale.
  **Aa. bronchiales**: artères bronchiques.
  **A. buccinatoria**: artère buccale.

**A. bulbi urethrae**: artère caverneuse.
**A. canalis pterygoidei**: artère vidienne.
**A. carotis communis**: artère carotide primitive.
**A. carotis externa**: artère carotide externe.
**A. carotis interna**: artère carotide interne.
**A. chorioidea**: artère du plexus choroïde.
**A. centralis retinae**: artère centrale de la rétine.
**A. cerebelli inferior anterior**: artère cérébelleuse inférieure et antérieure.
**A. cerebelli inferior posterior**: artère cérébelleuse inférieure et postérieure.
**A. cerebelli superior**: artère cérébelleuse supérieure.
**A. cerebri anterior**: artère cérébrale antérieure.
**A. cerebri media**: artère cérébrale moyenne *ou* sylvienne.
**A. cerebri posterior**: artère cérébrale postérieure.
**A. cervicalis ascendens**: artère cervicale ascendante.
**A. cervicalis profunda**: artère cervicale profonde.
**Aa. ciliares anteriores**: artères ciliaires courtes antérieures *ou* petites iriennes.
**Aa. ciliares posteriores breves**: artères ciliaires courtes postérieures *ou* choroïdiennes.
**Aa. ciliares posteriores longae**: artères ciliaires longues *ou* grandes iriennes.
**A. circumflexa femoris lateralis**: artère circonflexe externe de la cuisse.
**A. circumflexa femoris medialis**: artère circonflexe interne de la cuisse.
**A. circumflexa humeri anterior**: artère circonflexe antérieure du bras.
**A. circumflexa humeri posterior**: artère circonflexe postérieur du bras.
**A. circumflexa ilium profunda**: artère circonflexe iliaque.
**A. coeliaca**: tronc cœliaque.
**Aa. colicae**: artères coliques.
**A. collateralis radialis**: branche de l'artère humérale profonde.
**A. collateralis ulnaris**: artère collatérale interne du bras.
**A. communicans anterior**: artère communicante antérieure.
**A. communicans posterior**: artère communicante postérieure.
**A. coronaria dextra**: artère coronaire postérieure.
**A. coronaria sinistra**: artère coronaire antérieure.
**A. deferentialis**: artère déférentielle.
**A. dorsalis nasi**: artère nasale.
**A. dorsalis pedis**: artère pédieuse.
**A. epigastrica inferior**: artère épigastrique.
**A. epigastrica superficialis**: artère tégumenteuse abdominale.
**A. epigastrica superior**: branche interne *ou* épigastrique de terminaison de l'artère mammaire interne.
**A. ethmoidalis anterior**: artère ethmoïdale antérieure.
**A. ethmoidalis posterior**: artère ethmoïdale postérieure.
**A. femoralis**: artère fémorale *ou* crurale.
**A. fossae Sylvii**: artère cérébrale moyenne *ou* Sylvienne.
**A. frontalis**: artère frontale interne.
**A. gastrica dextra**: artère pylorique.
**A. gastrica sinistra**: artère coronaire stomachique.
**A. gastroepiploica**: artère gastro-épiploïque.
**A. genu suprema**: artère grande anastomotique du genou.
**A. glutaea inferior**: artère ischiadique.
**A. glutaea superior**: artère fessière.
**Aa. haemorrhoidales**: artères hémorrhoïdales.
**A. hepatica**: artère hépatique.
**A. hypogastrica**: artère iliaque interne *ou* hypogastrique.
**A. infraorbitalis**: artère sous-orbitaire.
**Aa. intercostales**: artères intercostales.
**Aa. interosseae**: artères interosseuses.
**A. ileocolica**: artère iléo-colique.

**A. iliaca communis**: artère iliaque primitive.
**A. iliaca externa**: artère iliaque externe.
**A. iliaca interna**: artère iliaque interne.
**A. iliolumbalis**: artère iléo-lombaire.
**A. labialis inferior**: artère coronaire labiale inférieure.
**A. labialis superior**: artère coronaire labiale supérieure.
**A. lacrimalis**: artère lacrymale.
**A. laryngea inferior**: artère laryngée inférieure.
**A. laryngea superior**: artère laryngée supérieure.
**A. lienalis**: artère splénique.
**A. lingualis**: artère linguale.
**Aa. lumbales**: artères lombaires.
**Aa. malleolares**: artères malléolaires.
**A. mammaria externa** = A. thoracalis lateralis *v. c. t.*
**A. mammaria interna**: artère mammaire interne.
**A. masseterica**: artère massétérine.
**A. maxillaris externa**: artère faciale.
**A. maxillaris interna**: artère maxillaire interne.
**A. meningea anterior**: artère méningée antérieure.
**A. meningea media**: artère méningée moyenne *ou* sphéno-épineuse.
**A. meningea parva**: artère petite méningée.
**A. meningea posterior**: artère méningée postérieure.
**A. mesaraica** = A. mesenterica *v. c. t.*
**A. mesenterica inferior**: artère mésentérique inférieure.
**A. mesenterica superior**: artère mésentérique supérieure.
**A. musculophrenica**: branche externe *ou* thoracique de terminaison de l'artère mammaire interne.
**A. nasalis anterior**: branche de l'ethmoïdale antérieure.
**A. nasalis lateralis** = A. angularis *v. c. t.*
**A. nasalis posterior** = A. sphenopalatina *v. c. t.*
**Aa. nutriciae**: artères nourricières.
**A. obturatoria**: artère obturatrice.
**A. occipitalis**: artère occipitale.
**A. oesophageae**: artères œsophagiennes.
**A. ophthalmica**: artère ophthalmique.
**A. ovarica**: artère utéro-ovarienne.
**A. palatina ascendens**: artère palatine inférieure.
**A. palatina descendens**: artère palatine supérieure.
**A. palatina major**: branche de l'artère palatine supérieure.
**A. peronaea**: artère péronière.
**A. pharyngea ascendens**: artère pharyngée inférieure.
**Aa. phrenicae**: artères diaphragmatiques.
**A. plantaris lateralis**: artère plantaire externe.
**A. plantaris medialis**: artère plantaire interne.
**A. poplitea**: artère poplitée.
**A. profunda brachii**: artère humérale profonde *ou* collatérale externe du bras.
**A. profunda femoris**: artère fémorale profonde.
**A. profunda linguae**: artère ranine.
**A. pterygopalatina** = A. palatina descendens *v. c. t.*
**A. pudenda communis** = A. pudenda interna *v. c. t.*
**A. pudenda externa**: artère honteuse externe.
**A. pudenda interna**: artère honteuse interne.
**A. pulmonalis**: artère pulmonaire.
**A. radialis**: artère radiale.
**A. ranina** = A. profunda linguae *v. c. t.*
**Aa. recurrentes**: artères récurrentes.
**A. renalis**: artère rénale.
**A. sacralis lateralis**: artère sacrale latérale.
**A. sacralis media**: artère sacrale moyenne.
**Aa. spermaticae**: artères spermatiques.
**A. sphenopalatina**: artère sphénopalatine (terminaison de l'artère maxillaire interne).

**A. spinalis anterior**: artère spinale antérieure.
**A. spinalis posterior**: artère spinale postérieure.
**A. stylomastoidea**: artère stylo-mastoïdienne.
**A. subclavia**: artère sous-clavière.
**A. sublingualis**: artère sublinguale.
**A. submentalis**: artère sous-mentale.
**A. subscapularis**: artère sous-scapulaire *ou* scapulaire inférieure.
**A. supraorbitalis**: artère sus-orbitaire *ou* frontale externe.
**A. suprarenalis**: artère capsulaire.
**A. Sylvii** = A. fossae Sylvii *v. c. t.*
**A. temporalis media**: artère temporale moyenne.
**A. temporalis profunda**: artère temporale profonde.
**A. temporalis superficialis**: artère temporale superficielle.
**A. thoracalis lateralis**: artère thoracique inférieure *ou* mammaire externe.
**A. thoracica longa** = A. thoracalis lateralis *v. c. t.*
**A. thoracoacromialis**: artère acromiothoracique.
**A. thyreoidea inferior**: artère thyroïdienne inférieure.
**A. thyreoidea superior**: artère thyroïdienne supérieure.
**A. tibialis anterior**: artère tibiale antérieure.
**A. tibialis posterior**: tronc tibio-péronier en plus l'artère tibiale postérieure.
**A. transversa colli**: artère cervicale transverse *ou* scapulaire postérieure.
**A. transversa faciei**: artère transverse de la face.
**A. transversa scapulae**: artère sus-scapulaire *ou* scapulaire supérieure.
**A. tympanica anterior**: artère tympanique.
**A. ulnaris**: artère cubitale.
**A. umbilicalis**: artère ombilicale.
**A. uterina**: artère utérine.
**A. vertebralis**: artère vertébrale.
**A. vesicalis**: artère vésicale.
**Arterie** *f.*: artère.
**Arterienatherom** *n.*: athérome artériel.
**Arterienentzündung** *f.*: artérite.
**Arterienpincette** *f.*: pince hémostatique, pince à forcipressure, pince à torsion.
**Arthrektomie** *f. chir.*: résection partielle d'une articulation.
**Arthritis deformans** *lat. int.*: arthrite déformante.
**Arthrodese** *f. chir.*: arthrodèse (création d'une ankylose artificielle).
**Arznei** *f.*: médicament; flüssige Arznei: potion.
**Arzneiausschlag** *m.*: éruption médicamenteuse.
**Arzneibuch** *n.*: codex médicamentarius.
**Arzneikunde** *f.*: médecine.
**arzneilich** *adj.*: médicamenteux.
**arzneilos** *adj.*: sans médicaments.
**Arzneimittel** *n.*: médicament.
**Arzneimittellehre** *f.*: pharmacologie.
**Arzneipflanze** *f.*: plante médicinale.
**Arzneithee** *m.*: tisane.
**Arzneitrank** *m.*: apozème.
**Arzneiverordnungslehre** *f.*: art de formuler.
**Arzt** *m.*: docteur en médecine, médecin: approbierter Arzt: médecin diplômé.
**Ärztekammer** *f.*: ordre des médecins, chambre des médecins.
**ärztlich** *adj.*: médical.
**Asant** *m. pharm.*: asa foetida.
**Asbest** *m. chim.*: amiante.
**Ascaris** *lat.*: ascaride.
**Asche** *f.*: cendre.
**aschgrau** *adj.*: cendré.
**Asepsis** *f.*: asepsie.
**aseptisch** *adj.*: aseptique.
**Aspidium filix mas** *lat. pharm.*: fougère mâle.
**Aspirationsapparat** *m.*: aspirateur.
**Aspirationsspritze** *f.*: aspirateur.
**Assanierung** *f. hyg.*: assainissement.
**assimilierbar** *adj.*: assimiliable.
**Assistent** *m.*: interne, aide.
**Assistenzarzt** *m.* 1): interne, assistant. 2): médecin aide-major.
**associert** *adj. ophthal.*: conjugué.
**Ast** *m.*: rameau, branche.
**ästig** *adj.*: rameux.

**Astigmatismus** *m. ophthal.*: astigmatisme (vice de l'œil causé par l'inégalité des coubures des méridiens du cristallin ou de la cornée).
**Asthma** *n. int.*: asthme.
**Atelektase** *f.*: atélectasie (extension incomplète du poumon due à une stase sanguine).
**Atem** *m.*: respiration, haleine: Atem holen: respirer.
**Atemgeräusch** *n.*: bruit respiratoire.
**atemlos** *adj.*: hors d'haleine, essouflé.
**Atemlosigkeit** *f.*: essoufflement.
**Atemnot** *f.*: apnée, essoufflement.
**Atemzug** *m.*: mouvement respiratoire.
**Athem** = Atem *v. c. t.*
**Äther** *m.*: *chim.* éther.
**ätherisch** *adj.* ätherisches Oel: huile volatile.
**Atherom** *n. chir.*: kyste sébacé; *int.* Arterienatherom: Athérome artériel.
**atheromatös** *adj.*: athéromateux: *int.* atheromatöse Degeneration: athéromasie.
**Äthervergiftung** *f.*: éthérisme, intoxication par l'éther.
**Äthylalkohol** *m. chim.*: alcool éthylique.
**Äthylchlorid** *n. chim.*: chlorure d'éthyle.
**Ätiologie** *f.*: étiologie, causalité.
**Atlas** *lat. anat.*: atlas (première vertèbre cervicale).
**atmen** *v.*: respirer.
**Atmung** *f.*: respiration.
**Atmungsgeräusch** *n.*: murmure respiratoire.
**Atom** *n. chim.*: atome.
**Atrioventricularklappe** *f. anat.*: valvule auriculo-ventriculaire.
**Atrioventricularostium** *n. anat.*: orifice auriculo-ventriculaire.
**Atrium cordis** *lat. anat.*: oreillette du coeur.
**atrophieren** *v.*: s'atrophier.
**Attest** *n.*: certificat.
**ätzen** *v.*: cautériser.
**ätzend** *adj.*: corrosif, caustique.
**Ätzkali** *n.*: potasse caustique.
**Ätzkalistift** *m. pharm.*: potasse caustique en crayon.
**Ätzmittel** *n.*: caustique, cautère.
**Ätznatron** *n.*: soude caustique.
**Ätzpaste** *f.*: pâte caustique.
**Ätzschorf** *m.*: eschare produite par la cautérisation.
**Ätzsublimat** *n.*: sublimé corrosif.
**Ätzung** *f.*: cautérisation.
**Ätzwasser** *n.*: eau phagédénique.
**aufatmen** *v.*: inspirer.
**aufblähen** *v.*: gonfler, boursoufler.
**Aufbrausen** *n.*: effervescence.
**aufeinanderliegend** *adj.*: superposé.
**aufeinanderpassen** *v.*: adosser, affronter.
**Aufgedunsenheit** *f.*: boursouflure, bouffissure.
**aufgelegen** *adj.* aufgelegen sein: avoir une eschare par le décubitus prolongé.
**aufgeregt** *adj.*: agité, excité.
**Aufgeregtheit** *f.*: agitation, excitation.
**aufgetrieben** *adj.*: ballonné, météorisé.
**Aufgetriebenheit** *f.*: ballonnement, météorisme.
**aufgiessen** *v. pharm.*: faire infuser.
**Aufgusstierchen** *n.*: infusoire.
**Aufguss** *m. pharm.*: infusion.
**Aufhängeband** *n. anat.*: ligament suspenseur; Aufhängeband der Leber: ligament falciforme du foie.
**Aufhängevorrichtung** *f. chir.*: appareil suspensif.
**Aufhellung** *f.*: éclaircissement.
**Aufkochen** *n.*: ébullition.
**Auflagerung** *f.*: dépôt.
**aufliegen** *v.* sich aufliegen: contracter une eschare par le décubitus prolongé.
**Auflösbarkeit** *f.*: solubilité.
**auflösen** *v.*: faire dissoudre.
**auflösend** *adj.*: résolutif.
**Auflösung** *f.*: solution.
**Aufnahmeflüssigkeit** *f. pharm.*: véhicule.
**aufrecht** *adj.*: debout.
**aufritzen** *v.*: égratigner.
**aufsaugen** *v.*: absorber, résorber.
**Aufsaugung** *f.*: absorption, résorption.
**Aufschneidung** *f.*: incision.
**aufschnupfen** *v.*: prendre par prises nasales, priser.
**Aufschürfung** *f.*: excoriation.

**aufschwellen** *v.*: boursoufler, bouffir.
**Aufschwellung** *f.*: gonflement, tuméfaction.
**aufsteigend** *adj.*: ascendant.
**Aufstossen** *n.*: éructation, hoquet, renvoi.
**aufstreichen** *v.* ein Pflaster auf ein Stück Leinwand aufstreichen: étendre un emplâtre sur un morceau de toile.
**Auftreten** *n.*: apparition.
**auftreiben** *v.*: ballonner.
**Auftreibung** *f.*: ballonnement.
**aufweichen** *v.*: macérer, ramollir.
**Augapfel** *m.*: globe oculaire.
**Auge** *n.*: oeil.
**Augenarzt** *m.*: oculiste.
**Augenbefund** *m.*: résultat de l'examen ophthalmoscopique.
**Augenbraue** *f.*: sourcil.
**Augenbrauenbogen** *m.*: arcade sourcilière.
**Augenbutter** *f.*: chassie.
**Augenfell** *n. ophthal.*: pannus.
**Augenhalter** *m. ophthal.*: ophthalmostat.
**Augenhaut** *f. anat.*: membrane de l'oeil; weisse Augenhaut: sclérotique.
**Augenheilkunde** *f.*: oculistique.
**Augenhintergrund** *m.*: fond de l'oeil.
**Augenhöhle** *f.*: orbite.
**Augenkammer** *f. anat.*: chambre de l'oeil.
**Augenleiden** *n.*: maladie des yeux.
**Augenlid** *n.*: paupière.
**Augenlidentzündung** *f.*: blépharite.
**Augenlidhalter** *m. ophthal.*: blépharostat.
**Augennerv** *m.*: nerf optique.
**Augenspiegel** *m.*: ophthalmoscope.
**augenspiegeln** *v.*: faire l'examen ophthalmoscopique de l'oeil.
**Augenstern** *m.*: pupille.
**Augentripper** *m.*: blennorrhagie oculaire.
**Augenwasser** *n. pharm.*: collyre.
**Augenwimper** *f.*: cil.
**Augenwinkel** *m.* äusserer Augenwinkel: petit angle de l'oeil; innerer Augenwinkel: grand angle de l'oeil.
**Augzahn** *m. vulg.*: dent oeillère.
**Aurantium** *lat. pharm.*: oranger.
**Auricula cordis** *lat. anat.*: appendice auriculaire du coeur.
**Auripigmentum** *lat. pharm.*: orpiment.
**Ausartung** *f.*: dégénérescence.
**ausatmen** *v.*: expirer.
**Ausatmung** *f.*: expiration.
**ausbrechen** *v. vulg.* 1): rendre, vomir. 2): éclater.
**Ausbreitung** *f.*: épanouissement, propagation.
**Ausbruch** *m.*: envahissement, éruption.
**Ausbrütung** *f.*: incubation.
**Ausbuchtung** *f.*: excavation, échancrure.
**Ausdehnung** *f. physic.*: expansion, distension.
**Ausdehnungsvermögen** *n. physic.*: expansibilité.
**Ausdrücken** *n. obst.* das Ausdrücken der Placenta: l'expression du placenta.
**Ausdünstung** *f.*: perspiration, exhalation, émanation.
**auseinandernehmen** *v.*: démonter.
**auseinanderweichen** *v.*: écarter, s'écarter.
**ausfällen** *v. chim.*: pécipiter.
**ausfallend** *adj. physic.* ausfallender Strahl: rayon émergant.
**Ausfallserscheinungen** *plur. int.*: symptômes produits par la destruction d'une partie du système nerveux central.
**Ausfluss** *m.*: écoulement.
**ausführend** *adj.*: efférent.
**Ausführungsgang** *m. anat.*: conduit excréteur.
**ausgetragen** *adj. obst.* ausgetragenes Kind: enfant à terme.
**Ausgleichung** *f.*: compensation.
**Ausgrabung** *f. leg.*: exhumation.
**aushöhlen** *v.*: évider, creuser.
**Aushöhlung** *f.*: excavation, évidement.
**auskleiden** *v.*: 1) tapisser. 2) déshabiller.
**Auskratzung** *f.*: curage, curettage.
**auskultieren** *v. int.*: ausculter.
**Ausleerung** *f.*: déjection, évacuation.
**Auslüftung** *f.*: aération.
**ausmeisseln** *v. chir.*: gouger.

**Ausmündung** *f.*: abouchement.
**Ausräumung** *f.*: évidement.
**ausreissen** *v.*: arracher.
**Ausreissung** *f.*: évulsion.
**ausrenken** *v.*: luxer, déboîter.
**Ausrenkung** *f.*: luxation.
**Ausrottung** *f.*: extirpation.
**aussähen** *v.*: ensemencer.
**Aussatz** *m. int.*: lèpre.
**aussätzig** *adj.*: lépreux.
**Ausschabung** *f.*: curettage.
**Ausschälung** *f.*: énucléation, décollement.
**ausscheiden** *v.*: excréter.
**Ausscheidung** *f.*: excrétion, élimination, émonction.
**Ausschlag** *m.*: éruption.
**Ausschneidung** *f. chir.*: excision.
**Ausschnitt** *m. anat.*: échancrure.
**Ausschwitzung** *f.*: exsudation, épanchement.
**Aussehen** *n.*: air.
**Aussentemperatur** *f.*: température de l'air ambiant.
**äusserlich** *adj. pharm.*: destiné à l'usage externe.
**aussetzend** *adj.*: intermittent.
**aussickern** *v.*: suinter.
**Aussonderung** *f.*: excrétion.
**ausspeien** *v.*: expectorer, cracher.
**Ausspritzung** *f.*: injection.
**ausspucken** *v.* = ausspeien *v. c. t.*
**ausspülen** *v.*: rincer.
**Ausspülung** *f.*: lavage.
**ausstopfen** *v.*: tamponner.
**Ausstossung** *f.*: élimination: *obst.* Ausstossung der Nachgeburt: délivrance.
**Ausstrahlung** *f.*: irradiation.
**Ausströmung** *f.*: effluve, émanation.
**Ausstülpung** *f.*: protrusion, saillie.
**austamponnieren** *v.*: bourrer, tamponner.
**austasten** *v.*: palper.
**Auster** *f.*: huître.
**austreiben** *v.*: expulser.
**Austreibung** *f.*: expulsion.
**austretend** *adj.*: efférent.
**Austritt** *m.*: émergence, extravasation.
**austrocknen** *v.*: dessécher.
**austrocknend** *adj.*: siccatif.
**ausüben** *v.* die ärztliche Praxis ausüben: exercer la médecine.
**Auswahl** *f.*: élection.
**Auswahlvermögen** *n.*: électivité.
**Auswärtsdreher** *m. anat.*: supinateur.
**Auswärtszieher** *m. anat.*: abducteur.
**auswaschen** *v.*: nettoyer, laver.
**auswerfen** *v.*: expectorer.
**Auswuchs** *m.*: tumeur, excroissance.
**Auswurf** *m.*: crachat, expectoration.
**Auszehrung** *f. vulg.*: consomption, phthisie.
**ausziehen** *v.* einen Zahn ausziehen: arracher une dent.
**Ausziehen** *n.* das Ausziehen der Zähne: l'extraction des dents.
**Auszug** *m. pharm.*: extrait.
**Auszugstoffe** *plur. chim.*: principes extractifs.
**Autoplastik** *f. chir.*: autoplastie (réparation chirurgicale d'un organe aux dépens des parties saines du même individu).
**Axe** *f.* = Achse *v. c. t.*

## B.

**Bacillus** *m.*: bacille; Bacillus des blauen Eiters: bacille pyocyanique; Bacillus des malignen Oedems: vibrion septique.
**Backe** *f.*: joue.
**Backenbein** *n.*: os maxillaire supérieur.
**Backenknochen** *m.*: os maxillaire supérieur.
**Backenmuskel** *m.*: buccinateur.
**Bäckerbein** *n.*: genou cagneux.
**Backofen** *m.*: four.
**Backzahn** *m.*: dent molaire.
**Bacteridie** *f.*: bactéridie.
**Bacterie** *f.*: bactérie.
**Bacterien** *f. plur.*: vibrioniens, bactériens.
**Bacterium coli commune** *lat.*: colibacille.
**Bad** *n.*: bain.
**Baden** *n.*: balnéation.
**Baden** *pr.*: ville d'eau avec des sources sulfureuses chaudes en Suisse.
**Baden-Baden** *pr.*: ville d'eau avec des

sources chlorurées dans le grand-duché de Bade (Allemagne).
**Badeort** *m.*: station balnéaire, ville d'eau.
**Badewanne** *f.*: baignoire.
**bähen** *v.*: fomenter.
**Bahn** *f.*: voie; motorische Bahnen: voies motrices.
**Bahnarzt** *m.*: médecin du personnel d'un compagnie de chemin de fer.
**Bähung** *f.*: fomentation.
**Balanitis** *lat.*: balanite, inflammation du gland.
**Baldrian** *m.*: valériane.
**Baldriansäure** *f.*: acide valérique.
**Balg** *m.*: follicule.
**Balgdrüse** *f. anat.*: follicule glandulaire.
**Balggeschwulst** *f.*: loupe.
**Bälkchen** *n. anat.*: trabécule.
**Balken** *m. anat.*: trabécule, corps calleux.
**Balkenknie** *n. anat.*: genou du corps calleux.
**Balkenstrahlung** *f. anat.*: fibres rayonnantes du corps calleux.
**Balkenwerk** *n.*: charpente.
**Balkenwulst** *m. anat.*: bourrelet du corps calleux.
**Ballen** *m. anat.* 1) = Daumenballen *v. c. t.* 2) = Fussballen *v. c. t.*
**Ballon** *m.*: ballon, poire; Ballon zur Luftdusche: poire à air.
**Ballotieren** *n.*: ballottement.
**balneologisch** *adj.*: qui a trait aux bains.
**Balsam** *m.*: baume.
**balsamisch** *adj.*: balsamique.
**Band** *n.*: ligament, bride, bande; *anat.* Poupartsches Band: arcade fémorale.
**Bandapparat** *m. anat.*: appareil ligamenteux.
**Bändchen** *n.*: frein, filet, bandelette.
**bandförmig** *adj.*: rubané.
**Bandscheibe** *f. anat.*: disque intervertébral, ménisque.
**Bandwurm** *m.*: taenia, ténia.
**Bandwurmglied** *n.*: proglottis, cucurbitain.
**Bandwurmmittel** *n.*: taenicide, taenifuge.
**Bangigkeit** *f.*: angoisse.
**Baracke** *f.*: baraque.
**Bärlappsamen** *m. pharm.*: poudre de lycopode.
**Bart** *m.*: barbe.
**Bartflechte** *f. int.*: sycose, mentagre.
**Bartholinsche Drüse** *f. anat.*: glande vulvo-vaginale.
**bärtig** *adj.*: barbu.
**Baryt** *m. chim.*: baryte, protoxyde de baryum.
**Basallähmung** *f.*: paralysie causée par une lésion à la base du crâne.
**Basalmembran** *f. anat.*: membrane basale.
**Base** *f.* = Basis *v. c. t.*
**Basedowsche Krankheit** *f. int.*: goître exophthalmique.
**Basis** *f. chim.*: base; *anat.* Basis pedunculi: pied du pédoncle (du cerveau).
**basisch** *adj. chim.*: basique; basisch essigsaures Salz: sous-azetate; basisch salpetersaures Salz: sous-nitrate.
**Bast** *m.*: liber, filasse.
**Bastard** *m.*: bâtard, métis.
**Bau** *m.*: structure.
**Bauch** *m.*: ventre, abdomen.
**Bauchaorta** *f. anat.*: aorte abdominale.
**Bauchbinde** *f.*: ceinture abdominale.
**Bauchdecken** *f. plur.*: parois abdominales.
**Bauchfell** *n. anat.*: péritoine.
**Bauchfellentzündung** *f.*: péritonite.
**Bauchgrimmen** *n. vulg.*: tranchées dans le ventre.
**Bauchgurt** *f.*: ventrière.
**Bauchhoden** *m.*: cryptorchidie.
**Bauchhöhle** *f.*: cavité abdominale.
**bauchig** *adj.*: ventru.
**Bauchkollern** *n.*: borborygme.
**Bauchlage** *f.*: décubitus abdominal.
**Bauchplatten** *plur. embryol.*: lames qui forment la cavité pleuro-péritonéale.
**Bauchpresse** *f.*: contractions des muscles abdominaux.
**Bauchring** *m.*: anneau inguinal.

**Bauchschnitt** *m.*: laparotomie.
**Bauchschwangerschaft** *f.*: grossesse abdominale.
**Bauchspeicheldrüse** *f. anat.*: pancréas.
**Bauchstich** *m.*: ponction abdominale.
**Bauchwand** *f.*: paroi abdominale.
**Bauchwassersucht** *f.*: ascite.
**Bauchweh** *n. vulg.*: douleurs dans le ventre.
**Bauchwunde** *f.*: plaie abdominale.
**Bauhinsche Klappe** *f. anat.*: valvule iléo-caecale.
**Baum** *m.*: arbre.
**baumartig** *adj.*: arborescent; baumartige Verzweigung: arborisation.
**Baumwolle** *f.*: coton.
**Bausch** *m.*: tampon, pelote.
**Becherzelle** *f. anat.*: cellule caliciforme, cellule en coupe.
**Becken** *n.*: bassin.
**Beckenachse** *f. obst.*: axe du bassin.
**Beckenausgang** *m. obst.*: détroit inférieur du bassin.
**Beckenbein** *n. anat.*: os iliaque.
**Beckenboden** *m. obst.*: plancher pelvien.
**Beckenbruch** *m. chir.*: fracture du bassin.
**Beckeneingang** *m. obst.*: détroit supérieur du bassin.
**Beckeneiterung** *f.*: suppuration pelvienne.
**Beckenendlage** *f. obst.*: présentation de l'extrémité pelvienne.
**Beckenenge** *f. anat.*: partie la moins ample de l'excavation pelvienne; *obst.*: angustie pelvienne, rétrécissement du bassin.
**Beckengürtel** *m.*: ceinture osseuse formée par le bassin.
**Beckenhochlagerung** *f.*: position déclive du tronc.
**Beckenhöhle** *f. obst.*: excavation pelvienne.
**Beckenknochen** *m.*: os iliaque.
**Beckenkrümmung** *f.*: courbure pelvienne.
**Beckenmessung** *f.*: pelvimétrie.
**Beckenneigung** *f.*: inclinaison du bassin.
**Beckenstütze** *f.*: pelvi-support.
**Beckenverengerung** *f.*: rétrécissement du bassin.
**Beckenweite** *f. anat.*: partie la plus ample de l'excavation pelvienne.
**Bedürfnis** *n.*: besoin.
**Beerdigung** *f.*: enterrement.
**Beere** *f.*: baie.
**beerenartig** *adj.*: en grappe.
**beerenförmig** *adj.*: en grappe.
**befallen** *v.*: atteindre, envahir.
**befestigen** *v.*: fixer.
**Befestigungsapparat** *m.*: appareil fixateur.
**Befinden** *n.*: état de santé, état du malade.
**befinden** *v.* sich befinden: se trouver, se porter.
**Befleckung** *f.*: contamination.
**befruchten** *v.*: féconder.
**Befruchtung** *f.*: fécondation.
**Befund** *m.*: résultat d'examen.
**begatten** *v.*: accoupler.
**Begattung** *f.*: accouplement.
**Begierde** *f.*: appétence.
**Begiessung** *f.*: affusion.
**begrenzen** *v.*: délimiter.
**Begriffsvermögen** *n.*: entendement.
**behaart** *adj.*: chevelu; behaarte Kopfhaut: cuir chevelu.
**Behälter** *m.*: réservoir.
**behandeln** *v.*: soigner, traiter.
**Behandlung** *f.*: traitement.
**behorchen** *v.*: ausculter.
**Beiklang** *m. int.* metallischer Beiklang der Herztöne: tintement métallique des bruits du coeur.
**Bein** *n.* 1): os. 2): jambe.
**Beinbruch** *m.*: fracture.
**Beingeschwür** *n.*: ulcère aux jambes.
**Beinhalter** *m.*: porte-jambe.
**Beinhaut** *f.*: périoste; Beinhaut des Schädels: pericrâne.
**Beischlaf** *m.*: coït.
**beissen** *v.*: mordre.
**Beitrag** *m.*: contribution.
**beizend** *adj.*: caustique, mordant.
**Beizflüssigkeit** *f.*: mordant.
**Bekämpfung** *f.*: traitement; die Bekämpfung der Pest: la lutte contre la peste.
**Beklemmung** *f.*: étouffement, oppression.

**beklopfen** *v. int.*: pratiquer la percussion.
**Belag** *m.*: enduit.
**Belastung** *f.*: surcharge; erbliche Belastung: tare héréditaire.
**beleben** *v.*: animer.
**Belegknochen** *m. embryol.* = Deckknochen *v. c. t.*
**belegt** *adj. int.* belegte Zunge: langue chargée.
**Belegzelle** *f. physiol.*: cellule de revêtement, cellule délomorphe.
**Beleibtheit** *f.*: obésité.
**Beleuchtung** *f.*: éclairage; *ophthal.* schiefe Beleuchtung: éclairage oblique.
**Beleuchtungsbild** *n. ophthal.*: image obtenu par l'éclairage artificiel.
**Belladonna** *f. pharm.*: Belladone.
**bellen** *v.*: aboyer.
**benagen** *v.*: éroder.
**Benommenheit** *f.*: étourdissement d'esprit, torpeur.
**Benzin** *n. chim.*: benzine.
**Benzoeharz** *n. pharm.*: benjoin.
**benzoesauer** *adj. chim.*: en combinaison avec l'acide benzoïque.
**Benzoesäure** *f. chim.*: acide benzoïque.
**Benzol** *n. chim.*: benzine.
**Beobachtung** *f.*: observation; eigene Beobachtung: observation personnelle.
**Beratung** *f.*: consultation.
**Beräucherung** *f.*: fumigation.
**berauschen** *v.*: enivrer.
**berauschend** *adj.*: capiteux.
**Bergkrankheit** *f.*: mal de montagne.
**Bergkrystall** *m. physic.*: cristal de roche.
**Berieselung** *f.*: irrigation.
**Berlinerblau** *n.*: bleu de Prusse, ferrocyanure ferrique.
**Bernstein** *m.*: ambre.
**bernsteingelb** *adj.*: jaune-ambré.
**Bernsteinsäure** *f. chim.*: acide succinique.
**bersten** *v.*: crever.
**Berufsgeheimnis** *n.* das ärztliche Berufsgeheimnis: le secret professionnel des médecins.
**Berufskrankheit** *f.*: maladie professionnelle.
**beruhigend** *adj.*: calmant, sédatif.
**Beruhigungsmittel** *n.*: calmant.
**Berührung** *f.*: attouchement.
**Besänftigung** *f.*: mitigation.
**besät** *adj.*: parsemé.
**Beschaffenheit** *f.*: constitution.
**Beschäftigungsneurose** *f.*: névrose professionnelle.
**Beschleunigung** *f.*: accélération.
**Beschleunigungsnerv** *m. anat.*: nerf accélérateur.
**beschmutzen** *v.*: salir.
**Beschneidung** *f.*: circoncision.
**Beschwerde** *f.*: trouble.
**Beseitigung** *f.*: suppression.
**Besen** *m.*: balai.
**Besenginster** *m. pharm.*: genêt à balais.
**Besinnung** *f.*: connaissance.
**bespritzen** *v.*: éclabousser.
**Bespritzung** *f.*: aspersion.
**bessern** *v.*: améliorer.
**Besserung** *f.*: amélioration.
**Bestandteil** *m.*: partie; die wirksamen Bestandteile: les principes actifs.
**bestäuben** *v.*: saupoudrer.
**Besteck** *n.*: trousse.
**Bestimmung** *f.* Bestimmung des Salzsäuregehaltes im Magen: dosage de l'acide chlorhydrique de l'estomac.
**Bestürzung** *f.*: stupéfaction.
**Besuch** *m.*: visite.
**betasten** *v.*: tâter, palper.
**Betastung** *f.*: palpation.
**Betäubung** *f.*: étourdissement, stupeur.
**Betrunkenheit** *f.*: ébriété, ivresse.
**Bett** *n.*: lit.
**bettlägerig** *adj.*: alité.
**Bettliegen** *n.*: séjour au lit.
**Bettnässen** *n.* = Bettpissen *v. c. t.*
**Bettpissen** *n.*: incontinence nocturne.
**Bettruhe** *f.*: repos au lit.
**Bettschüssel** *f.*: bassin.
**Betttuch** *n.*: drap.
**Bettzeug** *n.*: literie.
**Betupfung** *f.*: attouchement.
**Beugemuskel** *m.*: muscle fléchisseur.
**Beuger** *m.*: fléchisseur.
**Beugeseite** *f.*: côté des fléchisseurs.
**Beugung** *f.*: flexion.
**Beule** *f.*: bosse.

**Beulenpest** *f.*: peste bubonique.
**Beutel** *m.*: bourse.
**beweglich** *adj.*: mobile.
**Beweglichkeit** *f.*: mobilité.
**Bewegung** *f.*: mouvement.
**Bewegungsstörung** *f.*: trouble moteur.
**Bewegungsvermögen** *n.*: motilité.
**bewimpert** *adj.*: cilié.
**bewusst** *adj.*: conscient.
**Bewusstlosigkeit** *f.*: abscence de connaissance.
**Bewusstsein** *n.*: connaissance.
**Bezahnung** *f.*: dentition.
**Beziehung** *f.*: rapport.
**Bibergeil** *n. pharm.*: castoréum.
**Biceps** *lat. anat.* = M. biceps *v. c. t.*
**Bicuspidalklappe** *f.*: valvule mitrale.
**biegen** *v.*: fléchir.
**biegsam** *adj.*: flexible, malléable.
**Bier** *n.*: bière.
**Bierhefe** *f.*: levûre.
**Bilanz** *f.*: bilan.
**Bild** *n.*: image.
**Bildung** *f.*: formation.
**Bildungsfehler** *m.*: malformation.
**Bildungshemmung** *f.*: aplasie, arrêt de développement.
**Bilin** *pr.*: ville d'eau, avec des sources bicarbonatées en Bohême (Autriche).
**Bilsenkraut** *n.*: jusquiame.
**Bimstein** *m.*: pierre ponce.
**Binde** *f.*: bande, bandage; zweiköpfige Binde: bande à 2 globes.
**Bindearm** *m. anat.* = Brachium conjunctivum *v. c. t.*
**Bindegewebe** *n. anat.*: tissu conjonctif: lockeres Bindegewebe: tissu conjonctif lâche.
**Bindegewebsbündel** *n. anat.*: faisceau de tissu conjonctif.
**Bindegewebshaut** *f. anat.*: celluleuse.
**Bindegewebskörperchen** *n.*: corpuscule de tissu conjonctif.
**Bindehaut** *f.*: conjonctive.
**Bindehautentzündung** *f.*: conjonctivite.
**binden** *v.*: lier, nouer.
**Bindenkopf** *m.*: globe d'une bande.
**Birke** *f.*: bouleau.
**Birmenstorf** *pr.*: source d'eau sulfatée et magnésienne en Argovie (Suisse).
**birnenförmig** *adj.*: piriforme, en poire.
**Biss** *m.*: morsure.
**Bisswunde** *f.*: morsure.
**bitter** *adj.*: amer, âcre.
**bitterlich** *adj.*: amarescent.
**Bittersalz** *n. pharm.*: sulfate de magnésie.
**Bitterwasser** *n.*: eau minérale purgative.
**Blähsucht** *f.*: flatulence.
**Blähung** *f.*: flatuosité, vent.
**Blähungsmittel** *n.*: carminatif.
**Bläschen** *n.*: vésicule.
**Bläschenausschlag** *m. int.*: herpès.
**Blase** *f.*: bulle, ampoule; *anat.* vessie.
**Blasebalg** *m.*: soufflet.
**blasen** *v.*: souffler; *int.* blasendes Geräusch: bruit de souffle.
**blasenartig** *adj.*: vésiculeux.
**Blasenausschlag** *m. int.*: pemphigus.
**Blasenausspülung** *f.*: lavage de la vessie.
**Blasenbildung** *f.*: vésiculation.
**Blasenhals** *m. anat.*: col de la vessie.
**Blasenkatarrh** *m.*: cystite.
**Blasenmole** *f. obst.*: môle hydatiforme.
**Blasenpflaster** *n.*: vésicatoire.
**Blasensalbe** *f.*: onguent épispastique.
**Blasenscheidenfistel** *f.*: fistule vésico-vaginale.
**Blasenschnitt** *m.*: cystotomie.
**Blasensprung** *m. obst.*: rupture des membranes de l'oeuf.
**Blasenstein** *m.*: calcul vésical.
**Blasensteinschnitt** *m. chir.*: cystotomie.
**Blasenstich** *m.*: ponction de la vessie.
**Blasenwurm** *m.*: cysticerque.
**blasenziehend** *adj.*: épispastique, vésicant.
**Bläser** *m.*: insufflateur, lance-poudre.
**blasig** *adj.*: vésiculeux.
**Blasinstrument** *n. physic.*: instrument à vent.
**blass** *adj.*: pâle.
**Blässe** *f.*: pâleur.
**Blatt** *n.*: feuille, feuillet.
**blattartig** *adj.*: foliacé.
**blätterig** *adj.*: foliacé, lamelleux.
**Blättermagen** *m.*: feuillet (des ruminants).
**Blattern** *plur. int.*: variole.
**Blätterschwamm** *m. pharm.*: agaric.

**Blattspitzen** *plur. pharm.*: sommités.
**Blaublindheit** *f. ophthal.*: fausse perception de la couleur bleue, daltonisme concernant le bleu.
**Blausäure** *f. chim.*: acide cyanhydrique.
**Blausucht** *f.*: cyanose, maladie bleue.
**Blech** *n.*: tôle.
**Blechrinne** *f. chir.*: gouttière en fer blanc.
**Blei** *n.*: plomb.
**Bleichsucht** *f.*: chlorose.
**bleichsüchtig** *adj.*: chlorotique.
**bleifarben** *adj.*: livide.
**Bleigicht** *f.*: goutte saturnine.
**Bleiglanz** *m. chim.*: sulfure de plomb.
**Bleiglätte** *f. chim.*: litharge.
**Bleikolik** *f.*: colique de plomb.
**Bleilähmung** *f.*: paralysie saturnine.
**Bleisalbe** *f. pharm.*: pommade à base de plomb.
**Bleisaum der Zähne** *m.*: liséré gingival produit par l'intoxication saturnine.
**Bleistift** *m.*: crayon.
**Bleivergiftung** *f.*: intoxication saturnine, saturnisme.
**Bleiwasser** *n. pharm.*: eau blanche.
**Bleiweiss** *n.*: céruse.
**Bleizucker** *m. pharm.*: sucre de plomb.
**blenden** *v.*: éblouir.
**Blendung** *f.*: éblouissement.
**Blick** *m.*: regard.
**Blickrichtung** *f. physiol.*: direction du regard.
**blind** *adj.*: aveugle; *physiol.* blinder Fleck der Netzhaut: tache de Mariotte.
**Blinddarm** *m. anat.*: caecum.
**Blinddarmentzündung** *f.*: typhlite.
**Blinddarmklappe** *f. anat.*: valvule iléo-caecale.
**Blindfistel** *f.*: fistule borgne.
**Blindgang** *m.*: fistule borgne.
**Blindheit** *f.*: cécité.
**Blindsack** *m.*: cul-de-sac.
**Blindschuss** *m. chir.*: coup de feu à blanc.
**blinzeln** *v.*: clignoter.
**Blitz** *m.*: éclair, foudre.
**blitzartig** *adj.*: fulgurant, foudroyant.
**Blitzschlag** *m.* fulguration, coup de foudre.
**Blödsinn** *m.*: démence, idiotie, imbécilité.
**blödsinnig** *adj.*: idiot, imbécile.
**blosslegen** *v.*: mettre à nu.
**Blumenkohl** *m.*: chou-fleur.
**Blumenkohlgewächs** *n.*: tumeur en chou-fleur.
**Blumenkrone** *f.*: corolle.
**Blut** *n.*: sang.
**Blutabgang** *m.*: perte de sang.
**Blutader** *f.*: veine.
**Blutandrang** *m. vulg.*: congestion.
**Blutansammlung** *f. vulg.*: congestion.
**Blutarmut** *f. vulg.*: anémie.
**Blutaustritt** *m.*: extravasation de sang.
**Blutauswurf** *m.*: hémoptysie.
**Blutbahn** *f.*: circulation du sang.
**blutbereitend** *adj.*: hémopoiétique.
**Blutbewegung** *f.*: circulation du sang.
**Blutbildung** *f.*: hématose.
**Blutbrechen** *n.*: hématémèse.
**Blutdruck** *m.*: pression sanguine.
**Blüte** *f.*: fleur.
**Blutegel** *m.*: sangsue.
**Blutegelbiss** *m.*: piqûre de sangsue.
**bluten** *v.*: saigner.
**Blütenstaub** *m.*: pollen.
**Blutentziehung** *f.*: saignée, émission sanguine.
**Bluter** *m.*: hémophile.
**Bluterbrechen** *n.*: hématémèse.
**Bluterguss** *m.*: épanchement de sang.
**Blutfarbstoff** *m.*: matière colorante du sang, hémoglobine.
**Blutflecken** *m.*: pétéchie, ecchymose.
**Blutfleckenkrankheit** *f.*: purpura.
**Blutgefäss** *n.*: vaisseau sanguin.
**Blutgerinnsel** *n.*: caillot sanguin.
**Blutgerinnung** *f.*: coagulation du sang.
**Bluthusten** *m.*: hémoptysie.
**blutig** *adj.*: sanglant, cruenté.
**Blutklumpen** *m.*: caillot.
**Blutkörperchen** *n.* rotes Blutkörperchen: globule rouge, hématie; weisses Blutkörperchen: globule blanc, leucocyte.
**Blutkreislauf** *m.*: circulation du sang.
**Blutkuchen** *m.*: caillot.
**Blutlaugensalz** *n. chim.* rotes Blut-

laugensalz: ferricyanure de potassium; gelbes Blutlaugensalz: ferrocyanure de potassium.
**Blutleere** *f.*: ischémie.
**Blutleiter** *m. anat.* Blutleiter der harten Hirnhaut: sinus veineux de la dure mère.
**blutlos** *adj.*: exsangue.
**Blutmal** *n.*: tache sanguine, naevus.
**Blutmangel** *m.*: anémie.
**Blutmole** *f. obst.*: môle sanguinolente.
**Blutplättchen** *n.*: hématoblaste.
**blutreich** *adj.*: pléthorique.
**blutreinigend** *adj. vulg.*: dépuratif.
**Blutschande** *f. leg.*: inceste.
**Blutschweiss** *m.*: hématidrose.
**Blutsenkung** *f.*: hypostase.
**Blutserum** *n.*: sérum sanguin.
**Blutserumprobe** *f. int.*: séroréaction.
**Blutspeien** *n.*: hémoptysie, crachement de sang.
**Blutspucken** *n.* = Blutspeien *v. c. t.*
**Blutstauung** *f.*: stase sanguine.
**blutstillend** *adj.*: hémostatique.
**Blutstillung** *f.*: hémostase.
**Blutstockung** *f.*: stase sanguine.
**Blutstrom** *m.*: courant sanguin.
**Blutsturz** *m. vulg.*: hémoptysie, hématémèse.
**Bluttierchen** *n.*: hématozoaire.
**Blutüberleitung** *f.*: transfusion de sang.
**Blutumlauf** *m.*: circulation du sang.
**Blutung** *f.*: hémorrhagie.
**Blutunterlaufung** *f.*: sugillation, ecchymoses sous-cutanées.
**Blutverdünnung** *f.*: hydrémie.
**Blutvergiftung** *f. vulg.*: septicémie.
**Blutwasser** *n.*: serum sanguin.
**Blutwelle** *f.*: onde sanguine.
**Blutwurst** *f.*: boudin.
**Blutzelle** *f.*: hématie.
**Bock** *m. anat.* Bock der Ohrmuschel: tragus.
**Bockshaare** *plur. anat.*: poils du conduit auditif externe.
**Boden** *m.*: sol, plancher.
**Bodensatz** *m.*: sédiment.
**Bogen** *m.*: arcade, arceau.
**Bogengang** *m. anat.*: canal semicirculaire.
**Bohne** *f.*: haricot, fève.
**bohrend** *adj.*: térébrant.
**Bohrer** *m.*: vrille.
**Bolus** *lat. pharm.*: bol, grosse pilule.
**Borax** *m. pharm.*: borate de soude.
**Boraxweinstein** *m. pharm.*: tartrate borico-potassique.
**Borke** *f.*: croûte.
**borsauer** *adj. chim.*: en combinaison avec l'acide borique.
**Borsäure** *f. chim.*: acide borique.
**bösartig** *adj.*: malin.
**Bösartigkeit** *f.*: malignité.
**Bougie** *n.* = Harnröhrensonde *v. c. t.*
**Brachia** *lat. plur. de* Brachium *v. c. t.*
**Brachium** *lat. anat.*: bras.
  **Brachium conjunctivum cerebelli**: pédoncle cérébelleux supérieur.
  **Brachium conjunctivum pontis**: pédoncle cérébelleux moyen.
**Brand** *m.*: gangrène.
**Brandblase** *f.*: phlyctène de brûlure.
**brandig** *adj.*: gangréneux.
**Brandschorf** *m.*: eschare de brûlure.
**Brandwunde** *f.*: brûlure.
**Branntwein** *m.*: eau-de-vie.
**Braten** *m.*: rôti.
**Braue** *f.*: sourcil.
**braun** *adj.*: brun.
**Bräune** *f. vulg.*: angine; häutige Bräune: angine couenneuse.
**Brauselimonade** *f.*: limonade gazeuse.
**Brausepulver** *n.*: soda-powders.
**Brechbarkeit** *f. physic.*: réfrangibilité.
**Brechdurchfall** *m.*: gastro-entérite, choléra nostras.
**brechen** *v.* 1): rompre. 2): vomir.
**Brechkraft** *f. physic.*: puissance réfringante.
**Brechmittel** *n.*: vomitif.
**Brechneigung** *f.*: nausée.
**Brechnuss** *f. pharm.*: noix vomique.
**Brechpulver** *n.*: poudre vomitive.
**Brechreiz** *m.*: nausée.
**Brechruhr** *f. vulg.* = Brechdurchfall *v. c. t.*
**Brechung** *f. physic.*: réfraction.
**Brechweinstein** *m. pharm.*: tartre stibié.
**Brechwurzel** *f. pharm.*: ipécacuanha.
**Brei** *m.*: bouillie.
**Breigeschwulst** *f.*: athérome.

**breiig** *adj.*: pultacé, athéromateux.
**Breiumschlag** *m.*: cataplasme.
**brennbar** *adj.*: combustible.
**Brenneisen** *n.*: fer à cautérisation, cautère.
**brennen** *v.*: cautériser, brûler.
**brennend** *adj.* brennender Schmerz: douleur cuisante.
**Brenner** *m*: bec.
**Brennnessel** *f. pharm.*: ortie.
**Brennpunkt** *m. physic.*: foyer.
**Brennweite** *f. physic.*: distance focale.
**Brenzessiggeist** *m. chim.*: acétone.
**brenzlich** *adj.*: empyreumatique.
**bretthart** *adj.*: dure comme une planche.
**Brille** *f.*: lunettes.
**Brillenglas** *n.*: verre de lunettes.
**Brillenkasten** *m. ophthal.*: boîte de verres d'essai.
**Brom** *n. chim.*: brome.
**Brombeere** *f.*: mûre de ronce.
**Bromkalium** *n. pharm.*: bromure de potassium.
**Bromnatrium** *n. pharm.*: bromure de sodium.
**bromsauer** *adj. chim.*: en combinaison avec l'acide bromique.
**Bromsäure** *f. chim.*: acide bromique.
**Bromür** *n. chim*: bromure.
**Bromvergiftung** *f.*: bromisme.
**Bromwasserstoffsäure** *f. chim.*: acide bromhydrique.
**Bronchialatmen** *n. int.*: souffle bronchique.
**Bronchialdrüse** *f.*: ganglion bronchique.
**Bronchialkatarrh** *m. int.*: bronchite.
**Bronchien** *plur. anat.*: bronches.
**Bronchitis** *f. int.*: bronchite.
**Bronchophonie** *f. int.*: bronchophonie, voix tubaire.
**Bronchopneumonie** *f.*: pneumonie lobulaire.
**Bronzekrankheit** *f. int.*: maladie bronzée (d'Addison).
**Brot** *n.*: pain.
**Brotkrume** *f.*: mie de pain.
**Brotrinde** *f.*: croûte de pain.
**Bruch** *m. chir.* 1): fracture. 2): hernie; eingeklemmter Bruch: hernie étranglée.
**Bruchanlage** *f.*: disposition favorable à la sortie d'une hernie.
**Bruchband** *n.*: bandage herniaire.
**Brucheinklemmung** *f.*: étranglement herniaire.
**Bruchende** *n.*: fragment.
**Bruchfläche** *f. pharm.*: cassure; *chir.*: surface de la fracture.
**Bruchgeschwulst** *f.*: tumeur herniaire.
**brüchig** *adj.*: cassant, fragile.
**Brüchigkeit** *f.*: fragilité.
**Bruchmesser** *n. chir.*: herniotome.
**Bruchpforte** *f. chir.*: pilier de l'anneau herniaire.
**Bruchrichtung** *f. chir.*: trait de fracture.
**Bruchsack** *m. chir.*: sac herniaire.
**Bruchsackhals** *m. chir.*: col du sac herniaire.
**Bruchschnitt** *m. chir.*: herniotomie.
**Bruchsplitter** *m. chir.*: esquille d'os fracturé.
**Bruchstück** *n.*: fragment.
**Bruchwasser** *n. chir.*: liquide du sac herniaire.
**Brücke** *f. anat.*: pont de Varole, protubérance annulaire.
**Brückenarme** *m. plur.*: pédoncles cérébelleux moyens.
**Brühe** *f.*: jus.
**Brunnen** *m.*: eaux, fontaine.
**Brunnenkresse** *f.*: cresson de fontaine.
**Brunnenkur** *f.*: cure d'eaux minérales.
**Brunst** *f.*: rut.
**Brust** *f.*: poitrine, sein.
**Brustaorta** *f. anat.*: aorte thoracique.
**Brustbein** *n. anat.*: sternum.
**Brustbeklemmung** *f.*: oppression de la poitrine.
**Brustbinde** *f.*: bandage de corps.
**Brustdrüse** *f.*: glande mammaire.
**Brustdrüsenentzündung** *f.*: mammite.
**Brustfell** *n.*: plèvre.
**Brustfellentzündung** *f.*: pleurésie.
**Brustgang** *m. anat.*: canal thoracique.
**Brustkasten** *m.*: cage thoracique.
**Brustkind** *n.*: nourrisson.
**Brustknorpel** *m.*: cartilage costal.
**Brustkorb** *m.*: cage thoracique.
**Brustmuskel** *m.*: muscle pectoral.

**Brustpulver** *n. pharm.*: poudre de réglisse composée.
**Brustschrunde** *f.*: gerçure du sein.
**Bruststich** *m. int.*: ponction du thorax.
**Bruststimme** *f.*: voix de poitrine.
**Brustthee** *m.*: tisane d'espèces pectorales.
**Brustwand** *f.*: paroi thoracique.
**Brustwarze** *f.*: mamelon.
**Brustwarzenhütchen** *n.*: bout de sein.
**Brustwassersucht** *f.*: hydrothorax.
**Brustwirbel** *m.* vertèbre dorsale.
**Brut** *f.*: couvée.
**brüten** *v.*: couver.
**Brutschrank** *m.*: couveuse, étuve.
**Bubo** *m.*: bubon.
**Bubonenpest** *f.*: peste bubonique.
**Buche** *f.*: hêtre.
**Bucht** *f.*: sinus, anfractuosité.
**buchtig** *adj.*: sinueux, anfractueux.
**Buckel** *m.*: bosse, gibbosité; Pottscher Buckel: mal de Pott.
**buckelig** *adj.*: bossu.
**bulbär** *adj.*: bulbaire.
**Bulbärparalyse** *f. int.*: paralysie labio-glosso-laryngée.
**Bulbus** *lat. anat.*: bulbe; Bulbus medullae oblongatae: bulbe rhachidien; Bulbus olfactorius: bulbe olfactif; Bulbus venae jugularis: golfe de la veine jugulaire.
**Bündel** *n.*: faisceau.
**bündelförmig** *adj.*: fasciculé.
**Bunsenbrenner** *m.*: bec de Bunsen.
**Bursa** *lat. anat.*: bourse; Bursa omentalis: arrière-cavité des épiploons.
**Bürste** *f.*: brosse.
**Büschel** *m.*: touffe, pinceau.
**Busen** *m.*: sein.
**Butter** *f.*: beurre.
**Buttersäure** *f. chim.*: acide butyrique.

## C.

Les C dans les mots allemands ou germanisés étant aujourd'hui généralement remplacés par la lettre K nous renvoyons à cette dernière lettre pour les mots, qu'on chercherait en vain içi.

**Cachexia strumipriva** *lat. chir.*: myxoedème opératoire.
**Calabarbohne** *f. pharm.*: fève de Calabar.
**Calamus scriptorius** *lat. anat.*: triangle inférieur du plancher du 4[e] ventricule.
**Calcar avis** *lat. anat.*: ergot de Morand.
**Calix renalis** *lat. anat.*: entonnoir des reins.
**Callus** *lat. chir.*: cal.
**Calyx** *lat.* = Calix *v. c. t.*
**Camera lucida** *lat. physic.*: chambre claire.
**Canalis** *lat. anat.*: canal, conduit.
**Canalis adductorius**: canal du 3[e] adducteur.
**Canalis carotideus**: canal carotidien.
**Canalis cysticus**: canal cystique.
**Canalis facialis**: aquéduc de Fallope, canal inflexe du rocher.
**Canalis Fallopii** = Canalis facialis *v. c. t.*
**Canalis Fontanae** *anat.* = Spatia anguli iridis *v. c. t.*
**Canalis Hunteri** *incet.* = Canalis adductorius *v. c. t.*
**Canalis Petiti**: canal godronné.
**Canalis pterygoideus**: canal Vidien.
**Canalis Schlemmii** *incet.* = Sinus venosus sclerae *v. c. t.*
**Cancroid** *n.*: épithéliome.
**Cand. med.** = **Candidatus medicinae** *lat.*: étudiant en médecine ayant passé les deux premiers examens du doctorat.
**Canthus lateralis** *lat. anat.*: petit angle de l'oeil.
**Canthus medialis** *lat. anat.*: grand angle de l'oeil.
**Capistrum** *lat. chir.*: chevestre.
**Capitulum** *lat. anat.*: condyle, petite tête.
**Capitulum humeri** *lat. anat.*: condyle de l'humérus.
**Capitulum radii** *lat. anat.*: tête du radius.
**Capitulum ulnae** *lat. anat.*: tête du cubitus.
**Capsula lentis** *lat. anat.*: cristalloïde.
**Caput** *lat. anat.*: chef (d'un muscle).
**Caput gallinaginis** *lat. anat.*: crête uréthrale.
**Carcinoma** *n.*: carcinome.

**Caries** *f. lat.*: carie.
**Caro quadrata Sylvii** *lat. anat.*: muscle carré du pied.
**Carophyllum** *lat. pharm.*: girofle.
**Carotis** *lat. anat.*: carotide.
**Carpus** *lat. anat.*: carpe.
**Carrageen** *n. pharm.*: mousse d'Islande.
**Cartilago** *lat. anat.*: cartilage; Cartilago corniculata: cartilage corniculée ou de Santorini.
**Caruncula** *lat. anat.*: caroncule.
**Cassia** *lat. pharm.*: casse.
**Catarrh** *m.* = Katarrh *v. c. t.*
**Cauda equina** *lat. anat.*: queue de cheval.
**Cavum** *lat. anat.*: cavité.
**Cavum nasi**: fosses nasales.
**Cavum subarachnoideale**: espace sous-arachnoïdien.
**Cement** *m.*: cément (des dents).
**Centralfurche** *f. anat.*: sillon de Rolando.
**Centralläppchen** *n. anat.*: lobule central de la face supérieure du vermis (du cervelet).
**centrifugal** *adj.*: centrifuge.
**centripetal** *adj.*: centripète.
**Centrum** *lat. anat.*: centre.
**Centrum ovale cerebri**: centre ovale de Vieussens.
**Centrum tendineum diaphragmatis:** centre phrénique.
**Cerebrospinalflüssigkeit** *f. anat.*: liquide céphalo-rhachidien.
**Cerumen** *lat. anat.*: cérumen (matière sébacée sécrétée par les glandes du conduit auditif).
**Cervicalabort** *m. obst.*: avortement dans lequel l'oeuf est arrêté dans le col de la matrice.
**Cervicalanschwellung** *f.*: renflement cervical (de la moelle épinière).
**Cervix uteri** *lat. anat.*: col de l'utérus.
**Champagner** *m.*: vin de Champagne.
**Charniergelenk** *n. anat.*: articulation en charnière.
**Charpierolle** *f.*: bourdonnet.
**Chefarzt** *m.*: médecin (*ou* chirurgien) en chef.
**Chemie** *f.*: chimie.
**Chemikalie** *f.*: substance chimique.
**Chemiker** *m.*: chimiste.
**Chiasma** *n. anat.*: chiasma, entrecroisement.
**Chinarinde** *f. pharm.*: quinquina.
**Chinin** *n. pharm.*: quinine.
**Chirurg** *m.*: chirurgien.
**Chloasma gravidarum** *n. obst.*: masque de la grossesse.
**Chlor** *n. chim.*: chlore.
**Chloralhydrat** *n. pharm.*: hydrate de chloral.
**Chlorid** *n. chim.*: bichlorure.
**Chlorkalium** *n. chim.*: chlorure de potassium.
**Chlorkalk** *m. chim.*: chlorure de chaux.
**Chlornatrium** *n. chim.*: chlorure de sodium.
**Chloroform** *n. pharm.*: chloroforme.
**chloroformieren** *v.*: chloroformer.
**Chloroformmaske** *f.*: masque à chloroforme.
**chlorotisch** *adj. int.*: chlorotique.
**chlorsauer** *adj. chim.*: en combinaison avec l'acide chlorique; chlorsaures Kali: chlorate de potasse.
**Chlorsäure** *f. chim.*: acide chlorique.
**Chlorür** *n. chim.*: protochlorure.
**Chlorwasserstoffsäure** *f. chim.*: acide chlorhydrique.
**Chlorzink** *n. chim.*: chlorure de zinc.
**Choane** *f. anat.*: fosse nasale.
**Cholalsäure** *f. physiol.*: acide cholalique.
**Cholera** *f. int.*: choléra morbus, choléra.
**Choleraspirille** *f.*: vibrion cholérique.
**Cholestearin** *n. physiol.*: cholestérine.
**Chorda dorsalis** *lat. anat.*: corde dorsale, notocorde.
**Chorda tympani** *lat. anat.*: corde du tympan.
**Chorda venerea** *lat. chir.*: blennorrhagie cordée.
**Chorea** *f. int.*: chorée, danse de St. Guy.
**Chorioidea** *lat. anat.*: choroïde (membrane de l'oeil).
**Chorionzotte** *f. obst.*: villosité du chorion.

**Chromsäure** *f. chim.*: acide chromique.
**chronisch** *adj.*: chronique; chronischer Verlauf: chronicité.
**Chronischwerden** *n.*: passage à l'état chronique.
**Chrysophansäure** *f. pharm.*: acide chrysophanique.
**Chylus** *m.*: Chyle (liquide laiteux des lymphatiques de l'intestin).
**Chylusgefäss** *n.*: vaisseau chylifère.
**Chymus** *m.*: chyme (produit de la digestion stomacale).
**Ciliarfortsätze** *plur. anat.*: procès ciliaires.
**Ciliarkörper** *m. anat.*: corps ciliaire.
**Ciliarmuskel** *m. anat.*: muscle ciliaire.
**Cilie** *f.*: cil.
**Cina** *lat. pharm.*: semen-contra.
**Cingulum** *lat. anat.*: partie des fibres qui s'épanouissent dans la substance blanche cérébrale.
**Circulationsorgane** *n. plur.*: appareil circulatoire.
**Circulationsstörung** *f.*: trouble de la circulation.
**Circulus arteriosus Willisii** *lat. anat.*: hexagone artériel de Willis.
**Cisterna chili** *lat. anat.*: cisterne *ou* réservoir de Pecquet.
**citronensauer** *adj. chim.*: en combinaison avec l'acide citrique.
**Citronensäure** *f.*: acide citrique.
**Claustrum** *lat. anat.*: avant-mur.
**Clava** *lat. anat.*: pyramide postérieure du bulbe.
**Clavicula** *lat. anat.*: clavicule.
**Clavus hystericus** *lat. int.*: clou hystérique.
**Climacterium** *n. obst.*: ménopause.
**Climax** *f. obst.*: ménopause.
**Clivus** *m. anat.*: partie postérieure et déclive de la face supérieure du sphénoïde..
**coagulieren** *v.*: se coaguler.
**Coccus** *m.*: coccus, microcoque.
**Cochlea** *lat. anat.*: limaçon.
**Coelom** *lat. embryol.*: cavité pleuro-péritonéale.
**Cohabitation** *f.*: coït.
**Coitus** *m.*: coït.
**Colchicum** *lat. pharm.*: colchique.
**Collateralkreislauf** *m.*: circulation collatérale.
**Colliculus seminis** *lat. anat.*: crête uréthrale.
**Colon** *lat. anat.*: côlon; Colon sigmoideum: S iliaque.
**Columnae fornicis** *lat. anat.*: piliers du trigone cérébral.
**Columnae renales** *lat. anat.*: pyramides de Bertin.
**compensatorisch** *adj.*: compensateur.
**Complementärraum der Pleura** *m. anat.*: cul-de-sac de la plèvre.
**compliciert** *adj.*: compliqué.
**Compressionsmyelitis** *f.*: myélite par compression.
**Conarium** *lat. anat.*: glande pinéale.
**Concha** *lat. anat.*: cornet.
**Condylom** *n. int.*: végétation, condylome; spitzes Condylom: condylome acuminé; breites Condylom: condylome plat.
**Condylus** *lat. anat.*: tubérosité.
**Confluens sinuum durae matris** *lat. anat.*: pressoir d'Hérophile.
**Conjugata** *lat. obst.*: diamètre antéro-postérieur du bassin.
**Conjugata diagonalis**: diamètre promonto-sous-pubien.
**Conjugata externa**: diamètre externe (antéro-postérieur) du bassin.
**Conjugata vera**: diamètre antéro-postérieur du détroit supérieur.
**Conjunctiva** *lat. anat.*: conjonctive.
**Conjunctivitis** *f. ophthal.*: conjonctivite; Conjunctivitis gonorrhoica s. blennorrhagica: blennophthalmie.
**Contagiosität** *f.*: contagiosité.
**Contractilität** *f.*: contractilité.
**Contractionsring** *m. obst.*: anneau de Bandl (anneau qui se dessine à travers les parois abdominales sur un utérus démesurément contracté pendant le travail).
**Conus arteriosus** *lat. anat.*: partie des ventricules du coeur qui donne accès aux grandes artères.
**Conus medullaris** *lat. anat.*: cône terminal.
**Conus terminalis** *incel.* = Conus medullaris *c. c. t.*

**Convallaria** *lat. pharm.*: muguet.
**Copaivabalsam** *m. pharm.*: baume de copahu.
**Corium** *lat. anat.* 1): derme. 2): chorion.
**Cornea** *lat. anat.*: cornée.
**Corona ciliaris** *lat. anat.*: petit circonférence du corps ciliaire.
**Corona glandis** *lat. anat.*: couronne du gland.
**Corona radiata** *lat. anat.*: couronne radiante *ou* rayonnante.
**Corpora** *lat. plur. à* Corpus *v. c. t.*
**Corpus** *lat. anat.*: corps.
  **Corpus amylaceum**: corpuscule amylacé.
  **Corpus callosum**: corps calleux.
  **Corpus candicans** = Corpus mammillare *v. c. t.*
  **Corpus cavernosum**: corps caverneux.
  **Corpus ciliare**: corps ciliaire.
  **Corpus dentatum cerebelli** = Nucleus dentatus cerebelli *v. c. t.*
  **Corpus dentatum olivae** = Nucleus olivaris *v. c. t.*
  **Corpus geniculatum**: corps genouillé.
  **Corpus Highmori**: corps d'Highmore (du testicule).
  **Corpus luteum**: corps jaune.
  **Corpus mammillare**: éminence mamilaire *ou* pisiforme.
  **Corpus pineale**: glande pinéale.
  **Corpus quadrigeminum**: tubercule quadrijumeaux.
  **Corpus restiforme**: pédoncle cérébelleux inférieur, corps restiforme.
  **Corpus spongiosum**: corps caverneux.
  **Corpus striatum**: corps strié.
  **Corpus vitreum**: corps vitré.
**Corrigens** *n. pharm.*: correctif.
**coupieren** *v.*: couper; eine Krankheit coupieren: juguler une maladie, faire le traitement abortif d'une maladie.
**Coxa vara** *lat. chir.*: incurvation du col du fémur.
**Coxitis** *f. chir.*: coxalgie.
**Cremor tartari** *lat. pharm.*: crème de tartre.
**Crepitatio redux** *lat. int.*: râles de retour.
**crepitierend** *adj.* crepitierendes Rasseln: râles crépitants.
**Crista** *lat. anat.*: crête.
  **Crista galli**: apophyse crista-galli.
  **Crista occipitalis**: crête occipitale.
**Crura** *lat. anat.*: cuisses, pédoncles.
  **Crura cerebelli** = Processus cerebelli *v. c. t.*
  **Crura cerebri**: pédoncles cérébraux.
  **Crura diaphragmatos**: piliers du diaphragme.
  **Crura fornicis**: piliers du trigone cérébral.
**Culmen** *lat. anat.*: portion antérieure et montante du monticulus.
**Cumulus oophorus** *lat. anat.*: disque proligère.
**Cuneus** *lat. anat.*: circonvolution du coin.
**Curvatura major ventriculi** *lat. anat.*: grande courbure de l'estomac.
**Curvatura minor ventriculi** *lat. anat.*: petit courbure de l'estomac.
**Cuticula** *lat. anat.*: cuticule (couche superficielle de cellules épithéliales).
**Cuticularsaum** *m. anat.*: plateau.
**Cyan** *n. chim.*: cyanogène.
**Cyankalium** *n. chim.*: cyanure de potassium.
**Cyanose** *f. int.*: cyanose, maladie bleue.
**cyansauer** *adj. chim.*: en combinaison avec l'acide cyanique.
**Cyansäure** *f. chim.*: acide cyanique.
**Cyanvergiftung** *f.*: intoxication cyanique.
**Cyanwasserstoffsäure** *f. chim.* = Blausäure *v. c. t.*
**Cymographe** *m. physiol.*: instrument destiné à mesurer la tension du sang dans les artères.
**Cylinder** *m.*: tube, cylindre.
**Cylinderform** *f.*: cylindricité.
**Cylinderepithel** *n. anat.*: épithélium à cellules cylindriques.
**Cyste** *f.* = Kyste *v. c. t.*
**Cysticercus** *m. lat.*: vésicule représentant la forme asexe de diverses espèces de taenias.
**Cysticercus cellulosae** *lat.*: scolex du taenia solium.

**Cystis fellea** *lat. anat.*: vésicule biliaire.
**Cystitis** *f.*: cystite.
**cystös** *adj.*: cystique.

## D.

**D.** = Dioptrie *ophthal.*: dioptrie (unité de réfraction de lumière).
**Dachkern** *m. anat.*: noyau du toit (du cervelet).
**dachziegelartig** *adj.*: imbriqué.
**dachziegelig** *adj.*: imbriqué.
**Damm** *m.*: périnée.
**Dämmerzustand** *m.* psychischer Dämmerzustand: engourdissement mental.
**Dammnaht** *f. chir.*: suture du périnée.
**Dammplastik** *f. chir.*: autoplastie du périnée.
**Dammriss** *m. obst.*: rupture du périnée.
**Dammschutz** *m.*: protection du périnée contre la rupture.
**Dampf** *m.*: vapeur.
**Dampfbad** *n.*: bain de vapeur.
**Dampfsterilisationsapparat** *m.*: étuve à vapeur pour la stérilisation.
**Dämpfung** *f. int.*: matité.
**Dämpfungsfigur** *f. int.*: aire de matité.
**Darm** *m.*: intestin.
**Darmabgänge** *plur. vulg.* häutige Darmabgänge: raclures de boyau.
**Darmbein** *n. anat.*: os iliaque.
**Darmbeingrube** *f. anat.*: fosse iliaque.
**Darmbeinkamm** *m.*: crête iliaque.
**Darmeinklemmung** *f.*: étranglement de l'intestin.
**Darmeinschiebung** *f.*: invagination de l'intestin.
**Darmeinstülpung** *f.*: invagination de l'intestin.
**Darmentleerung** *f.*: évacuation alvine.
**Darmentzündung** *f.*: entérite.
**Darmfaserblatt** *n. embryol.*: lame fibro-intestinale.
**Darmfäulnis** *f.*: putréfaction intestinale.
**Darmkanal** *m.*: canal intestinal.
**Darmkatarrh** *m.*: entérite.
**Darmnabel** *m. embryol.*: ombilic intestinal.
**Darmnaht** *f. chir.*: suture intestinale.
**Darmrohr** *n.*: tube intestinal.
**Darmsaft** *m.*: suc intestinal.
**Darmschlinge** *f.*: anse intestinale.
**Darmtractus** *m.*: appareil digestif.
**Darmverschlingung** *f.*: volvulus, enroulement de l'intestin sur lui-même.
**Darmverschluss** *m.*: occlusion intestinale.
**Darmwandbruch** *m.*: hernie de la paroi intestinale.
**Darmzotte** *f.*: villosité intestinale.
**Darreichung** *f.*: administration, ingestion.
**Datura stramonium** *lat. pharm.*: stramoine.
**Dauerdrain** *m. chir.*: drain à demeure.
**Dauererfolg** *m.*: résultat définitif, résultat éloigné.
**Dauerkatheter** *m. chir.*: sonde à demeure.
**Dauerpräparat** *n.*: préparation stable.
**Dauerverband** *m. chir.*: bandage à application continue.
**Daumen** *m.*: pouce.
**Daumenballen** *m.*: éminence thénar.
**Däumling** *m.*: doigtier.
**Davidsharfe** *f. anat.*: lyre, corps psalloïde (partie postérieure de la face inférieure du trigone cérébral).
**Decidua** *lat. obst.*: caduque.
  **Decidua reflexa**: caduque ovulaire *ou* réfléchie.
  **Decidua serotina**: caduque utéro-placentaire *ou* inter-utéro-placentaire.
  **Decidua vera**: caduque utérine.
**Deckbett** *n.*: édredon.
**Decke** *f.*: couverture.
**Deckel** *m.*: couvercle.
**Deckepithel** *n. anat.*: épithélium de revêtement.
**Deckglas** *n.*: lamelle couvre-objet.
**Deckknochen** *m. embryol.* = Hautknochen = Belegknochen: os qui n'est pas précédé dans son développement par des cartilages.
**Deckmembran** *f.*: membrane d'enveloppe.
**Deckzelle** *f.*: cellule de revêtement.
**Declive** *lat. anat.*: portion postérieure et descendante du Vermis superior.

**Decubitalgeschwür** *n.*: eschare produite par le décubitus prolongé.
**Decubitus** *m.* = Decubitalgeschwür *v. c. t.*
**Decussatio pyramidum** *lat. anat.*: décussation des pyramides (au bulbe).
**Deflexionslage** *f. obst.*: présentation de la tête défléchie (présentation de la face et du front).
**Deformität** *f.*: difformité.
**degenerieren** *v.*: dégénérer.
**Dehnung** *f.*: élongation, distension.
**Dekan** *m.*: doyen.
**Delirium** *n.*: délire.
**Delle** *f.*: empreinte, godet.
**Delphinium** *lat. pharm.*: staphisaigre.
**Deltamuskel** *m. anat.*: muscle deltoïde.
**Demenz** *f.*: démence.
**Denguefieber** *n. int.*: dengue.
**Dens epistrophei** *lat. anat.*: apophyse odontoïde de l'axis.
**Dentes canini** *lat. anat.*: dents laniaires *ou* canines.
**Dentes incisivi** *lat. anat.*: dents incisives.
**Dentes molares** *lat. anat.*: dents grosses molaires.
**Dentes praemolares** *lat. anat.*: dents petites molaires.
**Depressor** *lat. anat.*: abaisseur.
**Derivat** *n. chim.*: dérivé.
**Derma** *lat. anat.*: derme (couche profonde de la peau).
**Descensus** *lat. anat.*: descente.
**Desinfection** *f.*: désinfection.
**Desinfectionsapparat** *m.*: étuve pour la désinfection.
**desinficieren** *v.*: désinfecter.
**destillieren** *v.*: distiller.
**Diabetes** *lat. int.*: diabète; Diabetes mellitus: diabète sucré.
**Diagnose** *f.*: diagnostic; die Diagnose stellen: établir le diagnostic.
**Diaphragma** *lat. anat.* = Zwerchfell *v. c. t.*
**Diaphragma oris** *lat. anat.*: muscle mylo-hyoïdien.
**Diaphragma pelvis** *lat. anat.*: muscles de l'anus et du périnée.
**Diaphragma sellae turcicae** *lat. anat.*: repli pituitaire.
**Diaphragma urogenitale** *lat. anat.*: aponévrose périnéale moyenne.
**Diaphyse** *f.*: corps des os longs.
**Diarrhöe** *f.*: diarrhée.
**Diastole** *f. physic.*: diastole (état de repos et de dilatation du coeur).
**Diät** *f.*: régime.
**Diätetik** *f.*: diététique.
**dicht** *adj.*: dense.
**Dichtigkeit** *f.*: densité, concentration.
**dick** *adj.*: épais.
**Dickdarm** *m.*: gros intestin.
**Dickdarmentzündung** *f.*: colite.
**Dicke** *f.*: épaisseur.
**Didymis** *lat. anat.*: testicule.
**Diensttauglichkeit** *f.* militärische Diensttauglichkeit: aptitude au service militaire.
**dienstuntauglich** *adj.* als dienstuntauglich entlassen: réformer.
**Digitalis purpurea** *lat. pharm.*: digitale pourprée.
**Dispositionsfähigkeit** *f. leg.*: capacité civile.
**Dithionsäure** *f. chim.*: acide hyposulfurique.
**Diuretin** *n. pharm.*: diurétine, combinaison de salicylate de soude et de théobromine.
**diuretisch** *adj.*: diurétique.
**Divertikel** *m.*: diverticule, cavité en forme de cul-de-sac.
**Dochmius duodenalis** *lat. int.*: dochmie duodénale (vers intestinal).
**Docht** *m.*: mèche.
**Doctor** *m.*: docteur. Le titre de docteur est donné en Allemagne à celui qui a passé la thèse, mais ce titre ne confère pas le droit d'exercer la médecine, la thèse ne faisant nullement partie de l'*ärztlichen Staatsexamen*, qui seulement confère le droit d'exercer la médecine en Allemagne.
**doctorieren** *v.*: passer la thèse.
**Doppelmissbildung** *f.*: monstre double.
**doppelschlägig** *adj.*: dicrote, à deux élévations.
**doppelseitig** *adj.*: bilatéral, de deux côtés.

**doppelt** *adj.*: double.
**doppeltkohlensauer** *adj. chim.* doppeltkohlensaures Natron: bicarbonate de soude.
**doppeltlichtbrechend** *adj. physic.*: biréfringeant.
**Doppeltsehen** *n.*: diplopie.
**Doppelton** *m. int.*: dédoublement du bruit.
**doppeltweinsauer** *adj. chim.* doppeltweinsaures Kali: bitartrate de potasse.
**Dorn** *m.*: épine.
**Dornfortsatz** *m. anat.*: apophyse épineuse.
**Dorsum sellae** *lat. anat.*: lame quadrilatère du sphénoïde.
**Dosierung** *f.*: dosage.
**Dosis** *f.*: dose.
**Dotter** *m.*: vitellus.
**Dottergang** *m. embryol.*: canal omphalo-mésentérique.
**Dotterhaut** *f. embryol.*: membrane vitelline.
**Dottersack** *m. embryol.*: vésicule blastodermique.
**Douglassche Falte** *f. anat.*: ligament utéro-sacré.
**Douglasscher Raum** *m. anat.*: cul-de-sac recto-vaginal.
**Draht** *m.*: fil métallique.
**Drahtrinne** *f. chir.*: gouttière en fil de fer.
**Drahtspirale** *f. physic.*: bobine métallique.
**drainieren** *v.*: drainer.
**Drainrohr** *n. chir.*: tube à drainage.
**Drang** *m.*: envie.
**Drehbewegung** *f.*: mouvement de rotation.
**Drehkrankheit** *f. veterin.*: tournis.
**Drehung** *f.*: torsion, rotation.
**dreieckig** *adj.*: triangulaire.
**Dreifuss** *m.*: trépied.
**dreiköpfig** *adj. anat.* dreiköpfiger Muskel: muscle triceps.
**Dreitakt** *m. int.* Dreitakt der Herztöne: bruit de galop.
**dreizackig** *adj.*: tridenté.
**dreizipfelig** *adj.*: tricuspide.
**Drillinge** *plur. obst.*: trijumeaux.
**Drillingsgeburt** *f.*: accouchement trigémellaire.
**Drillingsschwangerschaft** *f.*: grossesse triple.
**dringend** *adj.* dringender Fall: cas urgent.
**Drittel** *n.*: tiers.
**Dr. med.** = **Doctor medicinae** *lat.*: docteur en médecine.
**drohend** *adj. obst.* drohender Abort: menace d'avortement.
**Drosselader** *f.*: veine jugulaire.
**Drosseladergrube** *f. anat.*: fosse jugulaire.
**Drosselfortsatz** *m. anat.*: apophyse jugulaire.
**Drosselvene** *f.*: veine jugulaire.
**Druck** *m.*: compression.
**Druckbrand** *m.*: eschare produite par une compression prolongée.
**drückend** *adj.* drückender Kopfschmerz: céphalalgie gravative.
**Druckgeschwür** *n.* = Druckbrand *v. c. t.*
**Drucklähmung** *f. int.*: paralysie par compression.
**Druckpumpe** *f. physic.*: pompe foulante.
**Druckpunkt** *m. int.* Druckpunkt bei Neuralgien: point douloureux névralgique.
**Druckschwankung** *f.*: variation de pression.
**Druckverband** *m. chir.*: bandage compressif.
**Drüschen** *n.*: glandule, petite glande.
**Drüse** *f.*: glande.
**drüsenartig** *adj.*: adénoïde.
**Drüsenausführungsgang** *m.*: conduit glandulaire.
**Drüsenentzündung** *f.*: adénite.
**Drüsenepithelgeschwulst** *f.*: adénome.
**Drüsenerkrankung** *f.*: adénopathie.
**drüsenförmig** *adj.*: adénoïde.
**Drüsengeschwulst** *f.*: adénome, bubon.
**Drüsengruppe** *f. anat.* Peyersche Drüsengruppe: follicules agminés.
**drüsig** *adj.*: glanduleux.
**Ductus** *lat. anat.*: canal, conduit.
 **Ductus arteriosus Botalli**: canal artériel.
 **Ductus biliferi**: canalicules biliaires.

**Ductus choledochus**: canal cholédoque.
**Ductus cysticus**: canal cystique.
**Ductus deferens**: canal déférent.
**Ductus ejaculatorius**: conduit éjaculateur.
**Ductus endolymphaticus**: canal de l'aquéduc du vestibule.
**Ductus hepaticus**: canal hépatique.
**Ductus lymphaticus dexter**: grande veine lymphatique.
**Ductus nasolacrymalis**: canal nasal.
**Ductus thoracicus**: canal thoracique.
**Ductus venosus hepatis**: canal veineux d'Aranzi.
**dumpf** *adj.*: mat; dumpfer Percussionsschall: son mat; dumpfer Schmerz: douleur sourde.
**Dunkelbrille** *f. ophthal.*: verres fumés.
**Dunkelkammer** *f.*: chambre noire.
**dünn** *adj.*: mince.
**Dünndarm** *m.*: intestin grêle.
**Dünndarmentzündung** *f.*: entérite.
**Dünndarmgekröse** *n.*: mésentère.
**Dunstrohr** *n. hyg.*: tuyau d'appel.
**Duodenum** *n.*: duodénum.
**Duplikatur** *f.*: repli.
**Dura mater** *lat. anat.*: dure-mère.
**Durchbohrung** *f.*: perforation.
**durchbrechen** *v.*: perforer.
**durchdringend** *adj.*: pénétrant.
**Durchdringung** *f. physic.*: diffusion, pénétration.
**Durchfall** *m.*: diarrhée.
**durchflochten** *adj.*: enchevêtré.
**durchgängig** *adj.*: perméable.
**Durchkreuzung** *f.*: entre-croisement.
**durchlässig** *adj.*: franchissable, perméable.
**Durchliegen** *n.* = Aufliegen *v. c. t.*
**Durchleuchtung** *f.*: éclairage par transparence.
**durchlöchert** *adj.*: criblé.
**Durchmesser** *m.*: diamètre.
**durchschneiden** *v. chir.*: couper, sectionner; *obst.* der Kopf schneidet durch: la tête se dégage (à travers la vulve).
**Durchschneidung** *f.*: section.
**durchschnittlich** *adv.*: en moyenne.
**Durchschwitzung** *f.*: diapédèse.
**durchsetzt** *adj.*: infiltré.
**durchseihen** *v.* = durchsieben *v. c. t.*
**durchsichtig** *adj.*: transparent.
**Durchsichtigkeit** *f.*: transparence.
**durchsickern** *v.*: suinter.
**durchsieben** *v.*: faire passer, filtrer.
**Durchspülung** *f.*: lavage.
**Durchtränkung** *f.*: imbibition.
**Durchtrennung** *f.*: section, division.
**Durchtreten** *n. obst.* das Durchtreten des Kopfes der Frucht (durch die Schamspalte): le dégagement de la tête fétale (à travers la vulve).
**Durchtritt** *m.*: passage, dégagement.
**Durchtrittsschlauch** *m. obst.*: filière pelvigénitale.
**Durchwanderung** *f.*: diapédèse.
**Durst** *m.*: soif.
**durstig** *adj. vulg.*: altéré.
**Dusche** *f.*: douche.
**Dyspnöe** *f.*: dyspnée.

## E.

**Ebene** *f.*: plan; schiefe Ebene: plan incliné.
**Ebenmass** *n.*: symétrie.
**Echinococcus** *m. int.*: échinocoque.
**Echinococcusblase** *f. int.*: vésicule hydatique, hydatide du taenia échinococcus.
**Eckzahn** *m.*: dent canine.
**Eczem** *n.*: eczéma.
**Efflorescenz** *f.*: efflorescence, végétation.
**Ei** *n.*: oeuf.
**Eibenbaum** *m. pharm.*: if.
**Eibisch** *m. pharm.*: guimauve.
**Eiche** *f.*: chêne.
**Eichel** *f.*: gland.
**Eichelkaffee** *m.*: café de gland de chêne.
**Eichelkäse** *m.*: smegma.
**Eicheltripper** *m.*: balanite.
**Eichen** *n.*: ovule.
**Eiderdaune** *f.*: édredon.
**Eidotter** *m.*: jaune d'oeuf.
**Eierstock** *m.*: ovaire.
**Eierstocksentzündung** *f.*: ovarite.
**Eierstocksschwangerschaft** *f. obst.*: grossesse ovarienne.

**eiförmig** *m.*: oval.
**Eigelb** *n.*: jaune d'oeuf.
**Eigenschaft** *f.*: qualité.
**Eigenwärme** *f.*: chaleur spécifique.
**Eihaut** *f.*: membrane de l'oeuf.
**Eihautstich** *m. obst.*: ponction des membranes.
**Eihülle** *f.* = Eihaut *v. c. t.*
**Eileiter** *m. anat.*: oviducte.
**Eileiterschwangerschaft** *f. obst.*: grossesse tubaire.
**Eimer** *m.*: seau.
**einatmen** *v.*: inspirer, inhaler.
**Einatmung** *f.*: inspiration, inhalation.
**einäugig** *adj.*: borgne.
**einbalsamieren** *v.*: embaumer.
**Einbildung** *f.*: imagination.
**einblasen** *v.*: insuffler.
**Einblaser** *m.*: insufflateur.
**Einbuchtung** *f. anat.*: incisure.
**Eindickung** *f.*: épaississement.
**Eindruck** *m.*: impression, empreinte.
**eindrücken** *v.*: enfoncer.
**eineiig** *adj.*: univitellin.
**einfächerig** *adj.*: uniloculaire.
**einfallend** *adj. physic.* einfallender Strahl: rayon incident.
**Einfalzung** *f.*: rainure.
**einfetten** *v.*: lubrifier, oindre.
**Einfluss** *m.*: influence, action.
**Einfügung** *f.*: implantation, insertion.
**Einführung** *f.*: introduction, intromission, passage, ingestion.
**Eingang** *m.*: entrée, détroit.
**eingeboren** *adj.*: indigène.
**eingedrückt** *adj.*: enfoncé, déprimé.
**eingefallen** *adj.* eingefallenes Gesicht: face pincée; eingefallener Leib: ventre rétracté.
**eingeklemmt** *adj.*: étranglé.
**Eingemachtes** *n.*: confiture.
**eingenommen** *adj.* eingenommener Kopf: pésanteur dans la tête.
**Eingenommenheit** *f.* = Benommenheit *v. c. t.*
**eingescheidet** *adj.*: vaginé.
**eingeschlossen** *adj.*: inclus.
**eingesunken** *adj.*: déprimé, rétracté.
**eingewachsen** *adj.*: incrusté; eingewachsener Nagel: ongle incarné.
**Eingeweide** *n. plur.*: viscères, entrailles.
**Eingeweidewurm** *m.*: vers intestinal, helminthe.
**eingezogen** *adj.*: rétracté, déprimé.
**eingreifen** *v.*: intervenir.
**Eingriff** *m.*: intervention.
**einheimisch** *adj.*: endémique, indigène.
**Einheit** *f.*: unité.
**einimpfen** *v.*: inoculer.
**Einimpfung** *f.*: inoculation.
**einkapseln** *v.*: enkyster, encapsuler.
**einkeilen** *v.*: encheviller, enclaver.
**Einklemmung** *f.*: étranglement.
**Einlagerung** *f.*: dépôt.
**einlappig** *adj.*: unilobé.
**einlegen** *v.*: placer, mettre.
**einleiten** *v.*: introduire; *obst.* die künstliche Frühgeburt einleiten: provoquer l'accouchement artificiel.
**Einmündung** *f.*: abouchement.
**Einpflanzung** *f.*: implantation.
**einpudern** *v.*: saupoudrer.
**einreiben** *v.*: frictionner.
**Einreibung** *f.*: friction.
**Einreibungskur** *f.*: cure par les frictions.
**Einrenkung** *f. chir.*: réduction d'une luxation.
**Einrichtung** *f. chir.*: réduction d'une fracture.
**Einriss** *m.*: fissure, déchirure, rupture.
**Einsackung** *f.*: enkystement.
**Einsalzen** *n.*: salaison.
**Einsattelung** *f.*: ensellure.
**einsaugen** *v.*: aspirer.
**einschachteln** *v.*: emboîter.
**einscheiden** *v.*: engaîner.
**einschichtig** *adj.*: composé d'une seule couche.
**Einschiessen** *n. vulg.* Einschiessen der Milch: montée laiteuse.
**Einschlafen** *n.*: assoupissement: Einschlafen der Glieder: fourmillement *ou* engourdissement des membres.
**einschläfern** *v.*: endormir.
**Einschleppung** *f.*: importation.
**Einschliessung** *f.*: enchatonnement.
**einschlummern** *v.*: s'assoupir.
**einschmelzen** *v.*: fondre.
**Einschmelzung** *f.*: fonte, raréfaction.
**einschneiden** *v.*: inciser.
**Einschnitt** *m.*: incision.

**Einschnürung** *f.*: étranglement.
**einschrumpfen** *v.*: ratatiner.
**Einsenkung** *f.*: dépression.
**einseitig** *adj.*: unilatéral, d'un seul côté.
**einsinken** *v.*: s'affaisser.
**Einspeichelung** *f.*: insalivation.
**einspritzen** *v.*: injecter.
**Einspritzung** *f.*: injection.
**einstäuben** *v.*: saupoudrer.
**einstellen** *v. obst.* der Kopf stellt sich ein: la tête s'engage.
**Einstich** *m.*: ponction.
**Einstülpung** *f.*: invagination.
**Einträufelung** *f.*: instillation.
**eintreten** *v.*: entrer; *obst.*: der Kopf tritt ein: la tête s'engage.
**Eintrocknen** *n.*: dessication.
**eintröpfeln** *v.*: instiller.
**einverleiben** *v.*: ingérer.
**Einverleibung** *f.*: ingestion, administration.
**einwachsen** *v.*: pénétrer dans les chairs; eingewachsener Nagel: ongle incarne.
**Einwanderung** *f.*: pénétration, immigration.
**Einwärtsdreher** *m. anat.*: pronateur.
**Einwärtsdrehung** *f.*: pronation.
**Einweichung** *f.*: macération.
**einwurzelig** *adj.*: unicuspidé.
**einzelstehend** *adj.*: discret.
**Einziehung** *f. int.* inspiratorische Einziehung: affaissement inspiratoire, tirage; systolische Einziehung der Brustwand: dépression systolique de la paroi thoracique.
**Eis** *n.*: glace.
**Eisbeutel** *m.*: poche de glace.
**Eisblase** *f.*: vessie de glace.
**Eisen** *n.*: fer.
**Eisenchlorid** *n. chem.*: chlorure ferrique, perchlorure de fer.
**Eisenchlorür** *n. chem.*: chlorure ferreux.
**Eisendraht** *m.*: fil de fer.
**Eisenfeile** *f.*: limaille de fer.
**eisenhaltig** *adj.*: ferrugineux.
**Eisenhut** *m. pharm.*: aconit.
**Eisensplitter** *m.*: éclat de fer.
**eiskalt** *adj.*: algide.
**Eisumschläge** *m. plur.*: compresses glacées.
**Eiter** *m.*: pus.
**Eiterbecken** *n.*: bassin pour pansements.
**eiterbefördernd** *adj.*: suppuratif.
**Eiterbeule** *f.*: pustule.
**Eiterbläschen** *n.*: pustule.
**Eitererreger** *m.*: agent provocateur d'une suppuration.
**Eiterfieber** *n.*: pyohémie.
**Eitergeschwulst** *f.*: abcès.
**Eiterherd** *m.*: foyer purulent, collection purulente.
**Eiterhöhle** *f.*: foyer purulent, abcès.
**eiterig** *adj.*: purulent.
**eitern** *v.*: suppurer.
**Eiterpfropf** *m.*: bourbillon.
**Eitersenkung** *f.*: infiltration du pus dans le tissus sous-jacents, migration d'abcès.
**Eiterung** *f.*: suppuration.
**eiterziehend** *adj.*: maturatif.
**Eiweiss** *n.* 1): albumine. 2): blanc d'oeuf.
**eiweissartig** *adj.*: albuminoïde.
**Eiweissausscheidung** *f.* Eiweissausscheidung im Urine: albuminurie.
**Eiweissgehalt** *m.*: teneur en albumine.
**Eiweisskörper** *m. plur.*: substances protéiques.
**Eizelle** *f. embryol.*: ovisac, follicule de de Graaf.
**Ejakulation** *f.*: éjaculation.
**Ekel** *m.*: dégoût.
**Eklampsie** *f.*: éclampsie.
**Ektropium** *n. ophthal.*: ectropion.
**Ekzem** *n.*: eczéma.
**elastisch** *adj.*: élastique; elastische Binde: bande en caoutchouc; elastische Kompression: compression par la bande élastique.
**Elefantenlaus** *f. pharm.*: noix d'acajon, anacarde.
**Elefantiasis** *f. int.*: éléphantiasis (maladie caractérisée par un gonflement démesuré et partiel des membres).
**elektrisch** *adj.*: électrique.
**Elektrizität** *f.*: électricité.
**Elektrode** *f.*: électrode.
**Elektromagnet** *m.*: électro-aimant.
**Element** *n.*: élément; *physic.* galvanisches Element: pile.
**Elend** *n.*: misère.

**elend** *adj.*: chétif.
**Elevatorium** *n. chir.*: élévatoire.
**Elfenbein** *n.*: ivoire.
**elfenbeinartig** *adj.*: éburné.
**Elle** *f. anat.*: cubitus.
**Ellenbeuge** *f.*: pli du coude.
**Ellenbogen** *m.*: coude.
**Ellenbogenhöcker** *m. anat.*: olécrane.
**Elster** *pr.*: ville d'eau avec des sources ferrugineuses et sulfatées sodiques en Saxe.
**Email** *n.* Email der Zähne = Schmelz *v. c. t.*
**Embryo** *m.*: embryon.
**Eminentia** *lat. anat.*: éminence.
  **Eminentia capitata** *invet.* = Capitulum humeri *v. c. t.*
  **Eminentia collateralis**: hippocampe accessoire, cuissart, éminence collatérale.
  **Eminentia ileopectinea**: pyramide de l'oreille.
  **Eminentia pyramidalis cavi tympani**: pyramide de l'oreille.
**Emissarium** *lat. anat.*: émissaire.
**Empfänglichkeit** *f.*: réceptivité.
**Empfängnis** *f.*: conception.
**empfindlich** *adj.*: susceptible.
**Empfindung** *f.*: sensation.
**Empfindungsvermögen** *n.*: sensibilité.
**Empfindungszelle** *f.*: cellule sensitive.
**Emphysem** *n.*: emphysème.
**emphysematös** *adj.*: atteint d'emphysème.
**empirisch** *adj.*: empirique, basé sur l'expérience.
**Emprosthotonus** *m.*: emprosthotonos (forme de tétanos dans laquelle le corps se courbe en avant).
**Empyem** *n.*: empyème, pleurésie purulente.
**Ems** *pr.*: ville d'eau avec des sources bicarbonatées en Prusse.
**Endarterie** *f. anat.*: artère terminale.
**Endarteritis** *f. int.*: endartérite, inflammation de la tunique interne des artères.
**Endgeflecht** *n. anat.*: plexus terminal.
**Endglied** *n.*: extrémité.
**Endkolben** *m. anat.*: corpuscule du tact de Meissner.
**Endokarditis** *f. int.*: endocardite, inflammation de la membrane qui tapisse les cavités du coeur.
**Endometritis** *f.*: endométrite, inflammation de la muqueuse utérine.
**Endothel** *n. anat.*: endothélium (épithélium pavimenteux formé d'une seule couche de cellules et qui recouvre les surfaces internes du corps).
**Endphalanx** *f.*: phalangette.
**Endstück** *n.*: bout.
**Engbrüstigkeit** *f. vulg.*: développement incomplet de la poitrine, asthme.
**Enge** *f.*: détroit, isthme, étroitesse.
**englisch** *adj.*: anglais; *int.* englische Krankheit: rhachitisme; englischer Schweiss: suette; *pharm.* englisches Pflaster: taffetas d'Angleterre.
**entarten** *v.*: dégénérer.
**Entartung** *f.*: dégénération, dégénérescence.
**Entartungsreaktion** *f. int.*: réaction de dégénérescence.
**entbinden** *v.*: accoucher, délivrer.
**Entbindung** *f.*: accouchement.
**Entbindungsanstalt** *f.*: maternité.
**entblössen** *v.*: dénuder.
**Entblössung** *f.*: dénudation.
**Ente** *f.*: canard.
**Entengang** *m. int.*: démarche de canard.
**Entfärbung** *f.*: décoloration.
**entfetten** *v.*: dégraisser.
**Entfettungskur** *f.*: cure contre l'obésité, méthode d'amaigrissement.
**Enthaarungsmittel** *n.*: épilatoire.
**Entjungferung** *f.*: défloration.
**entkalken** *v.*: décalcifier.
**entkräften** *v.*: débiliter.
**Entkräftung** *f.*: exténuation, épuisement.
**Entladung** *f. physic.*: décharge.
**entleeren** *v.*: évacuer.
**Entmannung** *f.*: émasculation, castration.
**Entmündigung** *f. leg.*: interdiction.
**Entnahme** *f.*: récolte, prélèvement.
**entnerven** *v.*: énerver.
**entsäuern** *v. chim.*: neutraliser l'acidité.

**Entspannungsnaht** *f. chir.*: suture provisoire de rapprochement.
**entsprechend** *adj.*: analogue.
**entstehen** *v.*: naître.
**entstellen** *v.*: déformer.
**entwickeln** *v.*: développer.
**Entwickelung** *f.*: développement, évolution; *obst.* Entwickelung des Kopfes mit der Zange: extraction de la tête par le forceps.
**Entwickelungsgeschichte** *f.*: embryologie.
**Entwickelungshemmung** *f.*: arrêt de développement.
**entwöhnen** *v. obst.*: sevrer.
**Entwöhnung** *f. obst.*: sevrage.
**Entziehungsdelir** *n. psych*: délire par suppression (de morphine etc.).
**Entziehungskur** *f.*: cure de suppression (de morphine, d'alcool etc.).
**enucleieren** *v. chir.*: faire l'énucléation.
**Enuresis nocturna** *lat. int.*: incontinence nocturne d'urine.
**entzünden** *v.*: enflammer.
**entzündlich** *adj.*: inflammatoire.
**Entzündung** *f.*: inflammation.
**entzündungswidrig** *adj.*: antiphlogistique.
**Enzian** *m. pharm.*: gentiane.
**Ependym** *n. anat.*: épendyme (membrane qui tapisse les ventricules du cerveau).
**Epicondylus lateralis humeri** *lat. anat.*: épicondyle.
**Epicondylus medialis humeri** *lat. anat.*: épitrochlée.
**Epidermis** *f.*: épiderme.
**Epidermisschuppen** *f. plur.*: lamelles épidermiques.
**Epididymis** *lat. anat.*: épididyme.
**Epiglottis** *lat. anat.*: épiglotte.
**Epilepsie** *f.*: épilepsie, mal caduc.
**epileptisch** *adj.*: épileptique.
**Epiphysenknorpel** *m. anat.*: cartilage épiphysaire.
**Epiphysenlösung** *f. chir.*: décollement épiphysaire.
**Epiphysis cerebri** *invet.* = Corpus pineale *v. c. t.*
**Epispadie** *f. chir.*: épispadias (division de la verge à sa face supérieure).
**Epistropheus** *lat. anat.*: axis (2e vertèbre cervicale).
**Epithel** *n. anat.*: épithélium.
**epithelartig** *adj.*: épithéloïde.
**Epithelialbekleidung** *f.*: revêtement épithélial.
**Epulis** *lat. chir.*: épulide (tumeur des gencives).
**Erbsche Lähmung** *f. int.*: paralysie radiculaire d'Erb.
**Erbgrind** *f. invet.* = Favus *v. c. t.*
**erblassen** *v.*: pâlir.
**Erblichkeit** *f.*: hérédité.
**erblinden** *v.*: devenir aveugle.
**erbrechen** *v.*: vomir.
**Erbrechen** *n.*: vomissement.
**erbrechenerregend** *adj.*: émétique.
**Erbse** *f.*: pois.
**Erbsenbein** *n. anat.*: os pisiforme.
**erbsenförmig** *adj.*: pisiforme.
**Erdbeere** *f.*: fraise.
**erdfahl** *adj.*: terreux.
**Erdgeschoss** *n. hyg.*: sous-sol.
**Erdpech** *n.*: bitume.
**Erdphosphat** *n. chim.*: phosphate terreux.
**erdrosseln** *v. leg.*: étrangler.
**Erdrosselung** *f. leg.*: strangulation.
**erdrücken** *v.*: écraser.
**erektil** *adj. anat.* erektiles Gewebe: tissu érectil, tissu caverneux.
**Erektionsmuskel** *m.*: muscle érecteur.
**Erfahrung** *f.*: expérience.
**erfrieren** *v.*: congeler.
**ergiessen** *v.*: épancher.
**Ergrauen** *n.*: canitie.
**Ergreifen** *n.*: préhension.
**Erguss** *m.*: épanchement.
**Erhabenheit** *f.*: éminence.
**Erhängen** *n. leg.*: pendaison.
**Erhebung** *f.*: élevation.
**erhitzen** *v.*: chauffer.
**Erhitzung** *n.*: échauffement.
**Erholung** *f.*: repos, convalescence.
**Erholungsurlaub** *m.*: congé de convalescence.
**erkälten** *v.* sich erkälten: se refroidir, attrapper un chaud et froid.
**Erkältung** *f.*: refroidissement.
**erkennen** *v.*: diagnostiquer.

**erkenntlich** *adj.*: appréciable.
**Erkrankung** *f.*: maladie.
**Erlöschen** *n. int.* Erlöschen der Reflexe: abolition des réflexes.
**ernähren** *v.*: nourrir.
**Ernährung** *f.*: alimentation, nutrition.
**Ernährungsarterie** *f. anat.*: artère nourricière.
**Ernährungsloch** *n. anat.*: trou nourricier.
**eröffnend** *adj.*: apéritif.
**Eröffnungsperiode** *f. obst.*: période de dilatation du col.
**erratisch** *adj.*: erratique.
**erregbar** *adj*: impressionable.
**Erregbarkeit** *f.*: excitabilité.
**erregen** *v.*: exciter.
**Erreger** *m.*: agent provocateur.
**Erregtsein** *n.*: excitation.
**Erregung** *f.*: émotion.
**erreichbar** *adj.*: accessible.
**erröten** *v.*: rougir.
**Ersatz** *m.*: remplacement.
**Ersatzmittel** *n. pharm.*: succédané.
**Erscheinen** *n.*: apparition.
**Erscheinung** *f.*: manifestation, symptôme.
**Erschlaffung** *f.*: relâchement, atonie.
**erschöpfen** *v.*: épuiser.
**Erschöpfung** *f.*: épuisement, exténuation.
**Erschütterung** *f.*: commotion, ébranlement, secousse.
**Ersetzung** *f.*: remplacement, substitution.
**Erstarrung** *f.*: solidification, engourdissement.
**Erstgebärende** *f. obst.*: primipare.
**ersticken** *v.*: mourir par suffocation, étouffer.
**Erstickung** *f.*: suffocation, étouffement.
**ertränken** *v.*: noyer.
**Ertränkung** *f. leg.*: submersion.
**ertrinken** *v.*: se noyer.
**Ertrinkungstod** *m. leg.*: mort par submersion.
**ertrunken** *adj.*: noyé.
**Erwachen** *n.*: réveil.
**erwachsen** *adj.*: adulte.
**erwärmen** *v.*: réchauffer.
**Erwärmung** *f.*: échauffement.
**erweichen** *v.*: ramollir.
**erweichend** *adj.*: émollient.
**Erweichung** *f.*: ramollissement.
**Erweichungsherd** *m.*: foyer de ramollissement.
**erweitern** *v.*: dilater.
**Erweiterung** *f.*: élargissement, dilatation.
**Erweiterungsinstrument** *n. chir.*: écarteur, dilatateur.
**Erweiterungsmuskel** *m.*: muscle dilatateur.
**Erweiterungssonde** *f. chir.*: bougie dilatante.
**Erwerbsfähigkeit** *f.*: capacité de gagner sa vie.
**Erwerbsunfähigkeit** *f.*: incapacité de gagner sa vie.
**erwürgen** *v. leg.*: étrangler.
**Erwürgung** *f. leg.*: strangulation.
**Erysipel** *n. int.*: érysipèle.
**Erythema marginatum** *lat. int.*: érythème marginé.
**Erythema nodosum** *lat. int.*: érythème noueux.
**Erz** *n.*: airain.
**erzeugen** *v.*: procréer.
**Eselsmilch** *f.*: lait d'ânesse.
**Esmarchsche Umschnürung** *f. chir.*: constriction par la bande élastique d'après Esmarch.
**essen** *v.*: manger.
**Essenz** *f.*: essence.
**Essig** *m.*: vinaigre.
**Essigabwaschung** *f.*: lotion vinaigrée.
**essigsauer** *adj. chim.*: en combinaison avec l'acide acétique.
**Essigsäure** *f.*: acide acétique.
**Esslöffel** *m.*: cuiller à bouche, cuiller à soupe.
**esslöffelvoll** *adv.*: par cuillerée à bouche.
**esslöffelweise** *adv.*: par cuillerée à bouche.
**Essware** *f.*: denrée.
**Ester** *m. chim.*: éther composé.
**Etagennaht** *f. chir.*: suture par étages.
**Euter** *f.*: pis.
**Exanthem** *n. int.*: exanthème; die

akuten Exantheme: les maladies éruptives.
**Exarticulation** *f. chir.*: désarticulation.
**Excavatio recto-uterina** *lat. anat.*: cul-de-sac recto-vésical.
**Excavatio vesico-uterina** *lat. anat.*: cul-de-sac vésico-utérin.
**Excoriation** *f.*: écorchure.
**Exophthalmus** *m.*: exophthalmie.
**Experiment** *n.*: épreuve, expérience.
**exspectativ** *adj.* exspectative Methode: méthode expectante.
**Exspiration** *f.*: expiration; *int.* verlängerte Exspiration: expiration prolongée.
**Exsudat** *n.*: épanchement.
**Extrakt** *n. pharm.*: extrait.
**Extractivstoff** *m.*: substance extractive.
**Extrauterinschwangerschaft** *f.*: grossesse extra-utérine.
**Extremität** *f.*: membre, extrémité.

## F.

**Fach** *n.*: travée.
**fächerig** *adj.*: divisé en compartiments.
**Fachingen** *pr.*: source d'eaux bicarbonatées en Prusse.
**Facialislähmung** *f. int.*: paralysie faciale.
**Facies auricularis** *lat. anat.*: facette auriculaire (de l'os iliaque).
**fade** *adj.*: fade.
**Faden** *m.*: fil, filet, filament.
**fadenförmig** *adj.*: filiforme.
**Fadenschnürer** *m. chir.*: tord-fil.
**Fadenträger** *m. chir.*: porte-noeud.
**Fadenwurm** *m.*: filaire, nématoïde.
**fadenziehend** *adj.*: filant.
**fädig** *adj.*: filamenteux.
**Fähigkeit** *f.*: faculté, capacité.
**fahl** *adj.*: blafard.
**Facultät** *f.*: faculté.
**Falkenstein** *pr.*: Sanatorium pour les tuberculeux dans le Sud-Ouest de la Prusse.
**Fall** *m.* 1): cas, fait. 2): chute.
**fällen** *v. chim.*: précipiter.
**Fällung** *f. chim.*: précipitation.
**Fallröhre** *f. hyg.*: tuyau de chute.
**Fallsucht** *f.*: épilepsie.
**falsch** *adj.*: faux; falscher Zahn: dent postiche.
**Falsetstimme** *f. physiol.*: voix de fausset.
**Falte** *f.*: pli, repli.
**Falx cerebelli** *lat. anat.*: faux du cervelet.
**Falx cerebri** *lat. anat.*: faux du cerveau.
**Falz** *m.*: rainure, sillon.
**Faradisierung** *f. physic.*: faradisation.
**färbbar** *adj.*: colorable.
**Farbe** *f.*: couleur.
**Färbeflüssigkeit** *f.*: réactif colorant.
**Färbekraft** *f.*: pouvoir colorant.
**Färbemittel** *n.*: réactif colorant.
**färben** *v.*: teindre, colorer.
**Farbenblindheit** *f.*: achromatopsie, daltonisme.
**Farbenschillern** *n.*: fluorescence.
**Farbensehen** *n.*: chromatopsie.
**farblos** *adj.*: incolore.
**Farbstoff** *f.*: matière colorante, pigment.
**Färbung** *f.*: coloration.
**Färbungsmethode** *f.*: procédé de coloration.
**Farnkraut** *n.*: fougère.
**Färse** *f.*: génisse.
**Fascia** *lat. anat.*: aponévrose.
  **Fascia bulbi**: capsule de Tenon.
  **Fascia dentata**: corps godronné (du ventricule latéral).
**Fasciculus** *lat.* = Funiculus *v. c. t.*
**Fascie** *f. anat.*: aponévrose, fascia.
**Faser** *f.*: fibre.
**Fäserchen** *n.*: fibrille.
**Faserhaut** *f.*: tunique fibreuse.
**faserig** *adj.*: fibreux.
**Faserknorpel** *m.*: fibro-cartilage.
**Faserstoff** *m.*: fibrine.
**Faserverlauf** *m.*: trajet des faisceaux.
**fassen** *v.*: pincer, prendre.
**fassförmig** *adj.*: globuleux, bombé.
**Fassung** *f.*: armature, monture, prise.
**Fasszange** *f. chir.*: pince.
**Fasten** *n.*: jeûne.
**fasten** *v.*: jeûner.
**faul** *adj.*: pourri.

**faulen** *v.*: pourrir.
**Fäulnis** *f.*: pourriture.
**Fäulnispilz** *m.*: champignon de la putréfaction.
**fäulniswidrig** *adj.*: antiputride.
**Fauna** *f.*: faune.
**Faust** *f.*: poing.
**Favus** *lat. int.*: teigne faveuse.
**Favusschildchen** *n. int.*: godet favique.
**Favuspilz** *m. int.*: champignon de la teigne faveuse, achorion Schoenleinii.
**Feder** *f.* 1): plume. 2): ressort.
**fehlen** *v.*: faire défaut, être absent.
**Fehler** *m.*: vice.
**fehlerhaft** *adj.*: vicieux.
**Fehlgeburt** *f.*: fausse couche, avortement.
**Feige** *f.*: figue.
**Feigwarze** *f.*: fic, condylome.
**Feld** *n.* 1): champ, campagne. 2): travée.
**Feldlazarett** *n.*: hôpital de campagne, ambulance.
**Feldspital** *n.* = Feldlazaret *v. c. t.*
**Fell** *n.*: cuir, peau.
**Felsenbein** *n. anat.*: rocher *ou* pyramide *ou* portion pétreuse du temporal.
**Felsenbeinpyramide** *f.* = Felsenbein *v. c. t.*
**Felsenteil** *m.* = Felsenbein *v. c. t.*
**Fenchel** *m. pharm.*: fenouil.
**Fenster** *n.*: fenêtre.
**Ferment** *n.*: ferment.
**Fernglas** *n.*: longue-vue.
**Fernpunkt** *m. physic.*: point éloigné.
**Fernrohr** *n.*: longue-vue.
**fernsichtig** *adj.*: hypermétrope, presbyte.
**Fernsichtigkeit** *f.*: hypermétropie, presbyopie.
**Fernwirkung** *f.*: action à distance.
**Ferrum sesquichloratum** *lat. pharm.*: perchlorure de fer.
**Ferse** *f.*: talon.
**Fersenbein** *n.*: calcanéum.
**Festigkeit** *f.*: solidité.
**fett** *adj.*: gras.
**Fett** *n.*: graisse; *chim.* die Fette: les corps gras.
**Fettablagerung** *f.*: dépôt de graisse.
**Fettauflagerung** *f.*: surcharge graisseuse.
**Fettgeschwulst** *f.*: lipome.
**Fettgewebe** *n.*: tissu adipeux.
**Fettherz** *n.*: coeur en état de dégénérescence graisseuse.
**fettig** *adj.*: adipeux, graisseux.
**Fettkapsel** *f.*: capsule adipeuse.
**Fettleber** *f.*: foie en état de dégénérescence graisseuse.
**Fettleibigkeit** *f.*: obésité.
**Fettmilch** *f.*: lait humanisé.
**Fettpolster** *n. anat.*: pannicule adipeux.
**Fettschicht** *f.*: couche adipeuse.
**Fettsucht** *f.*: adipose, obésité.
**Fettzelle** *f.*: cellule adipeuse.
**feucht** *adj.*: humide, moite.
**Feuchtigkeit** *f.*: humidité.
**Fibrocartilago intervertebralis** *lat. anat.*: disque intervertébral.
**Feuer** *n.*: feu.
**Feuermal** *n.*: naevus.
**Fibrille** *f.*: petite fibre.
**Fibrom** *n.*: tumeur constituée par du tissu fibreux.
**Fibromyom** *n.*: tumeur constituée par des tissus fibreux et musculaires.
**fibrös** *adj.*: fibreux.
**Fibula** *lat. anat.*: péroné.
**Fieber** *n.*: fièvre; gelbes Fieber: typhus ictérode, fièvre jaune.
**fieberfrei** *adj.*: apyrétique.
**Fieberfrost** *m.*: frisson.
**fieberhaft** *adj.*: fébrile.
**fiebern** *v.*: avoir la fièvre.
**fieberwidrig** *adj.*: antipyrétique.
**Filaria** *f. lat.*: filaire.
**Filter** *n.*: filtre.
**filtrieren** *v.*: filtrer.
**Filtrierung** *f.*: filtrage.
**Filz** *m.*: feutre.
**Filzgewebe** *n.*: feutrage.
**Filzlaus** *f.*: pou du pubis, morpion.
**Filzverband** *m. chir.*: appareil feutré.
**Fimbria hippocampi** *lat. anat.*: bandelette de l'hippocampe, corps bordant, corps frangé.
**Finger** *m.*: doigt; kleiner Finger: petit doigt, doigt auriculaire.
**Fingerbeuger** *m. anat.*: muscle fléchisseur des doigts.

**Fingerdruck** *m.*: empreinte du doigt.
**fingerförmig** *adj.*: digital.
**Fingerglied** *n.*: phalange.
**Fingerhut** *m. pharm.*: digitale.
**Fingerknochen** *m.*: phalange.
**Fingerling** *m.*: doigtier.
**Fingerstrecker** *m. anat.*: muscle extenseur des doigts.
**Finne** *f.*: bouton, bourgeon.
**Finnenausschlag** *m.*: acné.
**finnenkrank** *adj.*: ladre.
**Finnenkrankheit** *f.*: ladrerie.
**Finnenwurm** *m.*: cysticerque.
**Firnis** *m.*: vernis.
**Fisch** *m.*: poisson.
**Fischbein** *n.*: baleine.
**Fischleim** *m.*: ichthyocolle.
**Fissura** *lat. anat.*: fente, fissure, scissure.
**Fissura orbitalis inferior**: fente sphénomaxillaire.
**Fissura orbitalis superior**: fente sphénoïdale *ou* orbitaire.
**Fissura petrotympanica**: fissure de Glaser.
**Fistel** *f.*: fistule.
**fistelartig** *adj.*: fistuleux.
**Fistelstimme** *f. physiol.*: voix de fausset.
**Fixierverband** *m.*: bandage contentif.
**Fläche** *f.*: plan, aire.
**Flachhand** *f.*: paume de la main.
**Flagellate** *f.*: flagellé.
**Flanell** *m.*: flanelle.
**Flasche** *f.*: bouteille, biberon.
**Flaschenkinder** *plur. vulg.*: enfants élevés au biberon.
**Flaschenzug** *m. physic.*: moufle.
**Flaumhaar** *n.*: duvet.
**Flechse** *f. invet.* = Sehne *v. c. t.*
**Flechte** *f.*: dartre, teigne; fressende Flechte: dartre rongeante; scherende Flechte: teigne tondante.
**Fleck** *m.*: tache, plaque; *vulg.* rote Flecken: rougeole.
**Fleckensehen** *n. ophthal.*: berlue.
**Fleckfieber** *n.*: typhus.
**fleckig** *adj.*: tacheté, maculé.
**Flecktyphus** *m. int.*: typhus.
**Fledermaus** *f.*: chauve-souris.
**Fleisch** *n.*: viande, chair; *vulg.* wildes Fleisch: bourgeons charnus.
**Fleischbeschau** *f. hyg.*: inspection des viandes.
**Fleischbrühe** *f.*: bouillon.
**Fleischfresser** *m.*: carnivore.
**Fleischhaut** *f. anat.* Fleischhaut des Hodens: dartos.
**fleischig** *adj.*: charnu.
**Fleischmole** *f. obst.*: môle charnue.
**Fleischvergiftung** *f.*: botulisme, empoisonnement par de la viande altérée.
**Fleischwärzchen** *n.*: bourgeon charnu.
**Flexura sigmoidea** *lat. anat.*: S iliaque.
**Fliege** *f.*: mouche; *pharm.* spanische Fliege: cantharide.
**Fliegenpflaster** *n. pharm.*: emplâtre de cantharides.
**Fliegenschwamm** *m. pharm.*: acaric mouche.
**Fliegensehen** *n. ophthal.*: mouches volantes.
**Flimmerepithel** *n. anat.*: épithélium à cils vibratiles.
**Flimmerhaar** *n.*: cil vibratile.
**Flimmerskotom** *n. ophthal.*: scotome scintillant.
**Flocculus** *lat. anat.*: lobule du pneumogastrique (du cervelet).
**Flocke** *f.*: flocon.
**Flockensehen** *n. ophthal.*: mouches volantes.
**flockig** *adj.*: floconneux.
**Floh** *m.*: puce.
**Flohstich** *m.*: morsure de puce.
**Flora** *f.*: flore.
**Flöte** *f.*: flûte.
**Flötenschnabelbruch** *m. chir.*: fracture en bec de flûte.
**flüchtig** *adj.*: volatil.
**Flügel** *m.*: aile.
**flügelartig** *adj.*: ailé.
**Flügelbein** *n. anat.*: os sphénoïde.
**Flügelfell** *n. ophthal.*: ptérygion.
**flügelförmig** *adj.* alaire, en ailes.
**Flügelfortsatz** *m. anat.*: apophyse ptérygoïde.
**Flügelgaumengrube** *f. anat.*: fosse ptérygo-maxillaire.
**Fluorwasserstoffsäure** *f.*: acide fluorhydrique.
**Fluss** *m. vulg.*: flux, rhume.
**flüssig** *adj.*: liquide.

**Flüssigkeit** *f.*: liqueur, liquidité.
**flüstern** *v.*: chuchoter.
**Focus** *lat. physic.*: foyer.
**Foeniculus** *lat. pharm.*: fenouil.
**Folgekrankheit** *f.*: maladie secondaire.
**Folgezustand** *m.*: suite.
**Folium cacuminis** *lat. anat.* = Folium vermis *v. c. t.*
**Folium vermis** *lat. anat.*: bourgeon terminal du vermis.
**Follikel** *m.*: follicule.
**follikulär** *adj.*: folliculeux.
**Follikularblennorrhoe** *f. ophthal.*: conjonctivite épidémique.
**Follikularkatarrh** *m. ophthal.*: conjonctivite avec formation de follicules.
**Fontanelle** *f.* 1) *anat.*: fontanelle (point du crâne du nouveau-né constitué par une lame fibreuse). 2) *pharm.*: fontanelle, cautère.
**Fonticulus** *lat. anat.*: fontanelle.
**Foramen** *lat. anat.*: trou.
**Foramen alveolare** = Foramen mandibulare *v. c. t.*
**Foramen caecum linguae**: trou borgne de Morgagni.
**Foramen caecum ossis frontalis**: trou borgne du frontal.
**Foramen condyloideum**: trou condylien.
**Foramen epiploicum**: trou de Winslow.
**Foramen ethmoidale**: trou orbitaire interne.
**Foramen incisivum**: canal incisif.
**Foramen infraorbitale**: trou sous-orbitaire.
**Foramen interventriculare cerebri**: trou de Monro.
**Foramen intervertebrale**: trou de conjugaison.
**Foramen ischiadicum majus**: grand trou sciatique.
**Foramen ischiadicum minus**: petit trou sciatique.
**Foramen lacerum**: trou déchiré.
**Foramen magnum** = Foramen occipitale magnum *v. c. t.*
**Foramen mandibulare**: orifice interne du canal dentaire inférieur.
**Foramen mentale**: trou mentonnier.
**Foramen nutritium**: trou nourricier.
**Foramen occipitale magnum**: trou occipital.
**Foramen obturatum**: trou obturateur *ou* sous-pubien.
**Foramen opticum**: trou optique.
**Foramen ovale cordis**: trou de Botal.
**Foramen ovale ossis sphenoidalis**: trou ovale.
**Foramen quadrilaterum**: orifice rectangulaire de la veine cave dans le diaphragme.
**Foramen rotundum**: grand trou rond.
**Foramen spinosum**: petit trou rond *ou* trou sphéno-épineux.
**Foramen supraorbitale**: trou sus-orbitaire.
**Foramen transversarium**: trou de l'apophyse transverse.
**Foramen Winslowi** *invet.* = Foramen epiploicum *v. c. t.*
**Forceps major** *lat. anat.*: prolongement occipital des fibres rayonnantes du corps calleux.
**Forceps minor** *lat. anat.*: prolongement frontal des fibres rayonnantes du corps calleux.
**forensisch** *adj.*: médico-légal.
**Formbestandteil** *m.*: partie morphologique.
**Formelement** *n.*: unité morphologique.
**formlos** *adj.*: difforme, amorphe.
**Fornix cerebri** *lat. anat.*: voûte à trois piliers, trigone cérébral.
**Fornix vaginae** *lat. anat.*: cul-de-sac de l'extrémité supérieure du vagin.
**Forscher** *m.*: chercheur.
**Fortbewegung** *f.*: locomotion.
**fortlaufend** *adj.*: suivi; *chir.* fortlaufende Naht: suture continue.
**Fortleben** *n.*: survie.
**fortpflanzen** *v.*: propager, reproduire.
**Fortpflanzungsgeschwindigkeit** *f. physiol.*: vitesse de propagation.
**Fortsatz** *m.*: apophyse, prolongement.
**Fossa** *lat. anat.*: fossette.
**Fossa acetabuli**: arrière-fond de la cavité cotyloïde.
**Fossa axillaris**: creux de l'aisselle.

**Fossa canina**: fosse canine.
**Fossa coronoidea humeri**: fossette coronoïde.
**Fossa glandulae lacrimalis**: fossette lacrymale.
**Fossa infraspinata**: fosse sous-épineuse.
**Fossa intercondyloidea**: échancrure intercondylienne.
**Fossa ischiorectalis**: creux pelvirectal inférieur.
**Fossa lacrimalis** *invet.* = Fossa glandulae lacrimalis *v. c. t.*
**Fossa olecrani**: fossette olécrânienne.
**Fossa poplitea**: creux poplité.
**Fossa rhomboidea**: plancher du 4e ventricule.
**Fossa sigmoides** *invet.* = Incisura semilunaris *v. c. t.*
**Fossa subscapularis**: fosse sous-scapulaire.
**Fossa supraspinata**: fosse sus-épineuse.
**Fossa Sylvii**: scissure de Sylvius.
**Fossa triangularis**: fossette naviculaire de l'oreille externe.
**Fossa trochanterica**: fosse digitale.
**Fötus** *m.*: foetus.
**Fovea** *lat. anat.*: fossette.
**Fovea inferior fossae rhomboideae**: ventricule d'Aranzi.
**Franze** *f.*: frange.
**Franzensbad** *pr.*: ville d'eau avec des sources ferrugineuses et sulfatées sodiques en Bohême.
**Frauenmilch** *f.*: lait de femme.
**frei** *adj.*: libre; Aufenthalt in freier Luft: séjour au grand air.
**Freibank** *f. hyg.*: comptoir de vente officielle de viande de qualité inférieure.
**freilegen** *v.*: mettre à nu, dégager.
**Fremdkörper** *m.*: corps étranger.
**Frenulum** *lat. anat.*: frein, filet.
**Frenulum labiorum pudendi**: fourchette vulvaire.
**fressend** *adj.*: rongeant.
**Friedrichshall** *pr.*: source d'eaux sulfatées sodiques et magnésiennes dans le duché Saxe-Meiningen (en Allemagne).
**frieren** *v.*: avoir froid.
**Friesel** *m. int.*: miliaire.
**Frieselfieber** *n.*: fièvre miliaire, suette.
**Frontalebene** *f.*: plan parallèle au front.
**Frosch** *m.*: grenouille.
**Froschgeschwulst** *f.*: grenouillette.
**Frost** *m.*: frisson.
**Frostbeule** *f.*: engelure.
**frösteln** *v.*: frisonner.
**frottieren** *v.*: frictionner.
**Frucht** *f.* 1): fruit. 2) *obst.*: embryon, oeuf.
**Fruchtachsendruck** *m. obst.*: pression que le foetus exerce sur les parties maternelles le long de son axe longitudinal.
**Fruchtabtreibung** *f.*: avortement artificiel.
**Fruchtbarkeit** *f.*: fécondité.
**Fruchtblase** *f. obst.*: membrane de l'oeuf.
**Fruchthof** *m. embryol.*: aire *ou* tache germinative.
**Fruchthüllen** *plur. obst.*: enveloppes de l'oeuf.
**Fruchtkern** *m.*: pépin.
**Fruchtlage** *f. obst.*: présentation du foetus.
**Fruchtwasser** *n. obst.*: liquide amniotique.
**Frühbehandlung** *f.*: traitement précoce.
**Frühgeburt** *f. obst.*: accouchement prématuré.
**Frühjahrskatarrh** *m. ophthal.*: catarrhe printannier.
**Frühreife** *f.*: précocité.
**Frühsymptom** *n.*: signe précoce.
**frühzeitig** *adj.*: précoce.
**F. s. a.** = Fac secundum artem *lat. pharm.*: faites selon l'art.
**Fuchsschwanz** *m.*: scie à manche (instrument d'autopsie).
**fühlen** *v.*: sentir, toucher.
**Führungslinie** *f. obst.* Führungslinie des Beckens: axe de la filière génitale.
**fuliginös** *adj.*: fuligineux, couvert d'un enduit noirâtre.

**Funda** *lat. chir.*: fronde.
**Fundus ventriculi** *lat. anat.*: grosse tubérosité de l'estomac.
**Fundus vesicae** *lat. anat.*: bas-fond de la vessie.
**Fungus** *lat. chir.*: fongus.
**fungös** *lat. chir.*: fongueux.
**Funiculus** *lat. anat.*: cordon.
**Funiculus cuneatus**: cordon cunéiforme.
**Funiculus gracilis**: cordon grêle.
**Funiculus spermaticus**: cordon spermatique.
**Funiculus umbilicalis**: cordon ombilical.
**Funke** *m.*: étincelle.
**Funkensehen** *n. ophthal.*: photopsie, berlue.
**Funktion** *f.*: fonction.
**Funktionsstörung** *f.*: trouble fonctionnel.
**Furche** *f.*: sillon.
**Furchung** *f.*: segmentation.
**Furunkel** *m.*: furoncle, clou.
**Fuselöl** *n.*: huile de pomme de terre, alcool amylique.
**Fuss** *m.*: pied; *anat.* Fuss des Hirnschenkels: pied du pédoncle du cerveau.
**Fussbad** *n.*: pédiluve, bain de pied.
**Fussballen** *m.*: éminence du gros orteil.
**Fussbeuge** *f.*: cou-de-pied.
**Fussboden** *m.*: plancher.
**Fussgeburt** *f. obst.*: accouchement par le siège mode des pieds.
**Fussgelenk** *n.*: articulation du pied.
**Fussgelenksgegend** *f.*: région du coup-de-pied.
**Fussgeschwür** *n.*: ulcère aux jambes.
**Fussgewölbe** *f.*: voûte plantaire.
**Fussgicht** *f.*: podagre.
**Fussklonus** *m. int.*: trépidation spinale *ou* épileptoïde du pied.
**Fussknöchel** *m.*: malléole.
**Fusslage** *f. obst.*: présentation du siège décomplété mode des pieds.
**Fussrücken** *m.*: dos du pied.
**Fusssohle** *f.*: plante du pied.
**Fussspann** *m.*: coup-de-pied.
**Fussspitze** *f.*: pointe du pied.
**Fusswurzel** *f. anat.*: tarse.
**Futteral** *n.*: fourreau.
**Fütterung** *f.*: alimentation, ingestion.

## G.

**Gabe** *f.*: dose.
**Gabel** *f.*: fourchette.
**gähnen** *v.*: bâiller.
**gähren** *v.* = gären *v. c. t.*
**Gährung** *f.* = Gärung *v. c. t.*
**Galea aponeurotica** *lat. anat.*: calotte aponévrotique.
**Gallapfel** *m. pharm.*: noix de galle.
**Galle** *f.*: bile.
**Gallenblase** *f.*: vésicule biliaire.
**Gallenblasengang** *m.*: canal cystique.
**Gallenfett** *n.*: cholestérine.
**Gallenfieber** *n. vulg.*: fièvre bilieuse.
**Gallengang** *m.*: canal cholédoque.
**Gallensäure** *f.*: acide biliaire.
**Gallenstein** *m.*: calcul biliaire.
**gallentreibend** *adj.*: cholagogne.
**Gallenweg** *m.*: voie biliaire.
**gallertartig** *adj.*: gélatineux, colloïde.
**Gallerte** *f.*: gélatine.
**Gallertgeschwulst** *f.*: tumeur colloïde.
**Gallertkrebs** *m.*: cancer colloïde.
**gallertig** *adj.* = gallertartig *v. c. t.*
**gallig** *adj.*: bilieux, biliaire.
**galoppierend** *adj. int.* galoppierende Schwindsucht: phthisie galopante.
**Galopprhythmus** *m.* Galopprhythmus des Herzens: bruit de galop du coeur.
**galvanisch** *adj. physic.*: galvanique.
**Gang** *m.* 1): canal, méat. 2): démarche, marche.
**Gangart** *f.*: démarche.
**Ganglia coeliaca** *lat. anat.*: ganglions semilunaires.
**Ganglien** *n. plur.* 1) *anat.*: ganglions nerveux. 2) *chir.*: kystes péritendineux.
**Ganglienzelle** *f.*: cellule nerveuse.
**Ganglienzellenschicht** *f.*: couche des cellules nerveuses.
**Ganglion** *lat. anat.*: ganglion nerveux.
**Ganglion cervicale**: ganglion cervical.
**Ganglion ciliare**: ganglion ophthalmique.
**Ganglion geniculi**: ganglion géniculé.
**Ganglion jugulare glosso-pharyngei** *invet.* = Ganglion superius *v. c. t.*

**Ganglion jugulare vagi**: ganglion jugulaire.
**Ganglion nasale** *invet.* = Ganglion sphenopalatinum *v. c. t.*
**Ganglion nodosum**: ganglion plexiforme.
**Ganglion ophthalmicum** *invet.* = Ganglion ciliare *v. c. t.*
**Ganglion oticum**: ganglion otique *ou* d'Arnold.
**Ganglion petrosum glosso-pharyngei**: portion supérieure du ganglion pétreux *ou* d'Andersch.
**Ganglion semilunare**: ganglion de Gasser.
**Ganglion solare**: ganglion solaire.
**Ganglion sphenopalatinum**: ganglion sphéno-palatin *ou* de Meckel.
**Ganglion spinale**: ganglion spinal *ou* intervertébral.
**Ganglion superius glosso-pharyngei**: portion inférieure du ganglion pétreux *ou* d'Andersch.
**Gangrän** *f.*: gangrène.
**gangränös** *adj.*: gangréneux.
**Gans** *f.*: oie.
**Gänsehaut** *f.*: chair de poule.
**gären** *v.*: fermenter.
**Garnisonslazarett** *n.*: hôpital militaire.
**Gärung** *f.*: fermentation.
**Gärungsstoff** *m.*: ferment.
**Gas** *n.*: gaz.
**Gasbildung** *f.*: production de gaz.
**Gasblase** *f.*: bulle de gaz.
**gasförmig** *adj.*: gazeux.
**Gasspannung** *f.*: tension des gaz.
**Gastein** *pr.*: ville d'eau avec des sources thermales en Autriche.
**gastrisch** *adj.*: gastrique.
**Gaswechsel** *m.*: échange de gaz.
**Gattung** *f.*: genre.
**Gaultheriaöl** *n. pharm.*: essence de Wintergreen.
**Gaumen** *m. anat.*: palais; harter Gaumen: voûte palatine; weicher Gaumen: voile du palais.
**Gaumenbein** *n.*: os palatin.
**Gaumenbögen** *m. plur.*: piliers du palais.
**Gaumensegel** *n.*: voile du palais.
**Gaumenspalte** *f. chir.*: gueule de loup, fente du palais.
**Gaze** *f.*: gaze.
**Gazestreifen** *m.*: mèche de gaze.
**geballt** *adj.*: conglobé.
**Gebäranstalt** *f.*: maternité.
**gebären** *v.*: mettre au monde.
**Gebärende** *f.*: parturiente.
**Gebärmutter** *f. anat.*: matrice, utérus.
**Gebärmutteradnex** *n.*: annexe de l'utérus.
**Gebärmutterentzündung** *f.*: métrite.
**Gebärmuttergrund** *m.*: fond de l'utérus.
**Gebärmutterhals** *m.*: col de l'utérus.
**Gebirgsklima** *n.*: climat d'altitude.
**Gebiss** *n.*: dentition; künstliches Gebiss: râtelier, dentier.
**geblendet** *adj.*: ébloui.
**gebogen** *adj.*: courbe.
**geboren werden** *v.*: naître.
**Gebrauchsfähigkeit** *f.*: capacité fonctionnelle.
**Gebrauchsunfähigkeit** *f.*: incapacité fonctionnelle.
**Gebrechen** *n.*: infirmité.
**Gebrechlichkeit** *f.*: infirmité.
**Geburt** *f.*: naissance, accouchement; *obst.* schwere Geburt: accouchement laborieux.
**Geburtshelfer** *m.*: accoucheur.
**Geburtshilfe** *f.*: obstétrique.
**geburtshilflich** *adj.*: obstétrical; geburtshilfliche Klinik: clinique d'accouchements; geburtshilfliche Querbett: position obstétricale.
**Geburtshindernis** *n.*: distocie, obstacle de l'accouchement.
**Geburtskanal** *m. obst.*: filière pelvi-génitale.
**Geburtsstörung** *f.*: distocie.
**Geburtszange** *f.*: forceps.
**Gedächtnis** *n.*: mémoire *f.*
**Gedärm** *n. vulg.*: intestin.
**Gedenkschrift** *f.*: mémoire *m.*
**Gefäss** *n.*: vaisseau, vase.
**gefässerweiternd** *adj.*: vaso-dilatateur.
**Gefässerweiterung** *f.*: angiectasie, dilatation vasculaire.
**Gefässgeräusch** *n. int.*: souffle vasculaire.
**Gefässgeschwulst** *f.*: tumeur vasculaire, angiome.

**Gefässhaut** *f. anat.*: tunique vasculaire; Gefässhaut des Auges: choroïde.
**Gefässnerv** *m.*: nerf vaso-moteur.
**Gefässreichtum** *m.*: vascularité.
**gefässverengernd** *adj.*: vaso-constricteur.
**gefenstert** *adj.*: fenêtré.
**gefiedert** *adj.*: penné.
**Geflecht** *n.*: trame, réseau, plexus.
**Geflügel** *n.*: volaille.
**geformt** *adj.*: figuré; geformtes Bindegewebe: tissu conjonctif modelé.
**gefranzt** *adj.*: frangé.
**gefrieren** *v.*: congeler.
**Gefrieren** *n.*: réfrigération, congélation.
**Gefriermikrotom** *n.*: microtome à congélation.
**Gefrierschnitt** *m.*: coupe d'une préparation congelée.
**gefroren** *adj.*: congelé.
**Gefühl** *n.* 1): sentiment. 2): tact, toucher.
**gefühllos** *adj.*: insensible.
**Gefühlsnerv** *m.*: nerf sensitif.
**Gefühlssinn** *m.*: sens du tact.
**gefurcht** *adj.*: sillonné.
**Gegenanzeige** *f.*: contre-indication.
**Gegenbock** *m. anat.*: antitragus.
**Gegend** *f.*: région.
**Gegenfärbung** *f.*: coloration double.
**Gegengift** *n.*: antidote.
**Gegenleiste** *f. anat.*: anthélix.
**Gegenmittel** *n.*: antidote.
**Gegenmuskel** *m.*: muscle antagoniste.
**Gegenöffnung** *f.*: contre-ouverture.
**Gegenstellung** *f.*: opposition.
**Gegenstoss** *m.*: contre-coup.
**gegenwärtig** *adj.*: actuel.
**Gegenwirkung** *f.*: réaction.
**Gegenzug** *m.*: contre-extension.
**gegipfelt** *adj.*: acuminé.
**gegoren** *adj.*: fermenté.
**Gehalt** *m.*: capacité, teneur, contenu.
**Geheimmittel** *n.*: arcane, remède secret.
**Gehilfe** *m.*: aide.
**Gehirn, Gehirnanhang, Gehirnentzündung** *etc.* = Hirn, Hirnanhang, Hirnentzündung *etc. v. c. t.*
**Gehör** *n.*: ouïe.
**Gehörgang** *m. anat.*: conduit auditif.
**Gehörknöchelchen** *n. anat.*: osselet de l'ouïe.
**Gehschiene** *f. chir.*: appareil destiné au traitement des fractures et permettant la marche.
**Gehverband** *m.* = Gehschiene.
**Geifer** *m.*: bave.
**Geigenbogen** *m. physic.*: archet.
**Geigenharz** *n. pharm.*: colophane.
**Geilheit** *f.*: salacité, lascivité.
**Geissel** *f.*: fléau.
**Geisselzelle** *f.*: cellule flagellée.
**Geist** *m.*: esprit.
**Geistesarbeit** *f.*: travail intellectuel.
**geistesgestört** *adj.*: aliéné.
**geistesklar** *adj.*: lucide.
**Geisteskranker** *m.*: aliéné.
**Geisteskrankheit** *f.*: aliénation mentale.
**Geistesstörung** *f.*: perturbation mentale.
**geistig** *adj.*: spiritueux.
**gekerbt** *adj.*: dentelé.
**gekielt** *adj.*: caréné.
**geknäuelt** *adj.*: aggloméré.
**geknickt** *adj.*: coudé.
**geknöpft** *adj.*: boutonné.
**gekörnt** *adj.*: granulé.
**gekräuselt** *adj.*: crispé.
**gekreuzt** *adj.*: croisé.
**Gekröse** *n.*: mésentère.
**gekrüllt** *adj.* gekrüllte Gaze: gaze chiffonnée.
**gekrümmt** *adj.*: incurvé.
**gelappt** *adj.*: lobé.
**Gelatine** *f.*: gélatine.
**Gelatineplattenkultur** *f.*: culture sur des plaques de gélatine.
**gelb** *adj.*: jaune.
**Gelbblindheit** *f. ophthal.*: fausse perception de la couleur jaune, daltonisme concernant le jaune.
**Gelbfieber** *n. int.*: typhus ictérode, fièvre jaune.
**Gelbsucht** *f.*: ictère, jaunisse.
**gelbsüchtig** *adj.*: ictérique.
**geldrollenförmig** *adj. physiol.*: geldrollenförmige Aneinanderlagerung der roten Blutkörper: empilement des globules rouges.
**Gelegenheitsursache** *f.*: cause occasionnelle.

**Gelenk** *n.*: articulation, jointure.
**Gelenkbruch** *m.*: fracture d'un os intéressant l'articulation.
**Gelenkeiterung** *f.*: suppuration articulaire.
**Gelenkende** *n.*: extrémité articulaire.
**Gelenkerguss** *m.*: épanchement articulaire.
**Gelenkfett** *n.*: synovie.
**Gelenkfläche** *f.*: surface articulaire.
**Gelenkflüssigkeit** *f.*: synovie.
**Gelenkfortsatz** *m.*: apophyse articulaire.
**Gelenkgicht** *f.*: goutte articulaire.
**Gelenkgrube** *f.*: cavité articulaire.
**Gelenkhaut** *f.*: membrane synoviale.
**Gelenkhöcker** *m.*: condyle.
**Gelenkkapsel** *f.*: capsule articulaire.
**Gelenkknorpel** *m.*: cartilage articulaire, cartilage d'encroûtement.
**Gelenkknorren** *m.*: condyle.
**Gelenkkopf** *m.*: condyle.
**Gelenkkörper** *m. chir.*: corps flottant articulaire.
**Gelenkmaus** *f.* = Gelenkkörper *v. c. t.*
**Gelenkmeniskus** *m.*: ménisque articulaire.
**Gelenkpfanne** *f.*: cavité glénoïde, acétabule.
**Gelenkrheumatismus** *m.*: rhumatisme articulaire.
**Gelenkschmiere** *f.*: synovie.
**Gelenkschwamm** *m. vulg.*: tumeur blanche.
**Gelenksteifigkeit** *f.*: ankylose, raideur articulaire.
**Gelenkverwachsung** *f.*: ankylose.
**Gelenkwasser** *n.*: synovie.
**Gelenkwassersucht** *f.*: hydrarthrose, hydropisie articulaire.
**gelockert** *adj.*: relâché.
**gelüftet** *adj.*: aéré.
**Gelüste** *n.*: appétit, envie.
**gemässigt** *adj.*: modéré, tempéré.
**Gemeingefühl** *n. physiol.*: cénesthésie (sensations vagues comme la douleur, la faim, le frisson, le vertige *etc.*)
**Gemenge** *n.*: mélange.
**Gemüse** *n.*: légume.
**Gemüt** *n.*: âme, sentiments.
**Gemütsart** *f.*: tempérament.
**Gemütsbewegung** *f.*: émotion.
**Gemütserregung** *f.*: émotion.
**gemütskrank** *adj.*: aliéné.
**Gemütskrankheit** *f.*: aliénation mentale.
**genabelt** *adj.*: ombiliqué.
**Generalarzt** *m.*: médecin principal d'armée.
**Generaloberarzt** *m.*: médecin d'une division d'armée.
**Generalstabsarzt** *m.*: médecin inspecteur d'armée.
**genesen** *v.*: guérir.
**Genesung** *f.*: guérison.
**Genickstarre** *f. vulg.*: raideur de la nuque.
**Geniculum nervi facialis** *lat. anat.*: coudure du nerf facial.
**geniessen** *v.* 1): manger. 2): jouir.
**Genitalien** *f. plur.*: parties génitales.
**Genius epidemicus** *lat. int.*: constitution médicale.
**Gentiana** *lat. pharm.*: gentiane.
**genuin** *adj.*: primaire.
**Genu valgum** *lat. chir.*: genou cagneux.
**Genu varum** *lat. chir.*: genou convexe en dehors.
**geöhrt** *adj.*: oreillé.
**gepaart** *adj.*: conjugué.
**gequetscht** *adj.*: contus.
**gerade** *adj.*: droit; *obst.* gerader Durchmesser des Beckens: diamètre antéro-postérieur du bassin.
**geradelinig** *adj.*: rectiligne, formant une ligne droite.
**geraderichten** *v.*: redresser.
**Geradestand** *m. obst.*: position du foetus ayant la suture sagittale dans le diamètre antéro-postérieur du bassin.
**Geradestreckung** *f.*: redressement.
**Geradlage** *f. obst.*: présentation longitudinale.
**Geräusch** *n.*: bruit, souffle.
**geräuschvoll** *adj.*: bruyant.
**gerbsauer** *adj. chim.*: en combinaison avec l'acide tannique.
**Gerbsäure** *f.*: acide tannique, tannin.
**Gerbstoff** *m.*: tannin.
**gerichtlich** *adj.*: légal; gerichtliche Medizin: médecine légale.

**Gerichtsarzt** *m.*: médecin légiste.
**geringelt** *adj.*: annelé.
**gerinnen** *v.*: coaguler.
**Gerinnsel** *n.*: caillot.
**gerinnt** *adj.*: cannelé.
**Gerinnung** *f.*: coagulation.
**Gerippe** *n.*: squelette.
**geronnen** *adj.*: coagulé, caillé.
**Gerste** *f.*: orge.
**Gerstenkorn** *n. ophthal.*: orgelet.
**Gerstenschleim** *m.*: crème d'orge.
**Geruch** *m.*: odeur.
**geruchlos** *adj.*: inodore.
**Geruchsnerv** *m.*: nerf olfactif.
**Geruchssinn** *m.*: sens de l'odorat.
**Gerüste** *n.*: stroma, charpente.
**gesalzen** *adj.*: salé.
**Gesamtorganismus** *m.*: organisme total; Erkrankungen des Gesamtorganismus: maladies générales.
**Gesäss** *n.*: siège.
**Gesässgegend** *f.*: région fessière.
**Gesässknorren** *m.*: tubérosité ischiatique.
**gesättigt** *adj. chim.*: saturé.
**geschichtet** *adj.*: stratifié.
**geschlängelt** *adj.*: tortueux.
**Geschlecht** *n.*: sexe.
**geschlechtlich** *adj.*: sexuel.
**geschlechtserregend** *adj.*: aphrodisiaque.
**Geschlechtsreife** *f.*: puberté.
**Geschlechtssinn** *m.*: sens génital.
**Geschlechtsteile** *m. plur.*: parties génitales.
**Geschlechtstrieb** *m.*: appétit sexuel, instinct sexuel.
**Geschlechtswerkzeuge** *n.plur.*: organes génitaux.
**geschlossen** *adj.*: clos.
**Geschmack** *m.*: goût, saveur.
**geschmacklos** *adj.*: insipide.
**Geschmacksknospe** *f.*: bouton gustatif.
**Geschmackssinn** *m.*: sens du goût.
**Geschmackszelle** *f.*: cellule gustative.
**geschmackverbessernd** *adj.pharm.* geschmackverbesserndes Mittel: correctif.
**Geschoss** *n.*: projectile.
**geschwänzt** *adj.*: caudé.
**geschwärzt** *adj.*: noirci.
**geschweift** *adj.*: caudé.
**Geschwulst** *f.*: tumeur.
**Geschwür** *n.*: ulcère.
**geschwürig** *adj.*: ulcéreux.
**Geschwürsbildung** *f.*: ulcération.
**Gesicht** *f.* 1): figure, face. 2): vision, vue.
**Gesichtsausdruck** *m.*: expression de la figure.
**Gesichtsfarbe** *f.*: teint de la figure.
**Gesichtsfeld** *n. ophthal.*: champ visuel.
**Gesichtslage** *f. obst.*: présentation de la face; erste Gesichtslage: présentation de la face en position mento-iliaque droite; zweite Gesichtslage: présentation de la face en position mento-iliaque gauche.
**Gesichtslähmung** *f. int.*: paralysie faciale.
**Gesichtsprüfung** *f.*: examen de la vision.
**Gesichtsrose** *f. int.*: érysipèle de la face.
**Gesichtsrotlauf** *m.* = Gesichtsrose *v.c.t.*
**Gesichtssinn** *m. ophthal.*: sens visuel.
**Gesichtstäuschung** *f.*: hallucination de la vue.
**Gesichtszug** *m.*: trait de la figure.
**gespannt** *adj.*: tendu.
**gesprenkelt** *adj.*: moucheté, tacheté.
**Gestank** *m.*: fétidité.
**gesteift** *adj.*: raidi; *chir.* gesteifte Gaze: gaze apprêté.
**gestielt** *adj. chir.*: pédiculé.
**gestört** *adj.*: troublé.
**gestreift** *adj.*: strié.
**gesund** *adj.*: sain, bien portant.
**Gesundheit** *f.*: santé.
**Gesundheitslehre** *f.*: hygiène.
**Gesundheitspflege** *f.*: hygiène.
**Getränke** *n.*: boisson.
**Getreide** *n.*: blé, grains.
**getüpfelt** *adj.*: moucheté, pointillé.
**Gewächs** *n.*: excroissance, végétation, tumeur.
**Gewebe** *n.*: tissu.
**Gewebelehre** *f.*: histologie.
**Gewebsaftbehandlung** *f. int.*: opothérapie, traitement par le suc des tissus.
**Gewebsbehandlung** *f. int.*: histothé-

rapie, traitement par les tissus organiques.
**Gewerbehygiene** *f.*: hygiène industrielle.
**Gewerbekrankheit** *f.*: maladie professionnelle.
**Gewerbesteuer** *f.* Gewerbesteuer der Aerzte: patente des médecins.
**Gewicht** *n.*: poids.
**Gewinde** *n.*: charnière.
**gewimpert** *adj.*: cilié.
**gewirbelt** *adj.*: vertébré.
**Gewissen** *n.*: conscience.
**Gewöhnung** *f.*: accoutumance.
**Gewölbe** *n.*: voûte.
**gewunden** *adj.*: fléxueux, contourné.
**Gewürze** *n.*: épice.
**Gewürznelke** *f.*: clou de girofle.
**gewürzt** *adj.*: épicé.
**gezackt** *adj.*: dentelé.
**gezähnt** *adj.*: dentelé.
**gezuckert** *adj.*: sucré.
**Gicht** *f.*: goutte.
**gichtisch** *adj.*: goutteux, arthritique.
**Gichtknoten** *m.*: tophus, calcul tophacé, nodosité goutteuse.
**gichtkrank** *adj.*: goutteux.
**Gichtmetastase** *f.*: goutte remontée.
**Gichtschmerzen** *f. plur.*: douleurs arthritiques.
**Giesbeckenknorpel** *m. anat.*: cartilage arythénoïdien.
**giessen** *v.*: couler.
**Gift** *n.*: poison, venin.
**giftfest** *adj.*: qui se trouve en état d'immunité.
**Giftfestigkeit** *f.*: immunité.
**giftig** *adj.*: toxique, vireux, virulent.
**Giftigkeit** *f.*: toxité, virulence.
**Giftkunde** *f.*: toxicologie.
**Giftlehre** *f.*: toxicologie.
**giftwidrig** *adj.*: antitoxique.
**Giftwirkung** *f.*: effet toxique.
**Gingiva** *lat. anat.*: gencive.
**Ginglymus** *lat. anat.*: ginglyme, articulation en charnière.
**Ginster** *m. pharm.*: genêt.
**Gipfel** *m.*: extrémité, sommet.
**Gips** *m.*: plâtre, gypse.
**Gipsen** *n. hyg.* Gipsen des Weines: plâtrage du vin.
**Gipshanfschiene** *f. chir.*: attelle en étoupe plâtrée.
**Gipsverband** *m. chir.*: appareil plâtré.
**Gitterstar** *m. ophthal.* = Sternstar *v.c.t.*
**Glabella** *lat. anat.*: glabelle, bosse nasale.
**Glandula** *lat. anat.*: glande.
**Glandula Bartholini** *invet.* = Glandula vestibularis major *v. c. t.*
**Glandula bulbourethralis**: glande de Cowper.
**Glandula Cowperi** *invet.* = Glandula bulbourethralis *v. c. t.*
**Glandula pinealis** *invet.* = Corpus pineale *v. c. t.*
**Glandula pituitaria** *invet.* = Hypophysis cerebri *v. c. t.*
**Glandulae sebaceae**: glandes sébacées.
**Glandulae sudoriferae**: glandes sudorifiques.
**Glandula suprarenalis**: capsule surrénale.
**Glandula vestibularis major**: glande vulvo-vaginale de Bartholin.
**Glans** *lat. anat.*: gland.
**glänzend** *adj.*: luisant.
**Glas** *n.*: verre.
**Glashaut** *f. anat.*: membrane hyaloïde.
**glasig** *adj.*: vitreux.
**Glaskörper** *m. anat.*: corps vitré.
**Glaskörperflüssigkeit** *f. anat.*: humeur vitrée.
**Glasschale** *f. int.*: coupe en verre; Petrische Glasschalen: boîtes de Pétri.
**glatt** *adj.*: lisse, uni.
**Glätter** *m.*: brunissoir (des dentistes).
**Glatze** *f.*: tête chauve.
**Glaubersalz** *n. pharm.*: sel de Glauber, sulfate de soude.
**Glaukom** *n. ophthal.*: glaucome.
**gleichartig** *adj.*: homogène.
**Gleichgewicht** *n.*: équilibre.
**gleichmässig** *adj.*: uniforme.
**gleichwertig** *adj.*: homologue.
**gleichzeitig** *adj.*: isochrone, simultané.
**gleiten** *v.*: glisser.
**Glia** *f. anat.*: névroglie.
**Gliom** *n.*: tumeur de la névroglie.
**Glied** *n.* 1): membre. 2): verge.

**Gliederschwamm** *m. vulg.*: tumeur blanche.
**Gliedmasse** *f.*: membre.
**Gliederreissen** *n. vulg.*: douleurs rhumatismales.
**Gliederweh** *n. vulg.*: rhumatisme articulaire.
**Globus hystericus** *lat. int.*: boule hystérique.
**Glocke** *f.*: cloche.
**Glottis** *lat. anat.*: glotte.
**Glottiskrampf** *m.*: asthme thymique, spasme de la glotte.
**Gluchsen** *n. int.*: gargouillement, bruit de glou-glou.
**Gluchser** *m. vulg.*: hoquet.
**Glüheisen** *n.*: fer rouge, cautère actuel.
**Glycerin** *n.*: glycérine.
**Glykocholsäure** *f. physiol.*: acide glycocholique.
**Glykogen** *n. physiol.*: matière glycogène.
**Goapulver** *n. pharm.*: chrysarobine.
**Gold** *n.*: or.
**Goldfinger** *m. vulg.*: doigt annulaire.
**Goldplombierung** *f.*: aurification.
**Goldschlägerhäutchen** *n. pharm.*: baudruche.
**Goldschwefel** *m. pharm.*: soufre doré d'antimoine.
**Gonococcus** *m.*: gonocoque.
**Gonorrhoe** *f.*: blennorrhagie, chaudepisse.
**Görbersdorf** *pr.*: sanatorium pour les tuberculeux en Silésie (Prusse).
**Graben** *m.*: fossé.
**Grad** *m.*: degré.
**Granatapfel** *m.*: grenade.
**Granatbaum** *m.*: grenadier.
**Granulationen** *f. plur.*: granulations, bourgeons charnus.
**Granulationes arachnoidales** *lat. anat.*: granulations méningiennes.
**granulieren** *v.*: granuler.
**Gras** *n.*: herbe.
**Gräte** *f.*: arête, épine.
**Grätenstösser** *m. chir.*: repoussoir d'arêtes.
**grau** *adj.*: gris.
**Graupe** *f. hyg.*: orge perlé.
**Greifen** *n.*: préhension.
**Greis** *m.*: vieillard.
**Greisenbogen** *m. ophthal.*: arc sénile.
**Grenze** *f.*: limite.
**Grenzschicht** *f. anat.*: couche limitante.
**Grenzstreif** *m. anat.*: bandelette semicirculaire.
**Gries** *m.* 1) *int.*: gravelle, gravier. 2) *hyg.*: semoule, gruau.
**Griff** *m.*: manche, poignée.
**griffelförmig** *adj.*: styloïde.
**Griffelfortsatz** *m. anat.*: aphophyse styloïde.
**Griffelloch** *n. anat.*: trou stylo-mastoïdien.
**Griffelwarzenloch** *n.* = Griffelloch *v.c.t.*
**Grimmdarm** *m.*: colon.
**Grimdarmentzündung** *f.*: colite.
**Grimmdarmgekröse** *n. anat.*: mésocolon.
**Grimmen** *n. vulg.*: coliques, tranchées.
**Grind** *m. vulg.*: teigne.
**Grippe** *f.*: grippe.
**grobfaserig** *adj.*: à grosses fibres.
**grossblasig** *adj. int.*: à grosses bulles.
**Grösse** *f.*: grandeur, taille.
**Grössenwahn** *m.*: délire de grandeur.
**Grosshirn** *n.*: cerveau.
**Grosshirnmantel** *m.*: écorce grise du cerveau.
**Grosshirnrinde** *f.*: écorce du cerveau.
**grosslappig** *adj.*: lobé.
**Grübchen** *n.*: fossette.
**Grube** *f.*: fosse.
**Grübelsucht** *f.*: folie de doute.
**Grubengas** *n.*: grisou.
**Grubensystem** *n. hyg.*: fosses fixes.
**grün** *adj.*: vert.
**Grünblindheit** *f. ophthal.*: fausse perception de la couleur verte, daltonisme concernant le vert.
**Grund** *m.*: fond; zu Grunde gehen: périr.
**gründlich** *adj.*: radical.
**Grundphalanx** *f. anat.*: première phalange.
**Grundriss** *m.*: précis.
**Grundstoff** *m.*: élément.
**Grundwasser** *n. hyg.*: eau souterraine.
**Grünspan** *m.*: vert-de-gris.
**Grützbeutel** *m. chir.*: athérome, kyste sébacé.

**Grützbrei** *m.*: bouillie de gruau.
**Grütze** *f.*: gruau.
**Gumma** *n. int.*: gomme, tumeur gommeuse, syphilome.
**Gummata** *n. plur. de* Gumma *v. c. t.*
**Gummi** *m. pharm.*: gomme.
**gummiartig** *adj.*: gommeux.
**Gummiballon** *m.*: poire en caoutchouc.
**Gummibinde** *f.*: bande en caoutchouc.
**Gummiharz** *n. pharm.*: gomme-résine.
**Gummischlauch** *m.*: tube en caoutchouc.
**Gummischleim** *m.*: mucilage.
**gummös** *adj.*: gommeux.
**Gurgel** *f. vulg.*: gorge.
**gurgeln** *v.*: gargariser.
**Gurgelwasser** *n.*: gargarisme.
**Gurke** *f.*: concombre.
**Gurren** *n.*: bruit de glou-glou, roucoulement.
**Gurt** *f.*: sangle.
**Gürtel** *m.*: ceinture.
**Gürtelgefühl** *n.*: sensation de serrement en ceinture.
**Gürtelrose** *f. int.*: herpès zoster.
**Gürtelschmerzen** *f. plur.*: douleurs en ceinture.
**Gusseisen** *n.*: fonte.
**Gutachten** *n.*: certificat, rapport; gerichtsärztliches Gutachten: rapport médico-légal.
**gutartig** *adj.*: bénin.
**Gutartigkeit** *f.*: bénignité.
**Gutti** *f. pharm.*: gomme-gutte.
**Gyps** *m.* = Gips *v. c. t.*
**Gyrus** *lat. anat.*: circonvolution, pli.
 **Gyrus angularis**: pli courbe.
 **Gyrus fornicatus**: circonvolution du corps calleux.
 **Gyrus hippocampi**: circonvolution de l'hippocampe.
 **Gyrus uncinatus**: crochet de la circonvolution de l'hippocampe.

## H.

**Haar** *n.*: cheveu, poil.
**Haarausfall** *m.*: chute des cheveux, alopécie.
**Haarbalg** *m.*: follicule pileux.
**haarförmig** *adj.*: capillaire.
**haarig** *adj.*: pileux.
**Harnadel** *f.*: épingle à cheveux.
**Haarröhrchen** *n. physic.*: tube capillaire.
**Haarseil** *n. invet.*: séton.
**Hacken** *m.* 1) = Ferse *v. c. t.* 2) = Haken *v. c. t.*
**Hackenfuss** *m. chir.*: pied talus.
**Hafer** *m.*: avoine.
**Hafergrütze** *f.*: gruau d'avoine.
**Hafermehl** *n.*: farine d'avoine.
**Haferschleim** *m.*: crème de gruau d'avoine.
**Hagebutte** *f. pharm.*: fruit de l'églantier.
**Hagelkorn** *n. ophthal.*: chalazion.
**Hahn** *m.*: 1): coq. 2): robinet.
**Hahnenkamm** *m. anat.*: apophyse crista-galli.
**Hahnentritt** *m. int.*: démarche de coq (démarche où l'on lance les jambes démésurément en avant et en dehors et où l'on frappe le sol avec le talon comme dans l'ataxie locomotrice).
**Häkchen** *n.*: érigne.
**Haken** *m. chir.*: crochet; spitzer Haken: crochet pointu; stumpfer Haken: crochet mousse.
**Hakenbein** *n. anat.*: os crochu.
**hakenförmig** *adj.*: unciforme, en crochet.
**Hakenkranz** *m.*: couronne de crochets.
**Hakenpincette** *f. chir.*: pince à griffes.
**Hakenwulst** *m. anat.*: crochet de la circonvolution de l'hippocampe.
**Halbbad** *n.*: demi-bain.
**halbkreisförmig** *adj.*: semi-circulaire.
**Halbkugel** *f.*: hémisphère.
**Halbmond** *m.*: croissant.
**halbmondförmig** *adj.*: en forme de croissant; *int.* Traubes halbmondförmiger Raum: espace semilunaire de Traube.
**halbseitig** *adj.*: semi-latéral; *int.* halbseitige Lähmung: paralysie hémiplégique.
**halbzirkelförmig** *adj.*: semi-circulaire.
**Haloidsalze** *plur. chim.*: sels haloïdes.
**Hals** *m.*: cou, col.
**Halsblutader** *f. anat.*: veine jugulaire.
**Halsbräune** *f. vulg.*: angine.
**Halsentzündung** *f.*: angine.

**halsförmig** *adj.*: en forme de collet.
**Halskiemenfistel** *f.*: fistule branchiale au cou.
**Halsknoten** *m. anat.*: ganglion nerveux cervical.
**Halsverband** *m. chir.*: collier.
**Halsweh** *n. vulg.*: angine, mal de gorge.
**Haltung** *f.*: attitude.
**hämatogen** *adj. int.* hämatogener Icterus: ictère hémaphéique.
**Hämatom** *n.*: hématome.
**Hammel** *m.*: mouton.
**Hammer** *m.*: marteau.
**Hämoglobin** *n.*: hémoglobine.
**Hämorrhagie** *f.*: hémorrhagie.
**Hämorrhoidalknoten** *m.*: tumeur hémorrhoïdale.
**Hämorrhoiden** *f. plur.*: hémorrhoïdes.
**Hand** *f.*: main.
**Handbad** *n.*: manuluve, bain de main.
**Handbuch** *n.*: manuel.
**Handfläche** *f.*: paume de la main.
**Handgelenk** *n.*: poignet.
**Handgriff** *n.* 1): poignée. 2): manoeuvre.
**Handschrift** *f.*: écriture.
**Handteller** *m.*: paume de la main.
**Handwurzel** *f. anat.*: carpe.
**Hanf** *m. pharm.*: chanvre.
**Hanfsamen** *m. pharm.*: chènevis.
**Hängebauch** *m.*: ventre pendant.
**Hängematte** *f.*: hamac.
**Hängemuskel** *m.*: muscle crémaster.
**Hantel** *f.*: haltère.
**Häring** *m.*: hareng.
**harmlos** *adj.*: inoffensif.
**Harn** *m.*: urine.
**Harnabsonderung** *f.*: sécrétion urinaire.
**Harnbeschwerde** *f.*: dysurie, trouble urinaire.
**Harnblase** *f. anat.*: vessie urinaire.
**Harncylinder** *m. int.*: cylindre urinaire.
**Harndrang** *m.*: strangurie, envie d'uriner.
**harnen** *v.*: uriner.
**Harngang** *m. embryol.*: ouraque.
**Harngries** *m. int.*: gravelle.
**Harnkrankheiten** *f. plur.*: maladies des voies urinaires.
**Harnlassen** *n.*: miction.
**Harnleiter** *m. anat.*: uretère.
**Harnleiterscheidenfistel** *f. chir.*: fistule urétéro-vaginale.
**Harnröhre** *f. anat.*: urèthre.
**Harnröhrenentzündung** *f.*: uréthrite.
**Harnröhrenmündung** *f.*: méat urinaire.
**Harnröhrenschnitt** *m. chir.*: urétrotomie.
**Harnröhrensonde** *f. chir.*: bougie uréthrale.
**Harnröhrenspiegel** *m.*: uréthroscope.
**Harnröhrenstriktur** *f. chir.*: rétrécissement uréthral.
**Harnröhrenzwiebel** *m. anat.*: bulbe de l'urèthre.
**Harnruhr** *f. int.*: diabète.
**Harnsack** *m. embryol.*: allantoïde.
**Harnsand** *m.*: gravelle.
**harnsauer** *adj.*: en combinaison avec l'acide urique; harnsaure Diathese: diathèse urique.
**Harnsäure** *f.*: acide urique.
**Harnstein** *m.*: calcul urinaire.
**Harnstoff** *m.*: urée.
**Harnträufeln** *n.*: incontinence d'urine qui sort goutte à goutte.
**harntreibend** *adj.*: diurétique.
**Harnuntersuchung** *f.*: analyse des urines.
**Harnverhaltung** *f.*: rétention d'urine, anurie.
**Harnwege** *m. plur.*: voies urinaires.
**Harnwerkzeuge** *n. plur.*: organes urinaires.
**Harnzwang** *m.* = Harndrang *v. c. t.*
**hart** *adj.*: dur.
**Härte** *f.*: dureté.
**härten** *v.*: durcir.
**Hartgummi** *m.*: caoutchouc durci.
**harthörig** *adj.*: qui a l'oreille dure.
**hartleibig** *adj. vulg.*: constipé.
**hartnäckig** *adj.*: opiniâtre, rebelle.
**Härtung** *f.*: durcissement.
**Harz** *n.*: résine.
**Hase** *m.*: lièvre.
**Haselnuss** *f.*: noisette.
**Hasenscharte** *f. chir.*: bec-de-lièvre.
**Haube** *f.*: coiffe; *anat.* Haube der Hirnschenkel: calotte des pédoncles du cerveau.
**Haufen** *m.*: amas.
**häufig** *adj.*: fréquent.

**Hauptzelle** *f. physiol.*: cellule adélomorphe, cellule principale des glandes à suc gastrique.
**Hausabfälle** *plur. hyg.*: ordures ménagères.
**Hausabwässer** *plur. hyg.*: eaux ménagères.
**Hausarzt** *m.*: médecin de la famille.
**Hausenblase** *f. pharm.*: colle de poisson.
**Hausenpflaster** *n. pharm.*: sparadrap de colle de poisson.
**Haut** *f.*: cuir, peau.
**Hautabschürfung** *f.*: excoriation.
**Hautatmung** *f.*: respiration cutanée.
**Hautausschlag** *m.*: exanthème, éruption cutanée.
**Hautblase** *f.*: ampoule.
**Häutchen** *n.*: pellicule.
**Hautdecke** *f.*: tégument.
**Hautemphysem** *n.*: emphysème sous-cutané.
**Hautfarbe** *f.*: teint.
**Hautfaserblatt** *n. embryol.*: lame fibro-cutanée.
**häutig** *adj.*: membraneux.
**Hautjucken** *n.*: démangeaison.
**Hautkrebs** *m.*: épithéliome.
**Hautmittel** *n.*: cosmétique.
**Hautmuskel** *m.*: muscle peaucier.
**Hautnerv** *m.*: nerf cutané.
**Hautödem** *n. int.*: oedème sous-cutané.
**Hautplatte** *f. embryol.*: lame cutanée.
**Hautröte** *f.*: érythème, rougeur de la peau.
**Hauttalg** *m.*: matière sébacée de la peau.
**Hauttransplantation** *f.*: transplantation cutanée, greffe cutanée.
**Häutung** *f.*: desquamation.
**Hautwassersucht** *f.*: anasarque.
**Hebamme** *f.*: sage-femme.
**Hebammenschule** *f.*: maternité servant d'école de sages-femmes.
**Hebeapparat** *m.*: nosophore.
**Hebel** *m. physic.*: levier.
**Hebemuskel** *m.*: muscle élévateur.
**Heberdrainage** *f.*: drainage à siphon.
**Hefe** *f.*: levure, lie.
**Heftpflaster** *n. pharm.*: emplâtre adhésif, emplâtre diachylon.
**Heftpflasterstreifen** *m. plur.*: bandelettes de diachylon gommé.
**Heidelbeere** *f.*: airelle, myrtille.
**Heilanstalt** *f.*: maison de santé.
**heilbar** *adj.*: curable.
**Heilbarkeit** *f.*: curabilité.
**Heilbestrebung** *f.*: tendance de guérir.
**heilen** *v.*: guérir.
**Heilerfolg** *m.*: résultat thérapeutique.
**Heilgymnastik** *f.*: gymnastique médicale.
**Heilkunde** *f.*: médecine.
**Heilkunst** *f.*: art de guérir.
**Heilmittel** *n.*: remède, médicament.
**Heilmittellehre** *f.*: pharmacologie.
**heilsam** *adj.*: salutaire.
**Heilserum** *n.*: antitoxine.
**Heilstätte** *f.*: sanatorium, maison de santé.
**Heilung** *f.*: guérison.
**Heilverfahren** *n.*: traitement.
**Heimweh** *n.*: mal du pays, nostalgie.
**heiser** *adj.*: enroué.
**Heiserkeit** *f.*: enrouement.
**Heisshunger** *m.*: boulimie, fringale.
**Heissluftheizung** *f. hyg.*: chauffage à l'air chaud.
**Heizapparat** *m. hyg.*: calorifère.
**Heizung** *f. hyg.*: chauffage.
**hektisch** *adj.*: hectique.
**Helicotrema** *lat. anat.*: hélicotrème, orifice entre les deux rampes du limaçon.
**Helleborus** *lat. pharm.*: ellébore.
**Hemiplegie** *f. int.*: hémiplégie.
**Hemmung** *f.*: arrêt, inhibition.
**Hemmungsnerv** *m.*: nerf d'arrêt.
**hepatogen** *adj. int.* hepatogener Icterus: ictère biliphéique.
**Herabdrücker** *m.*: muscle abaisseur.
**Herabsetzung** *f.*: diminution, abaissement.
**herabstimmend** *adj.*: dépresseur.
**Heranzieher** *m.*: muscle adducteur.
**Herausnahme** *f.*: extraction, extirpation.
**herausstrecken** *v.*: projeter; die Zunge herausstrecken: tirer la langue.
**heraustreten** *v.*: faire saillie, sortir.
**herb** *adj.*: acre, âpre.
**Herbarium** *n.*: herbier.
**Herbstzeitlose** *f. pharm.*: colchique.
**Herd** *m.*: foyer.
**Herderkrankung** *f.*: lésion localisée.

**Herdsklerose** *f.* *int.* disseminierte Herdsklerose: sclérose en plaques.
**Heredität** *f.*: hérédité.
**Herpes tonsurans** *lat. int.*: teigne tondante.
**Herpes zoster** *lat. int.*: herpès zoster.
**Herstellung** *f.*: guérison, rétablissement.
**Herunterholen** *n. obst.* Herunterholen der Füsse: saisie des pieds.
**hervorragen** *v.*: faire saillie.
**Hervortreibung** *f.*: protrusion, projection.
**hervortreten** *v.*: faire saillie.
**hervorwölben** *v.*: bomber.
**Herz** *n.*: coeur.
**Herzbalken** *m. anat.*: colonnes charnues du coeur.
**Herzbeklemmung** *f.*: oppression du coeur.
**Herzbeutel** *m.*: péricarde.
**Herzbewegung** *f.*: mouvement du coeur, révolution cardiaque.
**Herzdämpfung** *f. int.*: matité du coeur.
**Herzerweichung** *f. int.*: cardiomalacie, ramollissement du coeur.
**Herzerweiterung** *f.*: dilatation du coeur.
**Herzfehler** *m. int.*: vice du coeur.
**Herzgegend** *f.*: région du coeur.
**Herzgeräusch** *n. int.*: souffle du coeur.
**Herzgrube** *f.*: creux épigastrique.
**Herzinsufficienz** *f. int.*: asystolie, insuffisance du coeur.
**Herzkammer** *f. anat.*: ventricule du coeur.
**Herzklappe** *f. anat.*: valvule du coeur.
**Herzklopfen** *n.*: palpitation.
**Herzkrampf** *m.*: angine de poitrine.
**Herzleiden** *n.*: affection cardiaque.
**Herzohr** *n. anat.*: appendice auriculaire, auricule du coeur.
**Herzostium** *n.*: orifice du coeur.
**Herzpause** *f. physiol.*: grand silence du coeur.
**Herzschlag** *m.* 1) *physiol.*: battement du coeur. 2) *int. vulg.*: mort subite par l'arrêt du coeur.
**Herzspitze** *f.*: pointe du coeur.
**Herzstoss** *m.*: choc du coeur.
**Herzthätigkeit** *f.*: fonctionnement du coeur.
**Herzton** *m.*: bruit du coeur.
**Herztrabekel** *m.*: colonne charnue du coeur.
**Herzvorhof** *m. anat.*: oreillette du coeur.
**Herzvorkammer** *f.* = Herzvorhof *v. c. t.*
**Herzwassersucht** *f. vulg.*: hydropisie causée par l'asystolie.
**Heu** *n.*: foin.
**Heufieber** *n.*: asthme de foin.
**Hexenschuss** *m. vulg.*: lumbago.
**Hiatus** *lat. anat.*: orifice.
 **Hiatus aorticus**: orifice de l'aorte dans le diaphragme.
 **Hiatus oesophageus**: orifice de l'oesophage dans le diaphragme.
**Hiebwunde** *f.*: plaie par un instrument tranchant.
**Hilfe** *f.*: secours.
**Hilfsband** *n. anat.*: ligament accessoire.
**Hilfsmittel** *n. pharm.*: adjuvant.
**Hilfsmuskel** *m.*: muscle accessoire.
**Hilus** *lat. anat.*: hile (point d'entrée et de sortie des vaisseaux d'une glande).
**Himbeere** *f.*: framboise.
**hinfällig** *adj.*: caduc.
**hinken** *v.*: boiter.
**Hinken** *n.*: claudication.
**hinsiechen** *v.*: languir.
**Hinterbacke** *f.*: fesse.
**Hintere** *m. vulg.*: derrière, fesses.
**Hintergrund** *m.*: arrière-fond.
**Hinterhaupt** *n. anat.*: occiput.
**Hinterhauptsbein** *n. anat.*: os occipital.
**Hinterhauptsloch** *n. anat.*: trou occipital.
**Hinterhauptsschuppe** *f. anat.*: portion écailleuse de l'occipital.
**Hinterhirn** *n. embryol.*: encéphale postérieur (point de départ du développement du cervelet et de la protubérance).
**Hinterhorn** *n. anat.*: corne occipitale des ventricules latéraux du cerveau.
**Hinterkopf** *m.*: occiput.
**Hinterscheitelbeineinstellung** *f. obst.*: présentation de la tête inclinée s'engageant par son pariétal postérieur.

**Hinterstrang** *m. anat.*: cordon postérieur.
**Hippocampus** *lat. anat.*: grand hippocampe, corne d'Ammon.
**Hirn** *n.*: cerveau.
**Hirnanhang** *m. anat.*: corps pituitaire.
**Hirnbalken** *m. anat.*: corps calleux.
**Hirnblutleiter** *m. anat.*: sinus veineux du cerveau.
**Hirnbruch** *m.*: encéphalocèle.
**Hirnentzündung** *f.*: encéphalite.
**Hirnerschütterung** *f. vulg.*: commotion du cerveau.
**Hirnerweichung** *f. vulg.*: ramollissement du cerveau.
**Hirngewölbe** *n. anat.*: trigone cérébral.
**Hirnhaut** *f. anat.*: méninge; harte Hirnhaut: dure-mère; weiche Hirnhaut: pie-mère.
**Hirnhautentzündung** *f.*: méningite.
**Hirnkammer** *f.*: ventricule du cerveau.
**Hirnläppchen** *n.*: lobule du cerveau.
**Hirnlappen** *m.*: lobe du cerveau.
**Hirnnerv** *m.*: nerf cranien.
**Hirnrinde** *f. anat.*: écorce cérébrale.
**Hirnsand** *m. anat.*: concrétions du corps pituitaire.
**Hirnschale** *f. vulg.*: voûte cranienne.
**Hirnschenkel** *m. anat.*: pédoncles cérébraux.
**Hirnschenkelfuss** *m. anat.*: pied du pédoncle cérébral.
**Hirnschenkelhaube** *f. anat.*: calotte du pédoncle cérébral.
**Hirnschlag** *m. vulg.*: apoplexie cérébrale.
**Hirnsichel** *f. anat.*: faux du cerveau.
**Hirnsinus** *m. anat.*: sinus cranien.
**Hirnstiel** *m.* = Hirnschenkel *v. c. t.*
**Hirnventrikel** *m.*: ventricule du cerveau.
**Hirnvorfall** *m.*: encéphalocèle, hernie du cerveau.
**Hirnwassersucht** *f.*: hydrocéphalie, hydropisie encéphalique.
**Hirnwindung** *f.*: circonvolution cérébrale.
**Hirnzelt** *n.*: tente du cerveau.
**Hirse** *f. ophthal.*: millet.
**hirsekornartig** *adj.*: miliaire.
**hirsekorngross** *adj.*: miliaire.
**Histologie** *f.*: anatomie microscopique, histologie.
**Hitzblatter** *f. vulg.*: échauboulure, éruption cutanée causée par la chaleur.
**Hitze** *f.*: chaleur.
**Hitzschlag** *m.*: coup de chaleur.
**Hochgebirgskur** *f.*: cure par le séjour dans les hautes altitudes.
**Hochofen** *m.*: haut fourneau.
**hochgradig** *adj.*: d'une manière très prononcée.
**hochschwanger** *adj.*: en état de grossesse avancée.
**Hochstand** *m.*: élévation; Hochstand des Zwerchfells: diaphragme remonté.
**hochvirulent** *adj.*: de forte virulence.
**Höcker** *m.* 1) *anat.*: bosse, gibbosité, tubérosité. 2) *int.*: hoquet.
**höckerig** *adj.*: tubéreux, bosselé.
**Hoden** *m.*: testicule.
**Hodenbruch** *m. chir.*: oschéocèle.
**Hodenentzündung** *f.*: orchite, épididymite.
**Hodensack** *m.*: bourses.
**Hof** *m.*: aréole, aire.
**Höhe** *f.*: altitude.
**Höhenklima** *n.*: climat d'altitude.
**Höhenkur** *f.*: cure d'altitude.
**Höhestadium** *n.*: période d'état, acmé.
**hohl** *adj.*: creux.
**Hohlader** *f. anat.*: veine cave.
**Höhle** *f.*: cavité, caverne, creux.
**Höhlenatmen** *n. int.*: respiration caverneuse.
**Höhlengrau** *n. anat.* centrales Höhlengrau: substance grise centrale du cerveau.
**Höhlenwunde** *f.*: plaie cavitaire.
**Hohlhand** *f. anat.*: paume de la main.
**Hohlkehle** *f.* chir.: gorgeret.
**Hohlmeissel** *m.*: gouge.
**Hohlnadel** *f.*: canule, aiguille creuse.
**Hohlraum** *m.*: lacune, cavité.
**Hohlsonde** *f. chir.*: sonde cannelée.
**Hohlspiegel** *m. physic.*: miroir concave.
**Höhlung** *f.*: cavité.
**Hohlvene** *f. anat.*: veine cave.
**Höllenstein** *m.*: pierre infernale, nitrate d'argent.

**Höllensteinbetupfung** *f.*: attouchement avec le nitrate d'argent.
**Höllensteinhalter** *m.* = Höllensteinträger *v. c. t.*
**Höllensteinträger** *m.chir.*: pince porte-pierre.
**Holunder** *m.*: sureau.
**Holz** *n.*: bois.
**Holzessig** *m.pharm.*: vinaigre de bois.
**holzig** *adj.*: ligneux.
**Holzkohle** *f.pharm.*: charbon de bois.
**Homburg** *pr.*: ville d'eau avec des sources chlorurées en Prusse.
**Honig** *m.*: miel.
**Honorar** *n.*: honoraires.
**Hopfen** *m.*: houblon.
**Hopfenbitter** *n.*: lupuline.
**Hordeolum** *lat. ophthal.*: orgelet.
**Hören** *n.*: ouïe, audition.
**Horn** *n.*: corne.
**hornartig** *adj.*: corné.
**Hörnchen** *n.*: cornet, croissant.
**Hörnerv** *m.*: nerf auditif.
**Hornhaut** *f. ophthal.*: cornée.
**Hornhautfleck** *m.*: taie.
**Hornhautgeschwür** *n.*: ulcère de la cornée.
**Hornhauttrübung** *f.*: opacité de la cornée.
**Hornhautvorfall** *m.*: procidence de la cornée, staphylome antérieur.
**Hornschicht** *f. anat.*: couche cornée (de la peau).
**Hornstreif** *m. anat.*: lame cornée (de la bandelette semi-circulaire).
**Hornsubstanz** *f.*: kératine.
**Horopterkreis** *m. physic.*: horoptère.
**Hörfähigkeit** *f.*: capacité auditive.
**Hörprüfung** *f.*: examen de l'ouïe.
**Hörrohr** *n.* 1): cornet acoustique. 2): stéthoscope.
**Hörschärfe** *f.*: acuité auditive.
**Hörvermögen** *n.*: capacité auditive.
**Hörzelle** *f.*: cellule auditive.
**Hospital** *n.*: hôpital.
**Hospitalbrand** *m.*: gangrène nosocomiale.
**Hufeisenniere** *f.*: rein en fer à cheval.
**Hufschlag** *m.*: coup de pied de cheval.
**Hüftbein** *n.*: os iliaque.
**Hüftbeingrube** *f. anat.*: fosse iliaque.
**Hüfte** *f.*: hanche.
**Hüftgelenk** *n.*: articulation coxo-fémorale.
**Hüftgelenksleiden** *n.*: coxalgie.
**Hüftgelenkspfanne** *f. anat.*: cavité cotyloïde de l'articulation de la hanche.
**Hüftnerv** *m.*: nerf sciatique.
**Hüftverrenkung** *f.*: luxation de la hanche.
**Hüftweh** *n. vulg.*: sciatique.
**Huhn** *n.*: poule.
**Hühnerauge** *n. vulg.*: cor au pied.
**Hühnercholera** *f.*: choléra des poules.
**Hühnerei** *n.*: oeuf de poule.
**Hülfe** *f.* = Hilfe *v. c. t.*
**Hülle** *f.*: enveloppe, gaine.
**Hülse** *f.* 1) *pharm.*: gousse. 2) *physic.*: manchon.
**Hülsenfrüchte** *f. plur.*: légumineuses.
**Hummer** *m.*: homard.
**Humor** *lat. anat.*: humeur, liquide.
  **Humor aqueus**: humeur aqueuse.
  **Humor vitreus**: humeur vitrée.
**Hundskrampf** *m. vulg.*: rage.
**Hundswut** *f.*: rage.
**Hunger** *m.*: faim.
**Hungerkur** *f.*: cure par le jeûne.
**Hungersnot** *f.*: famine.
**Hungertyphus** *m.int.*: typhus famélique.
**Hungerzustand** *m.*: état de jeûne, inanition.
**hungrig** *adj.*: affamé.
**Hunyadi-Janos** *pr.*: source d'eau sulfatée-sodique et magnésienne en Hongrie.
**hüpfen** *v.*: bondir, sautiller.
**hüsteln** *v.*: toussiller.
**Husten** *m.*: toux.
**husten** *v.*: tousser.
**Hustenanfall** *m.*: quinte.
**hustenstillend** *adj.*: béchique.
**Hyalin** *n.*: substance hyaline.
**Hydatide** *f. chir.*: hydatide, kyste acéphalocyste; *anat.* Hydatide des Nebenhodens: hydatide de Morgagni.
**Hydatidenschwirren** *n.*: frémissement hydatique.
**Hydramnion** *n. obst.*: hydramnios.
**Hygieniker** *m.*: hygiéniste.

**Hyoscyamus** *lat. pharm.*: jusquiame.
**hypertrophisch** *adj.*: hypertrophique.
**Hypnotismus** *m.*: hypnotisme.
**Hypochondrium** *lat. anat.*: hypochondre.
**Hypophysengrube** *f. anat.*: fossette de l'hypophyse du cerveau.
**Hypophysis cerebri** *lat. anat.*: corps pituitaire, hypophyse du cerveau.
**Hypospadie** *f. chir.*: hypospadias.
**Hypothenar** *lat. anat.*: éminence hypothénar.
**hysterisch** *adj.*: hystérique.

## I.

**icterisch** *adj.*: ictérique.
**Icterus** *lat. int.*: ictère, jaunisse.
**Ideenassociation** *f.*: idéation.
**Ignazbohne** *f. pharm.*: fève de St. Ignace.
**Ileocäcalgegend** *f. anat.*: région iléocaecale.
**Ileocäcalklappe** *f. anat.*: valvule de Bauhin.
**Ileotyphus** *m. int.* = Abdominaltyphus *v. c. t.*
**Ileum** *lat. anat.*: os iliaque.
**Ilium** *lat. anat.*: iléon, partie iléale de l'intestin grêle.
**Immunisierung** *f.*: immunisation.
**Imperforation** *f.*: atrésie, occlusion d'une ouverture naturelle.
**impfen** *v.*: vacciner, inoculer.
**Impfling** *m.*: sujet à vacciner.
**Impfstoff** *m.*: vaccin.
**Impfung** *f.*: vaccination.
**Impotenz** *f.*: impuissance.
**Impuls** *m.*: impulsion.
**Inauguraldissertation** *f.*: thèse du doctorat.
**Incarceratio placentae** *lat. obst.*: enchatonnement du placenta.
**Incisura** *lat. anat.*: échancrure.
  **Incisura acetabuli**: grande échancrure cotyloïdienne.
  **Incisura clavicularis**: facette latérale du sternum pour l'articulation avec la clavicule.
  **Incisura ethmoidalis**: échancrure nasale de l'os frontal.
  **Incisura ischiadica major**: grande échancrure sciatique.
  **Incisura ischiadica minor**: petite échancrure sciatique.
  **Incisura jugularis ossis occipitalis**: échancrure jugulaire de l'occipital.
  **Incisura jugularis sterni**: fourchette sternale.
  **Incisura mandibulae**: échancrure sigmoïde de la mâchoire inférieure.
  **Incisura mastoidea**: rainure digastrique.
  **Incisura radialis ulnae**: petite cavité sigmoïde du cubitus.
  **Incisura semilunaris ulnae**: grande cavité sigmoïde du cubitus.
  **Incisura supraorbitalis**: échancrure sus-orbitaire.
  **Incisura ulnaris**: cavité sigmoïde du radius.
**Incontinentia urinae** *f. lat.*: incontinence d'urine.
**Incus** *lat. anat.*: enclume.
**Index** *lat. physic.*: indice.
**Indicationsstellung** *f.*: manière d'établir les indications.
**induciert** *adj. physic.* inducierter Strom: courant induit.
**Inductionsapparat** *m. physic.*: appareil d'induction.
**Infarkt** *m. int.*: infarctus.
**Infectionsherd** *m.*: foyer d'infection.
**inficieren** *v.*: infecter.
**Infiltration** *f.*: infiltration, induration.
**Infiltrationsanästhesie** *f.*: anésthésie locale par la méthode d'infiltration.
**Influenza** *f. int.*: influenza, grippe.
**Infundibulum** *lat. anat.*: tige du corps pituitaire.
**Infusorien** *n. plur.*: infusoires.
**Inguinalbruch** *m. chir.*: hernie inguinale.
**Ingwer** *m. pharm.*: gingembre.
**Inhalt** *m.*: contenu.
**Initialsklerose** *f.*: lésion syphilitique primitive.
**injicieren** *v.*: injecter.
**Inkontinenz** *f.*: incontinence.
**Inkoordination** *f. int.*: incoordination, ataxie.

**Innenhaut** *f.*: tunique interne.
**inner** *adj.*: intérieur, interne; innere Medicin: pathologie interne, médecine.
**innerlich** *adj.*: interne.
**innervieren** *v.*: innerver, animer.
**Inscriptio tendinea** *lat. anat.*: intersection tendineuse.
**Insektenpulver** *n.*: poudre insecticide.
**Insektenstich** *m.*: piqûre d'insecte.
**Instinkt** *m.*: instinct, appétence.
**Insula cerebri** *lat. anat.*: insula de Reil.
**Insula Reilii** *invet.* = Insula cerebri *v. c. t.*
**Intelligenz** *f.*: intelligence.
**Intentionstremor** *m. int.*: tremblement à l'occasion des mouvements voulus.
**Intercellularsubstanz** *f. anat.*: substance unissante, matière intercellulaire.
**Intercostalraum** *m. anat.*: espace intercostal.
**Intermittensfieber** *n. int.*: fièvre intermittente.
**Intervertebralscheibe** *f. anat.*: disque intervertébral.
**Intestinaltractus** *m.*: tube digestif.
**intramural** *adj.*: situé dans la paroi musculaire.
**Intrauterinpessarium** *n.*: tige intra-utérine.
**Intubation** *f.*: tubage.
**Intumescentia** *lat. anat.*: renflement.
**Inunctionskur** *f.*: cure par les frictions.
**Invaliditätsversicherung** *f.*: assurance contre l'invalidité.
**irisierend** *adj.*: iridescent.
**Irisverwachsung** *f. ophthal.*: synéchie, adhérence de l'iris.
**Irisvorfall** *m. ophthal.*: procidence de l'iris.
**irre** *adj.*: aliéné, fou.
**Irrenanstalt** *f.*: asile d'aliénés.
**Irrenarzt** *m.*: aliéniste.
**Irrenpflege** *f.*: assistance des aliénés.
**irrereden** *v.*: avoir la parole confuse.
**Irresein** *n.*: folie.
**irrig** *adj.*: erroné.
**Irrigator** *m.*: irrigateur.
**Irrsinn** *m.*: folie.
**irrsinnig** *adj.*: fou, aliéné.
**Ischias** *f. int.*: sciatique.
**Ischuria paradoxa** *lat. int.*: incontinence par regorgement.
**Isolierschemel** *m. physic.*: tabouret isolant.
**Isolierung** *f.*: isolement.
**Isthmus** *lat. anat.*: orifice, détroit.
**Isthmus faucium**: isthme du gosier.
**Isthmus tubae uterinae**: pavillon de la trompe de Fallope.

## J.

**Jahresbericht** *m.*: compte rendu annuel.
**Jahrbuch** *m.*: annuaire.
**Jauche** *f.*: ichor, sanie, purin.
**jauchig** *adj.*: sanieux.
**Jochbein** *n.*: os malaire, os de la pommette.
**Jochbogen** *m. anat.*: arcade zygomatique.
**Jochfortsatz** *m. anat.*: apophyse zygomatique.
**Jod** *n. chim.*: iode.
**jodhaltig** *adj.*: iodé.
**Jodit** *n. chim.*: biiodure
**Jodkalistärkekleister** *m. chim.*: iodure de potassium amidonné.
**Jodkalium** *n. chim.*: iodure de potassium.
**Jodnatrium** *n. chim.*: iodure de sodium.
**Jodoform** *n. chim.*: iodoforme.
**Jodoformgazestreifen** *m.*: mèche de gaze iodoformée.
**Jodür** *n. chim.*: protoiodure.
**Jodvergiftung** *f.*: iodisme, intoxication par l'iode.
**Johannisbeere** *f.*: groseille.
**Jucken** *n.*: démangeaison.
**juckend** *adj.*: prurigineux.
**Jugularvene** *f. anat.*: veine jugulaire.
**Jungfernhäutchen** *n. anat.*: hymen.
**Jungfernschaft** *f.*: virginité.
**Jünglingsalter** *n.*: adolescence.
**Juniperus** *lat. pharm.*: cade.

## K.

**Kachexie** *f.*: cachexie, altération générale et profonde dans la nutrition.
**Kadeöl** *n. pharm.*: huile de cade.
**Kaffee** *m.*: café.

**Kaffeelöffel** *m.*: cuiller à café.
**kaffeelöffelvoll** *adv.*: par cuillerée à café.
**kaffeelöffelweise** *adv.*: par cuillerée à café.
**Kaffeesatz** *m.*: marc de café.
**kahl** *adj.*: chauve.
**Kahlheit** *f.*: calvitie.
**Kahlköpfigkeit** *f.*: calvitie.
**Kahmhaut** *f.*: fleurs (peaux produites par la fermentation).
**Kahnbein** *n.*: os scaphoïde.
**kahnförmig** *adj.*: en bateau, naviculaire.
**Kaiserschnitt** *m.*: opération césarienne.
**Kakerlake** *m.*: albinos.
**Kalabarbohne** *f. pharm.*: fève de Calabar.
**Kalb** *n.*: veau.
**Kali** *n. chim.*: potasse; schwefelsaures Kali: sulfate de potasse.
**Kaliber** *n.*: calibre.
**Kalilauge** *f. pharm.*: potasse caustique liquide.
**Kalimetall** *n. chim.*: potassium.
**Kalium** *n. pharm.*: potassium.
**Kalium aceticum**: acétate de potasse.
**Kalium bitartaricum**: crème de tartre.
**Kalium bromatum**: bromure de potassium.
**Kalium carbonicum**: carbonate de potasse.
**Kalium chloricum**: chlorate de potasse.
**Kalium jodatum**: iodure de potassium.
**Kalium nitricum**: azotate de potasse.
**Kalium permanganicum**: permanganate de potasse.
**Kalium sulfuratum**: sulfure de potassium, foie de soufre.
**Kaliumhydroxyd** *n. chim.*: hydrate de potasse, potasse caustique.
**Kalk** *m.*: chaux: gelöschter Kalk: chaux éteinte.
**Kalkablagerung** *f.*: concrétion calcaire, dépôt calcaire.
**kalkhaltig** *adj.*: calcaire.
**kalkig** *adj.*: calcaire.
**Kalkmilch** *f.*: lait de chaux.
**Kalkwasser** *n.*: eau de chaux.
**Kalomel** *n. chim.*: calomel.
**Kalorie** *f. physic.*: calorie.
**kalt** *adj.*: froid.
**Kälte** *f.*: froid, algidité.
**Kältegemisch** *n.*: mélange réfrigérant.
**Kaltwasserheilanstalt** *f.*: établissement hydro-thérapeutique, établissement pour le traitement par l'eau froide.
**Kamille** *f. pharm.*: camomille.
**Kamin** *n. hyg.*: cheminée.
**Kamm** *m.* 1): peigne. 2) *anat.*: crête.
**Kammer** *f.* 1): chambre. 2) = Herzkammer *v. c. l.*
**Kammerscheidewand** *f. anat.*: cloison interventriculaire.
**Kammerwasser** *n. ophthal.*: humeur aqueuse (de la chambre antérieure de l'oeil).
**kammförmig** *adj.*: pectiné.
**Kammmuskeln** *m. plur.*: colonnes charnues (des oreillettes du coeur).
**Kampfer** *m.*: camphre.
**Kampfergeist** *m.*: alcool camphré.
**Kampferöl** *n.*: huile camphrée.
**Kanal** *m.*: canal.
**Kanälchen** *n.*: canalicule.
**kanalförmig** *adj.*: canaliculaire.
**Kaninchen** *n.*: lapin.
**Kante** *f.*: arête.
**Kantharidenpflaster** *n.*: vésicatoire cantharidien.
**Kanüle** *f.*: canule.
**Kapillare** *f.*: vaisseau capillaire.
**Kapillarpuls** *m.*: pouls capillaire.
**Kappenmuskel** *m.*: muscle cucullaire.
**Kapsel** *f.*: capsule.
**kapselförmig** *adj.*: capsulaire.
**Kapselstar** *m. ophthal.*: cataracte capsulaire.
**Karbolsäure** *f.*: acide phénique.
**Karbolspray** *m.*: pulvérisation phéniquée.
**Karbolvaselin** *f.*: vaseline phéniquée.
**Karbunkel** *m.*: anthrax simple.
**Karies** *f.*: carie.
**Karlsbad** *pr.*: ville d'eau avec des sources sulfatées sodique en Bohème (Autriche).
**Karmin** *m.*: carmin.
**Kartoffel** *f.*: pomme de terre.

**Karunkel** *f.*: caroncule.
**Karzinom** *n.*: carcinome.
**Käse** *m.*: fromage.
**Käsestoff** *m.*: caséine.
**käsig** *adj.*: caséeux.
**Kastanie** *f.*: châtaigne, marron.
**kastrieren** *v.*: châtrer.
**kasuistisch** *adj.*: concernant un cas.
**Kataplasma** *n.*: cataplasme.
**Katarakt** *f. ophthal.*: cataracte, opacité du cristallin.
**Katarrh** *m.*: rhume, catarrhe.
**Katechu** *m. pharm.*: cachou.
**Katheter** *m.*: sonde; harter Katheter: sonde rigide; weicher Katheter: sonde souple.
**katheterisieren** *v.*: sonder.
**Katheterismus** *m.*: cathétérisme.
**Katgutnaht** *f. chir.*: suture au catgut.
**Katzenjammer** *m. vulg.*: mal aux cheveux.
**Katzenschnurren** *n. int.*: frémissement cataire.
**Kaubeschwerde** *f.*: gêne de la mastication.
**kauen** *v.*: mâcher.
**Kauen** *n.*: mastication.
**Kaumittel** *n.*: masticatoire.
**Kaumuskel** *m.*: muscle masséter.
**Kautabak** *m.*: tabac à chiquer.
**Kautschuk** *m.*: caoutchouc.
**Kaverne** *f.*: caverne.
**Kavernensymptom** *n. int.*: signe cavitaire.
**kavernös** *adj.*: caverneux.
**Kegel** *m.*: cône.
**kegelförmig** *adj.*: conique.
**Kehldeckel** *m. anat.*: épiglotte.
**Kehle** *f.*: gorge.
**Kehlkopf** *m.*: larynx.
**Kehlkopfentzündung** *f.*: laryngite.
**Kehlkopfschwindsucht** *f.*: phthisie laryngée.
**Kehlkopfspiegel** *m.*: laryngoscope.
**keichen** *v.* = keuchen *v. c. t.*
**Keil** *m.*: coin.
**Keilbein** *n. anat.* 1): os sphénoïde du crâne. 2): os cunéiforme du pied.
**Keilbeinflügel** *m. anat.*: portion alaire du sphénoïde.
**keilförmig** *adj.*: cunéiforme, en coin.
**Keilstrang** *m. anat.*: faisceau cunéiforme (de la moelle épinière).
**Keim** *m.*: germe.
**Keimbläschen** *n. embryol.*: vésicule germinative.
**Keimblatt** *n. embryol.*: feuillet blastodermique.
**keimen** *v.*: germer.
**Keimepithel** *n. anat.*: épithélium germinatif.
**Keimfleck** *m. embryol.*: tache germinative.
**keimfrei** *adj.*: stérile.
**Keimgehalt** *m.*: teneur en bactéries.
**Keimhügel** *m. embryol.*: disque proligère.
**Keimsaft** *m. embryol.*: blastème.
**Keimstoff** *m. embryol.*: blastème.
**Keimung** *f.*: germination.
**keimwidrig** *adj.*: germicide.
**Keimzelle** *f.* 1): cellule germinative. 2): spore.
**Kelch** *m.*: calice, coupe.
**Kelchblatt** *n.*: sépale.
**kelchförmig** *adj.*: caliciforme, en forme de coupe.
**Keloid** *n. chir.*: chéloïde.
**Kennzeichen** *n.*: signe.
**Keratitis** *lat. ophthal.*: kératite, inflammation de la cornée.
**Kerbe** *f.*: encoche.
**Kern** *m.*: noyau, pépin; *anat.* geschweifter Kern: noyau caudé.
**Kerngerüstsubstanz** *n. anat.*: substance nucléaire.
**Kerngrundsubstanz** *f. anat.*: suc nucléaire.
**Kernkörperchen** *n. anat.*: nucléole.
**Kernsaft** *m. anat.*: suc nucléaire.
**Kernstar** *m. ophthal.*: cataracte nucléaire (variété de la cataracte zonulaire).
**Kernteilung** *f.*: segmentation du noyau.
**Kerion Celsi** *lat. int.*: sycosis parasitaire.
**Kerze** *f.*: bougie.
**Kette** *f.*: chaîne.
**kettenartig** *adj.*: en chaînettes.
**Kettencoccus** *m.*: streptocoque.
**Kettensäge** *f. chir.*: scie à chaîne.
**keuchen** *v.*: haleter.

**Keuchhusten** *m.*: coqueluche.
**Keule** *f.* 1): massue. 2) *anat.*: pyramide postérieure (du bulbe rhachidien).
**keulenförmig** *adj.*: en massue.
**Kiefer** *m.*: mâchoire.
**Kiefergelenk** *n.*: articulation temporo-maxillaire.
**Kieferhöhle** *f. anat.*: antre d'Highmore, antre du maxillaire supérieur.
**Kieferklemme** *f.*: trisme, spasme maxillaire.
**Kiel** *m.*: carène.
**Kieme** *f. embryol.*: branchie.
**Kiemenbögen** *plur. embryol.*: arcs viscéraux *ou* branchiaux.
**Kiemenspalten** *plur. embryol.*: fentes viscérales *ou* branchiales.
**Kies** *m.*: gravier.
**Kieselerde** *f.*: silice.
**Kieselsäure** *f. chim.*: acide silicique.
**Kina** = China *v. c. t.*
**Kind** *n.*: enfant.
**Kindbett** *n.*: couches.
**Kindbettfieber** *n. vulg.*: fièvre puerpérale.
**Kinderernährung** *f.*: alimentation des enfants.
**Kinderheilkunde** *f.*: pédiatrie.
**Kinderlähmung** *f. int.*: paralysie infantile.
**Kindermehl** *m.*: préparation farineuse pour l'alimentation des enfants.
**Kindheit** *f.*: enfance.
**Kindslage** *f. obst.*: présentation du foetus.
**Kindsmord** *m. leg.*: infanticide.
**Kindspech** *n. obst.*: méconium (contenu visqueux de l'intestin du foetus).
**Kinn** *n.*: menton.
**Kinnbacken** *m.*: mâchoire.
**Kinnbackenkrampf** *m.*: trisme.
**Kinnflechte** *f.*: mentagre.
**kippen** *v.*: basculer.
**Kirchhof** *m. hyg.*: cimetière.
**Kirsche** *f.*: cerise.
**Kirschenstiele** *m. plur.*: queues de cerises.
**Kirschlorbeer** *m. pharm.*: laurier-cerise.
**Kissen** *n.*: coussin.
**Kissingen** *pr.*: ville d'eau avec des sources sulfatées-sodiques et chlorurées en Bavière.
**Kitt** *m.*: ciment.
**Kittsubstanz** *f. anat.*: ciment, substance unissante, matière intercellulaire.
**Kitzel** *m.*: chatouillement.
**kitzeln** *v.*: chatouiller.
**Kitzler** *m. anat.*: clitoris.
**klaffend** *adj.*: béant.
**Klage** *f.*: plainte.
**Klammer** *f. chir.*: crampon, pince; Malgaignesche Klammer: griffe de Malgaigne.
**Klang** *m.*: son.
**Klangfarbe** *f.*: timbre.
**klanglos** *adj.*: aphone, sans sonorité.
**Klappdeckel** *m. anat.*: opercule de l'insula de Reil.
**Klappe** *f.*: valvule, soupape.
**Klappenerkrankung** *f.*: lésion valvulaire (du coeur).
**Klappenfehler** *m. int.*: vice de coeur causé par une lésion des valvules.
**Klappenzipfel** *m.*: extrémité d'une valvule (du coeur).
**klar** *adj.*: clair, limpide.
**Klatschen** *n.*: claquement.
**Klaue** *f.*: griffe.
**Klebemittel** *n.*: agglutinatif.
**kleben** *v.*: adhérer, coller.
**Klebepflaster** *n.*: emplâtre adhésif.
**Kleber** *m.*: gluten.
**Klebermehl** *n.*: aleurone, substance azotée des graines.
**klebrig** *adj.*: gluant, visqueux.
**Kleesäure** *f.*: acide oxalique.
**Kleiderlaus** *f.*: pou de corps.
**Kleie** *f.*: son.
**kleienartig** *adj.*: furfuré.
**Kleienbad** *n.*: bain de son.
**kleinblasig** *adj. int.*: à petites bulles.
**Kleinfingerballen** *m. anat.*: éminence hypothénar.
**Kleinfingerrand** *m.*: bord ulnaire (de la main).
**Kleinhirn** *n.*: cervelet.
**Kleinhirnschenkel** *m.* = Kleinhirnstiel *v. c. t.*
**Kleinhirnstränge** *plur. anat.*: faisceaux cérébelleux.

**Kleinhirnseitenstrangbahn** *f. anat.*: faisceau cérébelleux direct.
**Kleinhirnstiel** *m. anat.*: pédoncle du cervelet.
**Kleinkinderbewahranstalt** *f.*: crèche, asile pour les jeunes enfants.
**kleinlappig** *adj.*: lobulaire.
**Kleister** *m.*: colle d'amidon.
**Klemme** *f.*: pince.
**Klima** *n.*: climat.
**Klimax** *f. obst.*: ménopause.
**Klinge** *f.*: lame.
**Klingen** *n.*: tintement.
**Kliniker** *m.*: clinicien.
**klinisch** *adj.*: clinique.
**Kloake** *f.*: cloaque, égout.
**Klopfen** *n.*: palpitation, pulsation.
**Klumpen** *m.*: grumeau.
**Klumpfuss** *m.*: pied-bot.
**Klumphand** *f.*: main-bote.
**Klystier** *n.*: lavement.
**Klystierspritze** *f.*: clysopompe.
**Knappschaftsarzt** *m.*: médecin d'un syndicat d'ouvriers mineurs.
**Knarren** *n.*: craquement, crépitation.
**Knäuel** *m.*: pelote, glomérule.
**Knäueldrüse** *f. anat.*: glande glomérulée.
**Knebeladerpresse** *f. chir.*: tourniquet.
**Kneipen** *n. vulg.* = Grimmen *v. c. t.*
**Kneippkur** *f.*: cure d'après l'abbé Kneipp.
**kneten** *v.*: malaxer, pétrir, masser.
**Knetung** *f.*: massage.
**Knickung** *f.*: coudure, flexion; Knickung nach vorne: antéflexion; Knickung nach hinten: rétroflexion (de l'utérus).
**Knie** *n.*: genou.
**Kniebeuge** *f.*: jarret.
**Kniebinde** *f.*: genouillère.
**Knieellenbogenlage** *f. obst.*: position sur les coudes et les genoux.
**knieförmig** *adj.*: genouillé, coudé.
**Kniehöcker** *m. anat.*: corps genouillé.
**Kniekehle** *f.*: creux poplité.
**Knielage** *f. obst.*: présentation du siège décomplété mode des genoux.
**Kniephänomen** *n.* = Kniereflex *v. c. t.*
**Kniereflex** *m. int.*: réflexe rotulien.
**Kniescheibe** *f. anat.*: rotule.
**Knieschere** *f. chir.*: ciseaux coudés.
**Knieschwamm** *m. vulg.*: tumeur blanche du genou.
**knirschen** *v.*: grincer.
**knistern** *v.*: crépiter.
**Knisterrasseln** *n.*: crépitation, râles crépitants.
**Knoblauch** *m.*: ail.
**knoblauchartig** *adj.*: alliacé.
**Knöchel** *m.*: malléole.
**Knochen** *m.*: os.
**Knochenbalken** *m. anat.*: trabécule osseux.
**Knochenbruch** *m.*: fracture.
**Knochenfrass** *m. vulg.*: carie.
**Knochengerüst** *n.*: charpente osseuse, squelette.
**Knochengewebe** *n.*: tissu osseux.
**Knochengrundsubstanz** *f.*: substance fondamentale des os.
**Knochenhaut** *f.*: périoste.
**Knochenhautentzündung** *f.*: périostite.
**Knochenkanälchen** *n.*: canalicule osseux.
**Knochenkörperchen** *n.*: ostéoblaste, corpuscule osseux.
**Knochenleim** *m.*: gélatine.
**Knochenmark** *m.*: moelle des os.
**Knochennaht** *f. chir.*: suture osseuse.
**Knochennarbe** *f.*: cal.
**Knochenschere** *f. chir.*: ostéotome, cisailles à opérations.
**Knochensplitter** *m.*: esquille.
**Knochenzange** *f.* = Knochenschere *v. c. t.*
**Knochenzelle** *f.*: cellule osseuse.
**Knochensequester** *m.*: séquestre, portion d'un os nécrotisée et maintenue dans les tissus.
**knöchern** *adj.*: osseux.
**knollig** *adj.*: tubéreux.
**Knopf** *m.* 1): bouton. 2): noeud.
**Knopfloch** *n.*: boutonnière.
**Knopfnaht** *f. chir.*: suture à points séparés.
**Knorpel** *m.*: cartilage.
**knorpelartig** *adj.*: cartilagineux.
**Knorpelgeschwulst** *f.*: chondrome.
**Knorpelgrundsubstanz** *f.*: substance fondamentale des cartilages.
**Knorpelhaut** *f.*: périchondre.

**knorpelig** *adj.*: cartilagineux.
**Knorpelleim** *m.*: chondrine.
**Knorren** *m.*: tubérosité.
**Knospe** *f.*: bourgeon.
**Knospung** *f.*: gemmation.
**Knötchen** *n.*: papule, nodosité.
**Knoten** *m.* 1): tubercule, condyle, ganglion. 2): noeud.
**knotig** *adj.*: noueux.
**Kochen** *n.*: cuisson, coction.
**Kochsalz** *n.*: sel de cuisine.
**Kochsalzlösung** *f.*: eau salée; physiologische Kochsalzlösung: sérum artificiel, sérum salin.
**Kochtopf** *m.*: marmite.
**Koffeïn** *n. pharm.*: caféine.
**Kohl** *m.*: chou.
**Kohle** *f.*: charbon.
**Kohlenbecken** *n.*: réchaud.
**Kohlenhydrate** *plur. chim.*: corps hydrocarbonés.
**Kohlenoxyd** *n. chim.*: oxyde de carbone.
**kohlensauer** *adj. chim.*: en combinaison avec l'acide carbonique; kohlensaurer Kalk: carbonate de chaux.
**Kohlensäure** *f.*: acide carbonique.
**Kohlenstaublunge** *f. int.*: poumon atteint d'anthracosis.
**Kohlenstoff** *m.*: carbone.
**Kohlenwasserstoff** *m. chim.*: hydrocarbure.
**Koht** *m.* = Kot *v. c. t.*
**Kokaïn** *n. pharm.*: cocaïne.
**Kokkelskörner** *plur. pharm.*: coque du levant.
**Kolben** *m.*: matras, cornue.
**Kolik** *f.*: colique.
**Kollern** *n.*: borborygmes.
**Kollodium** *n. pharm.*: collodion.
**Kolloïd** *n. chim.*: substance colloïde.
**Kolophonium** *n. pharm.*: colophane.
**Koloquinte** *f. pharm.*: coloquinte.
**Kolpeurynter** *m. obst.*: dilatateur du vagin.
**Kolpitis** *f.*: inflammation du vagin.
**komatös** *adj.*: comateux.
**Kommabacillus** *m.*: bacille virgule.
**Kommissur** *f.*: commissure.
**Kompass** *m.*: boussole.
**kompensatorisch** *adj.*: compensateur.
**Komplementärraum** *m. anat.*: espace complémentaire; Komplementärraum der Pleura: cul-de-sac de la plèvre.
**kompliciert** *adj.*: compliqué; komplicierter Bruch: fracture compliquée *ou* ouverte.
**Kompressionsverband** *m.*: bandage compressif.
**komprimiert** *adj.*: comprimé.
**Königssalbe** *f. pharm.*: onguent basilicon.
**Königswasser** *n. chim.*: eau régale, acide nitro-muriatique.
**konkav** *adj.*: concave.
**konservativ** *adj.*: conservateur.
**Konservierung** *f.*: conservation.
**Konsistenz** *f.*: consistance.
**Kontagium** *n.*: contage.
**Kontentivverband** *m.*: bandage contentif.
**kontinuierlich** *adj.*: continu.
**Kontinuitätstrennung** *f.*: solution de continuité.
**Kontractur** *f.*: contraction, rétrécissement.
**konvex** *adj.*: convexe.
**Konvexitätsmeningitis** *f.*: méningite de la convexité.
**Kopaivabalsam** *m. pharm.*: baume de copahu.
**Kopf** *m.*: tête.
**Kopfbein** *n. anat.*: grand os (du carpe).
**Kopfblutgeschwulst** *f. obst.*: céphalématome.
**Köpfchen** *n.*: condyle, petite tête.
**Kopfgeschwulst** *f. obst.*: céphalématome.
**Kopfgrind** *m. vulg.*: teigne du cuir chevelu.
**Kopfhaar** *n.*: chevelure.
**Kopfhaut** *f.*: peau de la tête; behaarte Kopfhaut: cuir chevelu.
**Kopfkissen** *n.*: oreiller.
**Kopfkrümmung** *f. obst.* Kopfkrümmung der Zange: courbure céphalique du forceps.
**Kopflage** *f. obst.*: présentation de la tête, présentation de l'extrémité céphalique.
**Kopflaus** *f.*: pou de la tête.
**Kopfnaht** *f. chir.*: suture entrecoupée.

**Kopfnicker** *m. anat.*: muscle sterno-cléido-mastoïdien.
**Kopfschmerz** *m.*: céphalagie, mal de tête.
**Kopftetanus** *m.*: tétanos céphalique.
**Kopfweh** *n.*: mal de tête.
**Kork** *m.*: liège.
**korkig** *adj.*: subéreux.
**Korkpfropf** *m.*: bouchon de liège.
**korkzieherförmig** *adj.*: en tire-bouchon.
**Korn** *n.*: graine, blé.
**Kornährenverband** *m. chir.*: croisé, spica.
**Körnchen** *n.*: granule.
**Körnerkrankheit** *f. ophthal.*: formation anormale de follicules dans les conjonctives.
**Körnerschicht** *f. anat.*: couche granuleuse (de la rétine).
**körnig** *adj.*: granuleux.
**Kornzange** *f. chir.*: pince à pansements.
**Körper** *m.*: corps.
**Körperbeschaffenheit** *f.*: complexion, constitution du corps.
**Körperchen** *n.*: corpuscule.
**Körpergrösse** *f.*: taille.
**Körperhaltung** *f.*: attitude du corps.
**Körperhaushalt** *m.*: économie de l'organisme.
**Körperkreislauf** *m. physiol.*: grande circulation.
**körperlich** *adj.*: corporel.
**korrigierend** *adj.*: correcteur.
**Kossoblüten** *plur. pharm.*: cousso.
**Kost** *f.*: régime.
**kosten** *v.*: goûter.
**Kostration** *f.*: ration alimentaire.
**Kot** *m.*: excrément.
**Kotentleerung** *f.*: défécation, évacuation alvine.
**Koterbrechen** *n.*: vomissement fécal.
**Kotfistel** *f.*: fistule stercorale.
**kotig** *adj.*: fécal, stercoral.
**Kottumor** *m.*: tumeur stercorale.
**Kotverhaltung** *f.*: constipation.
**Krachen** *n.*: craquement.
**Kraft** *f.*: force.
**Kraftbier** *n.*: bière riche en principes alimentaires.
**kräftigen** *v.*: fortifier.
**Kraftmehl** *n.*: farine très riche en principes alimentaires.
**Kragen** *m.*: collet; *vulg.* spanischer Kragen: paraphimose.
**Krähenaugentinktur** *f. pharm.*: teinture de noix vomique.
**Kralle** *f.*: griffe.
**Krampf** *m.*: crampe, spasme, convulsion.
**Krampfader** *f.*: varice.
**Krampfaderbruch** *m.*: varicocèle.
**krampfhaft** *adj.*: convulsif.
**Krampfhusten** *m. vulg.*: coqueluche.
**krampflindernd** *adj.*: antispasmodique.
**Krampfwehen** *plur. obst.*: contractions utérines spasmodiques pendant le travail.
**krank** *adj.*: malade.
**kränkeln** *v.*: être maladif.
**Krankenanstalt** *f.*: infirmerie, hôpital.
**Krankengeschichte** *f.*: observation.
**Krankenhaus** *n.*: hôpital.
**Krankenheil** *pr.*: station balnéaire avec des eaux chlorurées en Bavière.
**Krankenpflege** *f.*: soins à donner aux malades.
**Krankenpfleger** *m.*: infirmier.
**Krankenpflegerin** *f.*: infirmière.
**Krankenschwester** *f.*: soeur de charité.
**Krankenträger** *m.*: brancardier.
**Krankenuntersuchung** *f.*: examen du malade.
**Krankenversicherung** *f.*: assurance contre les maladies.
**Krankenvorgeschichte** *f.*: antécédents du malade.
**Krankenwagen** *m.*: fourgon d'ambulance.
**Krankenwärter** *m.*: garde-malade.
**Krankenwärterin** *f.*: garde-malade.
**krankhaft** *adj.*: maladif, anormal.
**Krankheit** *f.*: maladie.
**Krankheitsbild** *n.*: tableau clinique de la maladie.
**Krankheitserreger** *m.*: agent pathogène.
**Krankheitsherd** *m.*: foyer de la maladie.
**kränklich** *adj.*: maladif, infirme.
**Kranz** *m.*: couronne, aréole.
**Kranzarterie** *f.*: artère cardiaque.
**Kranznaht** *f. anat.*: suture coronale.
**Kranzvene** *f.*: veine cardiaque.

**Krater** *m.*: cratère.
**Krätze** *f.*: gale.
**kratzen** *v.*: égratigner, gratter.
**krätzig** *adj.*: galeux.
**Krätzmilbe** *f.*: sarcopte de la gale.
**Kratzwunde** *f.*: égratignure.
**kraus** *adj.*: crispé.
**Kraut** *n.*: herbe.
**Kräutersäfte** *plur. pharm.*: sucs d'herbes.
**Kräuterwein** *m.*: vin aromatique.
**Krebs** *m.*: cancer, carcinom; weicher Krebs: encéphaloïde.
**Krebsgeschwulst** *f.*: tumeur cancéreuse.
**Krebskranker** *m.*: cancéreux.
**Krebsmilch** *f.*: suc cancéreux.
**Krebssaft** *m.*: suc cancéreux.
**Krebsserum** *n.*: sérum anticancéreux.
**Kreide** *f.*: craie.
**kreidig** *adj.*: crayeux.
**Kreis** *m.*: cercle.
**kreisförmig** *adj.*: circulaire, orbiculaire.
**Kreislauf** *m.*: circulation.
**Kreislaufstörung** *f.*: trouble de la circulation.
**Kreissbett** *n. obst.*: lit de travail.
**Kreissende** *f. obst.*: parturiente.
**Kreisssaal** *m. obst.*: salle de travail.
**Kreosot** *n.*: créosote.
**krepitieren** *v.*: crépiter.
**Kresse** *f.*: cresson.
**Kretinismus** *m.*: crétinisme.
**Kreuz** *n. vulg.*: reins.
**Kreuzbänder** *plur. anat.*: ligaments croisés.
**Kreuzbein** *n.*: sacrum.
**Kreuzbeinflügel** *plur. anat.*: ailerons du sacrum.
**Kreuzbeinhörner** *plur. anat.*: cornes du sacrum.
**Kreuzbeinkrümmung** *f.*: courbure du sacrum.
**Kreuzdorn** *m. pharm.*: nerprun.
**kreuzförmig** *adj.*: crucial, en forme de croix.
**Kreuznach** *pr.*: ville d'eau avec des sources chlorurées dans la Prusse Rhénane.
**Kreuzotter** *f.*: vipère commune.
**Kreuzschnitt** *m.*: incision cruciale.
**Kreuzung** *f.* 1): entre-croisement. 2): métissage.
**Kreuzweh** *n. vulg.*: mal aux reins.
**Kribbelkrankheit** *f.*: ergotisme.
**kribbeln** *v.*: fourmiller.
**Kriegschirurgie** *f.*: chirurgie militaire.
**Krippe** *f.*: crèche.
**Kristall** = Krystall *v. c. t.*
**Kronblatt** *n.*: pétale.
**Krone** *f.*: couronne, corolle.
**Kronennaht** *f. anat.*: suture coronale.
**Kronfortsatz** *m.*: apophyse coronoïde.
**Kropf** *m.*: goître.
**Kröte** *f.*: crapaud.
**Krotonöl** *n.*: huile de croton.
**Kroup** *m. int.*: croup.
**Krücke** *f.*: béquille.
**krumm** *adj.*: courbe.
**Krummdarm** *m. anat.*: iléon, partie iléale de l'intestin.
**krummlinig** *adj.*: curviligne, courbe.
**Krümmung** *f.*: courbure, incurvation.
**Krüppel** *m.*: estropié.
**Kruste** *f.*: croûte.
**kryptogenetisch** *adj.*: d'origine inconnue.
**Krystall** *m.*: cristal.
**krystallhell** *adj.*: limpide.
**krystallinisch** *adj.*: cristallin.
**Krystallisieren** *n.*: cristallisation.
**Krystallkörper** *m. anat.*: cristallin (de l'oeil).
**Kubebe** *f. pharm.*: cubèbe.
**Kubikgehalt** *m.*: cubage.
**Küche** *f.*: cuisine.
**Kuchen** *m.*: gateau.
**Kudowa** *pr.*: ville d'eau avec des sources ferrugineuses en Silésie (Prusse).
**Kugel** *f.*: balle, globe, boule.
**Kugelbacterie** *f.*: coccobactérie.
**Kügelchen** *n.*: boulette, globule.
**Kugelgelenk** *n. anat.*: enarthrose.
**Kugelsonde** *f. chir.*: sonde à boule.
**Kugelzange** *f. chir.*: pince tire-balle.
**kühlend** *adj.*: rafraîchissant.
**Kuhmilch** *f.*: lait de vache.
**Kuhpocken** *f. plur.*: vaccine, cowpox.
**Kuhpockenimpfung** *f.*: vaccination.
**Kuhpockenlymphe** *f.*: vaccin.
**Kultur** *f.*: culture.
**Kunstfehler** *m.* ärztlicher Kunstfehler:

faute commise dans l'exercise de l'art médical.
**Kunstgriff** *m.*: manoeuvre.
**künstlich** *adj.*: artificiel; *obst.* künstliche Einleitung der Geburt: accouchement provoqué.
**Kupfer** *n.*: cuivre.
**Kupferfinne** *f.*: couperose.
**Kupfernase** *f.*: couperose.
**Kuppe** *f.*: sommet.
**Kur** *f.*: cure.
**Kurbel** *f.*: manivelle.
**Kürbis** *m.*: courge.
**Kürette** *f.*: curette.
**Kurort** *m.*: station médicale.
**Kurpfuscher** *m.*: charlatan.
**Kurpfuscherei** *f.*: exercise illégale de la médecine, charlatanisme.
**Kürschnernaht** *f.*: suture du pelletier *ou* en surjet.
**Kurve** *f.*: courbe.
**kurzatmig** *adj.*: essoufflé.
**Kurzatmigkeit** *f.*: essoufflement.
**Kürze** *f.*: brièveté.
**Kurzluftigkeit** *f.*: essoufflement.
**Kurzsichtigkeit** *f.*: myopie.
**Kussmaul-Landrysche Krankheit** *f. int.*: paralysie ascendante aiguë.
**Kutikularsaum** *m. anat.*: plateau, épaississement de l'extrémité libre de certaines cellules épithéliales.
**Kyphose** *f. chir.*: cyphose.

## L.

**Lab** *n. physiol.*: présure, ferment lab.
**Labiaten** *plur. pharm.*: labiées.
**Labmagen** *m.*: caillette (des ruminants).
**Laboratorium** *n.*: laboratoire.
**Labrum glenoidale** *lat. anat.*: bourrelet cotyloïde.
**Labyrinth** *n. anat.*: labyrinthe.
**Lacertus fibrosus** *lat. anat.*: expansion aponévrotique du biceps brachial.
**Lache** *f.*: mare.
**Lachgas** *n.*: gaz hilarant.
**Lachmuskel** *m.*: risorius de Santorini.
**Lack** *m.*: laque.
**Lackmus** *m. chim.*: tournesol.
**Lackmuspapier** *n.*: papier de tournesol.
**Lactuca** *lat. pharm.*: laitue.
**Lacuna muscularis** *lat. chir.*: espace interstitiel pour le passage des muscles au-dessous de l'arcade crurale.
**Lacuna vasorum** *lat. chir.*: espace interstitiel pour le passage des vaisseaux au-dessous de l'arcade crurale.
**Lacunae urethrales** *lat. anat.*: lacunes de Morgagni (de la muqueuse de l'urèthre).
**Lage** *f.*: couche; *obst.* Lage der Frucht: présentation du foetus.
**Lagerung** *f.*: décubitus, position.
**Lageveränderung** *f.*: changement d'attitude, changement de présentation.
**lähmen** *v.*: paralyser.
**Lähmung** *f.*: paralysie.
**Lake** *f.*: saumure.
**Lakritze** *f. pharm.*: réglisse.
**Lambdanaht** *f. anat.*: suture lambdoïde.
**Lamelle** *f.*: lame, lamelle.
**lamellenförmig** *adj.*: lamellaire, lamelleux.
**Lamina** *lat. anat.*: lame.
  **Lamina basilaris**: portion membraneuse de la lame spirale.
  **Lamina cribrosa**: lame criblée de l'ethmoïde.
  **Lamina papyracea**: lame papyracée (de l'ethmoïde.)
  **Lamina perpendicularis**: lame perpendiculaire de l'ethmoïde.
  **Lamina spiralis ossea**: portion osseuse de la lame spirale.
**Laminaria** *lat. pharm.*: laminaire.
**Lamm** *n.*: agneau.
**Lancette** *f.* = Lanzette *v. c. t.*
**Landrysche Krankheit** *f. int.*: paralysie ascendante aiguë.
**Langlebigkeit** *f.*: longévité.
**Längsachse** *f.*: grand axe.
**langsam** *adj.*: lent; langsamer Puls: pouls rare.
**Längsbruch** *m.*: fracture longitudinale.
**Langschädel** *m.*: dolichocéphale.
**Längsstreifung** *f.*: striation longitudinale.
**Lanugo** *lat. anat.*: poil follet.

**Lanzette** *f.*: lancette.
**lanzettenförmig** *adj.*: lancéolé.
**lanzinierend** *adj.*: lancinant.
**Läppchen** *n.*: lobule.
**Lappen** *m.*: lobe, lambeau, bourgeon.
**Lappenwunde** *f.*: plaie à lambeau.
**lappig** *adj.*: lobé.
**Laquear vaginae** *invet.* = Fornix vaginae *v. c. t.*
**Laqueus** *lat. anat.*: ruban de Reil.
**larviert** *adj.*: larvé.
**Laryngitis** *f. int.*: laryngite.
**Lateralsklerose** *f. int.*: sclérose des cordons latéraux.
**Lattich** *m.*: laitue.
**Latwerge** *f. pharm.*: électuaire, confection.
**lau** *adj.*: tiède.
**Lauch** *m.*: ail, poireau.
**Lauge** *f.*: lessive.
**Laus** *f.*: pou.
**lauwarm** *adj.*: tiède.
**Lavendel** *m. pharm.*: lavande.
**Lävulose** *f. chim.*: lévulose.
**laxieren** *v.*: purger.
**Laxiermittel** *n.*: purgatif.
**Lazarett** *n.*: hôpital.
**leben** *v.*: vivre.
**Lebensalter** *n.*: âge.
**Lebensbaum** *m. pharm.*: thuia.
**lebensfähig** *adj. leg.*: viable.
**Lebensfähigkeit** *f. leg.*: viabilité.
**Lebenskraft** *f.*: force vitale.
**Lebensschwäche** *f.*: faiblesse.
**Lebensunfähigkeit** *f. leg.*: non-viabilité.
**Lebensverrichtung** *f.*: fonction vitale.
**Lebensversicherung** *f.*: assurance sur la vie.
**Lebensweise** *f.*: manière de vivre, régime.
**Leber** *f.*: foie.
**Leberanschoppung** *f.*: engorgement du foie.
**Leberatrophie** *f. int.*: atrophie du foie; akute gelbe Leberatrophie: atrophie jaune aiguë du foie.
**Lebercirrhose** *f. int.*: cirrhose du foie.
**Leberdämpfung** *f. int.*: matité du foie.
**Leberegel** *m. int.*: distome, douve du foie.
**Leberentzündung** *f.*: hépatite.
**Leberfleck** *m.*: tache hépatique.
**Leberpuls** *m. int.*: battements hépatiques.
**Leberthran** *m.*: huile de foie de morue.
**leblos** *adj.*: inanimé.
**Leder** *n.*: cuir.
**Lederhaut** *f.*: derme.
**Lederknarren** *n. int.*: bruit de cuir neuf.
**leer** *adj.*: vide; *int.* leerer Schall: son mat.
**Leerdarm** *m. anat.*: jéjunum.
**Leerheit** *f.*: vacuité, matité.
**Lefze** *f.*: lèvre.
**Legierung** *f.*: alliage.
**Lehrbuch** *n.*: traité.
**Lehrstuhl** *m.*: chaire.
**Leib** *m.* 1): corps. 2): abdomen, ventre; eingezogener Leib: ventre rétracté.
**Leibarzt** *m.*: médecin attaché à un grand personnage.
**Leibbinde** *f.*: ceinture, bandage de corps.
**Leibesdecke** *f.*: tégument.
**Leibesfrucht** *f.*: foetus.
**Leibeshöhle** *f.*: cavité pleuro-péritonéale.
**Leibeshülle** *f.*: tégument.
**Leibesöffnung** *f. vulg.*: défécation.
**Leibesübung** *f.*: exercice corporel.
**Leibgrimmen** *n. vulg.*: coliques.
**Leibkollern** *n.*: borborygme.
**leiblich** *adj.*: corporel.
**Leibschaden** *m. vulg.*: hernie.
**Leibschneiden** *n. vulg.*: coliques.
**Leibstuhl** *m. vulg.*: chaise percée.
**Leibwäsche** *f.*: linge de corps.
**Leichdorn** *m.*: cor aux pieds.
**Leiche** *f.*: cadavre.
**leichenartig** *adj.*: cadavéreux.
**leichenblass** *adj.*: livide.
**Leichenerscheinung** *f.*: phénomène cadavérique.
**Leichenfett** *n.*: gras de cadavres.
**Leichenfleck** *m. leg.*: lividité cadavérique.
**Leichengift** *n.*: ptomaïne.
**Leichenhaus** *n.*: morgue.

**Leichenöffnung** *f.*: autopsie.
**Leichenschau** *f*: constatation de décès.
**Leichenstarre** *f.*: rigidité cadavérique.
**Leichenverbrennung** *f.*: crémation.
**Leichenwachs** *n.*: adipocire.
**Leichnam** *m.*: cadavre.
**Leiden** *n.*: maladie.
**leiden** *v.*: souffrir.
**Leidenschaft** *f.*: passion.
**Leim** *m.*: colle.
**leimig** *adj.*: gluant, collant.
**Leimzucker** *m. chim.*: glycocolle.
**Lein** *m. pharm.*: lin.
**Leinsamenkataplasma** *n.*: cataplasme de farine de lin.
**Leinwand** *f.*: toile de lin.
**Leiomyom** *n.*: myome à fibres lisses.
**Leiste** *f. anat.* 1): aine. 2): hélix.
**Leistenbeuge** *f.*: pli de l'aine.
**Leistenbruch** *m.*: hernie inguinale.
**Leistengegend** *f.*: région inguinale.
**Leistenhernie** *f.*: hernie inguinale.
**Leistenhoden** *m.*: testicule dans le canal inguinal.
**Leistenkanal** *m.*: canal inguinal.
**Leistenring** *m.*: anneau inguinal.
**Leiter** *m. physic.*: conducteur.
**Leitfaden** *m.*: manuel.
**Leitungsbahn** *f.*: voie de transmission.
**Leitungssonde** *f.*: cathéter, conducteur.
**Lemniscus** *lat. anat.*: ruban de Reil.
**Lenden** *f. plur.*: lombes.
**Lendenanschwellung** *f.*: renflement lombaire (de la moelle épinière).
**Lendengegend** *f.*: région lombaire.
**Lendenknoten** *m. anat.*: ganglion nerveux lombaire.
**Lendenwirbel** *m.*: vertèbre lombaire.
**Lepra** *f.*: lèpre.
**Leprakrankenhaus** *n.*: léproserie.
**leprös** *adj.*: lépreux.
**Leseproben** *plur. ophthal.*: échelles de caractères d'imprimerie.
**letal** *adj.*: mortel.
**lethal** *adj.* = letal *v. c. t.*
**Leuchtgas** *n.*: gaz d'éclairage.
**Leukämie** *f. int.*: leucémie.
**Levico** *pr.*: ville d'eau avec des sources ferrugineuses et arsénicales dans le Tyrol (Autriche).
**Licht** *n.*: lumière.
**lichtbrechend** *adj. physic.*: réfringent.
**Lichtbüschel** *n. physic.*: pinceau de lumière.
**Lichtkur** *f.*: cure de lumière.
**Lichtscheu** *f.*: photophobie, sensibilité exagérée d'oeil à la lumière.
**Lichtsinn** *m.*: sens lumineux.
**Lichtstrahl** *m.*: rayon lumineux.
**Lichtweite** *f.*: calibre.
**Lid** *n.*: paupière.
**Lidhalter** *m. ophthal.*: releveur de la paupière, blépharostat.
**Lidkrampf** *m.*: blépharospasme, convulsions du muscle orbiculaire des paupières.
**liegend** *adj.*: couché.
**Ligamentum** *lat. anat.*: ligament.
  **Ligamenta cruciata**: ligaments croisés.
  **Ligamenta flava**: ligaments jaunes.
  **Ligamentum Gimbernati** *invet.* = Ligamentum lacunare *v. c. t.*
  **Ligamentum ileofemorale**: ligament de Bertin.
  **Ligamentum inguinale**: arcade crurale.
  **Ligamentum lacunare**: ligament de Gimbernat.
  **Ligamentum latum uteri**: ligament large de l'utérus.
  **Ligamentum Poupartii**: arcade crurale.
  **Ligamentum sacrospinosum**: petit ligament sciatique.
  **Ligamentum sacrotuberosum**: grand ligament sciatique.
  **Ligamentum stylomandibulare**: ligament stylo-maxillaire.
  **Ligamentum teres femoris**: ligament rond *ou* intra-articulaire.
  **Ligamentum teres hepatis**: ligament falciforme.
  **Ligamentum teres uteri**: ligament rond de la matrice.
**Limatura Martis** *lat. pharm.*: limaille porphyrique.
**Lindenblüten** *plur. pharm.*: fleurs de tilleul.
**lindern** *v.*: adoucir, calmer.
**Linderungsmittel** *n.*: lénitif, calmant.

**Linea** *lat. anat.*: ligne.
**Linea alba**: ligne blanche (de l'abdomen).
**Linea arcuata**: ligne innominée (de l'os iliaque).
**Linea aspera**: ligne âpre (du fémur).
**Linea mylohyoidea**: ligne maxillaire interne.
**Linea obliqua mandibulae**: ligne maxillaire externe.
**Linea poplitea**: ligne oblique (du tibia).
**Linea semicircularis Douglasii**: pli semi-lunaire de Douglas.
**Lingula cerebelli** *lat. anat.*: extrémité antérieure du vermis superior.
**Lingula mandibulae** *lat. anat.*: épine de Spix.
**Linie** *f.*: ligne.
**linienförmig** *adj.*: linéaire.
**Liniment** *n. pharm.*: liniment.
**linksdrehend** *adj.*: lévogyre.
**linkshändig** *adj.*: gaucher.
**Linse** *f.*: lentille: *anat.* Linse des Auges: cristallin.
**linsenförmig** *adj.*: lenticulaire.
**Linsenkapsel** *f. ophthal.*: cristalloïde.
**Linsenkern** *m.* 1) *anat.*: noyau lenticulaire. 2) *ophthal.*: noyau du cristallin.
**Linsenkörper** *m. ophthal.*: corps du cristallin.
**Linsenstar** *m. ophthal.*: cataracte lenticulaire.
**Linsentrübung** *f. ophthal.*: cataracte, opacité du cristallin.
**Lippe** *f.*: lèvre.
**Lippenblütler** *plur. pharm.*: labiées.
**lippenförmig** *adj.*: labié.
**Liquor ammonii anisatus** *lat. pharm.*: préparation composée d'ammoniaque, d'huile d'anis et d'alcool, employée comme expectorant.
**Liquor ammonii caustici** *lat. pharm.*: ammoniaque liquide.
**Liquor cerebrospinalis** *lat. anat.*: liquide céphalo-rhachidien.
**Liquor kalii caustici** *lat. pharm.*: liqueur de potasse, potasse caustique liquide.
**Liquor plumbi subacetici** *lat. pharm.*: extrait de Saturne.
**lobär** *adj.*: lobaire.
**Lobulus** *lat. anat.*: lobule.
**Lobulus centralis**: lobule central (du vermis superior).
**Lobulus paracentralis**: lobule paracentral.
**Lobulus quadrangularis cerebelli**: ailes du lobule central.
**Lobulus semilunaris superior cerebelli**: lobule du bourgeon terminal.
**Lobus** *lat. anat.*: lobe.
**Lobus caudatus hepatis**: lobe de Spigel *ou* éminence porte postérieure du foie.
**Lobi cerebri**: lobes du cerveau.
**Lobus pyramidalis glandulae thyreoideae**: pyramide de Lalouette.
**Lobus quadratus hepatis**: lobe carré *ou* éminence porte antérieure du foie.
**Loch** *n.*: trou.
**Lochien** *plur. obst.*: lochies.
**Locke** *f.*: boucle.
**locker** *adj.*: lâche, libre.
**Lockerung** *f.*: relâchement.
**Lockfeuer** *n. hyg.*: feu d'appel.
**Löffel** *m.*: cuiller, cuillerée; *chir.* scharfer Löffel: cuiller tranchante.
**Lohe** *f.*: tan.
**Lokalbefund** *m.*: état local.
**Lokalwirkung** *f.*: effet local.
**Lorbeer** *m. pharm.*: laurier.
**Lordosis** *lat. chir.*: lordose, ensellure.
**Löschpapier** *n.*: papier buvard.
**lose** *adj.*: lâche.
**lösen** *v.*: dissoudre.
**löslich** *adj.*: soluble.
**Löslichkeit** *f.*: solubilité.
**loslösen** *v.*: désinsérer, détacher.
**Lösung** *f.*: solution; *obst.* Lösung der Placenta: décollement du placenta.
**Lösungsmittel** *n.*: dissolvant.
**Lot** *n. physic.*: normale.
**löten** *v.*: souder.
**Lötrohr** *n. chim.*: chalumeau.
**Lücke** *f.*: lacune.
**Lues** *f.*: syphilis.
**Luft** *f.*: air; Aufenthalt in freier Luft: séjour au grand air.
**Luftbad** *n.*: bain d'air.
**Luftblase** *f.*: vésicule aérienne.

**luftdicht** *adj.*: hermétique.
**Luftdouche** *f.*: douche d'air.
**Luftembolie** *f.*: embolie gazeuse.
**luftförmig** *adj.*: aériforme.
**luftig** *adj.*: aéré.
**Luftkissen** *n.*: matelas d'air.
**Luftkurort** *m.*: station climatérique.
**Luftröhre** *f. anat.*: trachée-artère.
**Luftröhrenentzündung** *f.*: trachéite.
**Luftröhrenschnitt** *m.*: trachéotomie.
**Lüftung** *f.*: aérage.
**Luftwege** *m. plur.*: voies aériennes.
**Luftzug** *m.*: courant d'air.
**Lumbalanschwellung** *f. anat.*: renflement lombaire (de la moelle épinière).
**Lumbalpunktion** *f. int.*: ponction lombaire.
**Lumbalwirbel** *m. anat.*: vertèbre lombale.
**Lumen** *n.*: calibre.
**Lumpen** *m.*: chiffon.
**Lunge** *f.*: poumon.
**Lungenarterie** *f.*: artère pulmonaire.
**Lungenbläschen** *n.*: vésicule du poumon.
**Lungenblutung** *f.*: hémorrhagie pulmonaire.
**Lungenbrand** *m.*: gangrène pulmonaire.
**Lungenemphysem** *n. int.*: emphysème pulmonaire.
**Lungenentzündung** *f.*: pneumonie.
**Lungenfell** *n.*: plèvre.
**Lungenfellentzündung** *f.*: pleurésie.
**Lungenflügel** *m. vulg.*: lobe du poumon.
**Lungenkatarrh** *m. vulg.*: bronchite, congestion pulmonaire.
**lungenkrank** *adj.*: poitrinaire.
**Lungenkreislauf** *m. physiol.*: petite circulation, circulation pulmonaire.
**lungenleidend** *adj.*: poitrinaire.
**Lungenmagennerv** *m. anat.*: nerf pneumogastrique.
**Lungenprobe** *f. leg.* = Lungenschwimmprobe *v. c. t.*
**Lungenschall** *m. int.*: son pulmonaire.
**Lungenschlagader** *f. anat.*: artère pulmonaire.
**Lungenschwimmprobe** *f. leg.*: docimasie pulmonaire hydrostatique.
**Lungenschwindsucht** *f.*: phthisie pulmonaire.
**Lungenspitze** *f.*: sommet du poumon.
**Lupe** *f.*: loupe.
**Lustseuche** *f. rar.*: syphilis.
**luxieren** *v. chir.*: luxer.
**lymphatisch** *adj.*: lymphatique.
**Lymphbehälter** *m.*: citerne lymphatique.
**Lymphdrüse** *f.*: ganglion lymphatique.
**Lymphdrüsenentzündung** *f.*: lymphadénite.
**Lymphdrüsengeschwulst** *f.*: lymphadénome.
**Lymphe** *f.*: lymphe; Kochsche Lymphe: tuberculine.
**Lymphgefäss** *n.*: vaisseau lymphatique.
**Lymphknoten** *m.*: ganglion lymphatique.
**Lymphkörperchen** *n.*: leucocyte.
**Lymphom** *n.*: tumeur des ganglions lymphatiques.
**Lymphstrang** *m.*: cordon lymphatique.

## M.

**macerieren** *v.*: faire macérer.
**Maculae cribrosae** *lat. anat.*: taches criblées.
**Macula germinativa** *lat. embryol.*: tache germinative.
**Macula lutea** *lat. anat.*: tache jaune.
**Madenwurm** *m.*: oxyure.
**Magen** *m.*: estomac.
**Magenbeschwerde** *f.*: indigestion.
**Magendrücken** *n. vulg.*: douleurs d'estomac.
**Magendurchleuchtung** *f. int.*: éclairage de l'estomac par la transparence.
**Magenerweiterung** *f.*: dilatation de l'estomac.
**Magengegend** *f.*: épigastre, partie supérieure de l'abdomen.
**Magengeschwür** *n.*: ulcère de l'estomac.
**Magengrube** *f.*: creux épigastrique.
**Magenindisposition** *f.*: indigestion.
**Mageninhalt** *m.*: contenu stomacal.
**Magenkatarrh** *m.*: gastrite; leichter Magenkatarrh: embarras gastrique.
**Magenkrampf** *m.*: crampe d'estomac.
**Magenmittel** *n.*: stomachique.
**Magenpförtner** *m.* = Pylorus *v. c. t.*
**Magenpumpe** *f.*: pompe stomacale.

**Magensaft** *m.*: suc gastrique.
**Magensonde** *f.*: sonde oesophagienne.
**mager** *adj.*: maigre.
**Magerkeit** *f.*: maigreur.
**Magnesia** *f.*: magnésie.
**Magnet** *m.*: aimant.
**Magnetismus** *m.*: magnétisme.
**Mahagoniholz** *n.*: acajou.
**Mahlzahn** *m.*: dent molaire.
**Mahlzeit** *f.*: repas.
**Maiblume** *f.*: muguet.
**makroskopisch** *adj.*: macroscopique.
**Malaria** *f. int.*: impaludisme.
**Malleolus** *lat. anat.*: malléole.
**Malleus** *lat. anat.*: marteau.
**Malve** *f. pharm.*: mauve.
**Malz** *n.*: malt.
**Malzextrakt** *n. pharm.*: extrait de malt.
**Mamma** *lat. anat.*: sein.
**Mandel** *f.* 1) *pharm.*: amande. 2) *anat.*: amygdale.
**Mandelentzündung** *f. int.*: amygdalite.
**Mandelkern** *m. anat.*: noyau amygdalin.
**Mandelmilch** *f. pharm.*: lait d'amandes.
**Mandelseife** *f. pharm.*: savon amygdalin.
**Mandibula** *lat. anat.*: os maxillaire inférieur.
**Mangan** *n. chim.*: manganèse.
**Manna** *lat. pharm.*: manne.
**mannbar** *adj.*: nubile.
**Männchen** *n.*: mâle.
**männlich** *adj.*: mâle, viril.
**Mantelspalte** *f. anat.*: grande scissure interhémisphérique (du cerveau).
**Manubrium mallei** *lat. anat.*: manche du marteau.
**Manubrium sterni** *lat. anat.*: poignée sternale.
**Margo supraorbitalis** *lat. anat.*: arcade orbitaire.
**Marienbad** *pr.*: ville d'eau avec des sources sulfatées sodiques en Bohème (Autriche).
**Mark** *n.*: moelle; *anat.* verlängertes Mark: bulbe rhachidien, moelle allongée.
**markhaltig** *adj. anat.* markhaltige Nervenfaser: fibre nerveuse à myéline.
**Markierapparat** *m. physiol.*: appareil enregistreur.
**marklos** *adj. anat.*: sans myéline; marklose Nervenfaser: fibre de Remak.
**Markschwamm** *m. chir.*: fongus médullaire, tumeur encéphaloïde.
**Marksegel** *n. anat.* vorderes Marksegel: valvule de Vieussens; hinteres Marksegel: valvule de Tarin.
**marmoriert** *adj.*: marbré.
**Marschfähigkeit** *f.*: aptitude à faire des marches.
**Masche** *f.*: maille.
**Maschenwerk** *n.*: réseau.
**Masern** *f. plur.*: rougeole.
**masernartig** *adj.*: morbilliforme.
**Maske** *f.*: masque.
**Massanalyse** *f. chim.*: analyse par le titrage.
**Massenanhäufung** *f.*: encombrement.
**Massenerkrankung** *f.*: maladie faisant des victimes très nombreuses.
**Massenteilchen** *n. chim.*: molécule.
**massieren** *v.*: masser.
**mässig** *adj.*: modéré.
**Mässigkeit** *f.*: modération.
**Mastdarm** *m. anat.*: rectum.
**Mastdarmentzündung** *f.*: rectite.
**Mastdarmfistel** *f.*: fistule rectale.
**Mastdarmspiegel** *m.*: spéculum rectal.
**Mastdarmvorfall** *m.*: chute du rectum.
**mästen** *v.*: engraisser.
**Mastitis** *lat. obst.*: mammite, mastite.
**Mastkur** *f.*: traitement par la suralimentation.
**Masturbation** *f.*: onanisme.
**Materie** *f.* 1): matière. 2) *vulg.*: pus.
**Matratze** *f.*: sommier, matelas.
**Matratzennaht** *f. chir.*: suture à points passés.
**Matrix unguis** *lat. anat.*: matrice de l'ongle.
**matt** *adj.*: terne, mat, fatigué.
**maulbeerförmig** *adj.*: mûriforme.
**Maul- und Klauenseuche** *f. veterin.*: maladie aphtheuse.
**Maus** *f.*: souris.
**Mauserung** *f.*: mue.
**Maxilla** *lat. anat.*: os maxillaire.

**Maximalthermometer** *n.*: thermomètre maxima.
**M. D. S.** *pharm.* = **Misce, Da, Signa** *lat.*: mêlez, donnez, signez.
**Meatus** *lat. anat.*: méat, conduit.
**Meatus acusticus**: méat auditif.
**Mechanismus** *m.*: mécanisme.
**meckern** *v.*: chevroter.
**Meckerstimme** *f. int.*: voix chevrotante, égophonie.
**Medianebene** *f.*: plan antéro-postérieur (divisant le corps en deux moitiés égales).
**Mediastinum** *lat. anat.*: médiastin.
**medico-mechanisch** *adj.* medico-mechanisches Institut: établissement de gymnastique médicale faite à l'aide d'instruments.
**Medium** *n.* 1): médium. 2): milieu.
**Medizin** *f.*: médecine; gerichtliche Medizin: médecine légale.
**Medizinalpolizei** *f.*: police sanitaire.
**Medizinalrat** *m.*: membre du conseil d'hygiène.
**Mediziner** *m.*: médecin, étudiant en médecine.
**Medulla** *lat. anat.*: moelle.
**Medulla oblongata**: moelle allongée, bulbe rhachidien.
**Medullarkrebs** *m.*: cancer médullaire.
**Meerrettig** *m.*: raifort.
**Meerschweinchen** *n.*: cobaye.
**Mehl** *n.*: farine.
**mehlig** *adj.*: farineux.
**Mehrgebärende** *f. obst.*: multipare.
**Meissel** *m. chir.*: ciseau.
**meisseln** *v.*: gouger.
**Melancholie** *f.*: mélancolie.
**Melanicterus** *lat. int.*: ictère noir.
**Membrana** *lat. anat.*: membrane, lame.
**Membrana limitans**: membrane limitante (de la rétine).
**Membrana obturatoria**: membrane obturatrice.
**Membrana tympani**: membrane du tympan.
**Membrana vestibularis**: membrane de Reissner.
**Membrana vocalis** *incet.*: muqueuse de la corde vocale.
**Meningitis** *f.*: méningite.
**Mennige** *f. chim.*: minium.
**Menopause** *f.*: âge de retour, âge critique.
**Menstrualbeschwerde** *f.*: trouble menstruel.
**menstruieren** *v.*: avoir les règles.
**Mentagra** *f.*: mentagre, sycosis du menton.
**Merkmal** *n.*: signe.
**Merkpunkt** *m.*: point de repère.
**Mesenterium** *n. anat.*: mésentère.
**Mesogastrium** *lat. embryol.*: repli péritonéal de l'estomac foetal.
**Mesorectum** *lat. anat.*: repli péritonéal du rectum.
**messen** *v.*: mesurer.
**Messer** *m.*: instrument pour mesurer.
**Messer** *n.*: bistouri, couteau.
**Messerklinge** *f.*: lame.
**messerspitzenweise** *adv.*: par pincées.
**Messing** *n.*: laiton.
**Messung** *f.*: mensuration.
**Metall** *n.*: métal.
**metallisch** *adj.*: metallique; *int.* metallisches Geräusch: bruit d'airain.
**Metallklang** *m.*: son métallique.
**Meteorismus** *m.*: météorisme, accumulation de gaz dans la cavité abdominale.
**Methylchlorid** *n. chim.*: chlorure de méthyle.
**Methylenblau** *n. chim.*: bleu de méthylène.
**Metritis** *f.*: métrite, inflammation de l'utérus.
**Miene** *f.*: air.
**Miesmuschel** *f.*: moule.
**Milbe** *f.*: mite, acarien.
**Milbengang** *m.*: sillon creusé par un acarien.
**Milch** *f.*: lait.
**Milchabsonderung** *f.*: sécrétion lactée.
**Milchanstieg** *m. vulg.*: montée laiteuse.
**Milchbrustgang** *m. anat.*: canal thoracique.
**Milchdiät** *f.*: régime lacté.
**Milchentwöhnung** *f.*: ablactation, sevrage.
**Milchführungsgänge** = Milchgänge *v. c. t.*

**Milchgänge** *m. plur.*: conduits lactifères, canaux galactophores.
**milchig** *adj.*: lacté.
**Milchknoten** *m.*: nodosité au sein produite par la rétention du lait.
**Milchkügelchen** *n.*: globule du lait.
**Milchkur** *f.*: régime lacté.
**Milchmesser** *m. hyg.*: pèse-lait.
**Milchpumpe** *f.*: teterelle.
**Milchsaft** *m. anat.*: chyle.
**Milchsäure** *f.*: acide lactique.
**Milchwage** *f. hyg.*: pèse-lait.
**Milchzahn** *m.*: dent de lait.
**Milchzucker** *m.*: lactose, sucre de lait.
**mildernd** *adj.*: adoucissant, calmant.
**Milderung** *f.*: mitigation.
**Miliartuberkulose** *f. int.*: granulose, tuberculose miliaire générale.
**Militärarzt** *m.*: médecin militaire.
**Milz** *f.*: rate.
**Milzbalken** *m. anat.*: trabécule de la rate.
**Milzbrand** *m.*: charbon, pustule maligne, sang de rat.
**Milzbrandbacillus** *m.*: bactéridie charbonneuse.
**Milzfollikel** *m. anat.*: corpuscule de Malpighi de la rate.
**Milzpulpa** *f. anat.*: pulpe splénique.
**minderjährig** *adj.*: mineur.
**Minderwertigkeit** *f.*: défectuosité, infériorité.
**Mineralwasser** *n.*: eau minérale.
**Minimaltemperatur** *f.*: température minima.
**Minze** *f. pharm.*: menthe.
**Mischgeschwulst** *f.*: tumeur mixte.
**Mischinfektion** *f.*: infection par association microbienne.
**Mischung** *f.*: mélange.
**Missbildung** *f.*: malformation, difformité.
**Missbrauch** *m.*: abus.
**Missgeburt** *f.*: monstruosité.
**Missverhältnis** *n.*: disproportion.
**Mist** *m.*: engrais, fumier.
**Mitbewegung** *f.*: mouvement associé.
**Mitella** *lat. chir.*: écharpe.
**Miterkrankung** *f.*: lésion simultanée.
**Mitesser** *m.*: comédon.
**Mitra Hippocratis** *lat. chir.*: bonnet *ou* capeline d'Hippocrate.
**Mitralinsufficienz** *f. int.*: insuffisance de la valvule mitrale.
**Mitralklappe** *f. anat.*: valvule mitrale.
**Mitralstenose** *f. int.*: rétrécissement mitral.
**Mittel** *n.*: moyen.
**mittelbar** *adj.*: médiat.
**Mittelfell** *n. anat.*: médiastin.
**Mittelfellraum** *m. anat.*: cavité du médiastin.
**Mittelfinger** *m.*: doigt médius.
**Mittelfleisch** *n.*: périnée.
**Mittelfuss** *m. anat.*: métatarse.
**Mittelfussknochen** *m.*: métatarsien.
**mittelgrossblasig** *adj. int.*: à bulles moyennes.
**Mittelgrösse** *f.*: moyenne.
**Mittelhand** *f. anat.*: métacarpe.
**Mittelhandknochen** *m. anat.*: métacarpien.
**Mittelhirn** *n. embryol.*: mésocéphale (point de départ du développement des corps quadrijumeaux et des pédoncles).
**Mittelohr** *n.*: oreille moyenne.
**Mittelohrentzündung** *f.*: otite moyenne.
**Mittelphalange** *f.*: deuxième phalange.
**Mittelpunkt** *m.*: centre.
**Modell** *n.*: moulage.
**modellieren** *v.*: mouler.
**Modiolus** *lat. anat.*: columelle (du limaçon de l'oreille).
**Mohn** *m.*: pavot.
**Mohnsaft** *m.*: opium.
**Mola** *lat.* = Mole *v. c. t.*
**Molarzahn** *m.*: dent molaire.
**Mole** *f. obst.*: môle, faux germe.
**Molekularwirkung** *f.*: action moléculaire.
**Molken** *f. plur.*: petit-lait.
**Monatfluss** *m. vulg.*: règles.
**Monatschrift** *f.*: journal mensuel.
**Mondbein** *n.* = Os lunatum *v. c. t.*
**Mons Veneris** *lat. anat.*: mont de Vénus, pénil.
**Monticulus** *lat. anat.*: partie moyenne du vermis superior du cervelet.
**Moorbad** *n.*: bain de boue.

**Moos** *n.*: mousse; *pharm.* isländisches Moos: carrageen.
**Morbilli** *lat. int.*: rougeole.
**Morbus** *lat. int.*: maladie.
**Morbus Addisonii**: maladie bronzée d'Addisson.
**Morbus Basedowi**: goître exophtalmique.
**Morbus maculosus Wehrloffii**: purpura essentiel.
**Moria** *lat. int.*: sorte de manie raisonnante.
**Moribundus** *m. lat.*: moribond.
**Morphin** *n.*: morphine.
**Morphinismus** *m.* = Morphiumsucht *v. c. t.*
**Morphinum** *lat. pharm.*: morphine.
**Morphinum hydrochloricum**: chlorhydrate de morphine.
**Morphinum muriaticum**: chlorhydrate de morphine.
**Morphinum sulfuricum**: sulfate de morphine.
**Morphium** *n.*: morphine.
**Morphiumsucht** *f.*: morphinisme, morphiomanie.
**morphiumsüchtig** *adj.*: morphiomane.
**Morphiumvergiftung** *f.*: empoisonnement par la morphine.
**Mörser** *m.*: mortier.
**Moschus** *m. pharm.*: musc.
**Moschustier** *n.*: chevrotin port-musc.
**Moskito** *m.*: moustique.
**Most** *m.*: moût.
**Mostrich** *m.*: moutarde.
**Motilitätsstörung** *f. int.*: trouble de la motilité.
**motorisch** *adj.*: moteur.
**Motte** *f.*: teigne.
**Mückensehen** *n. ophthal.*: mouches volantes.
**Mucosa** *lat. anat.*: muqueuse.
**Müdigkeit** *f.*: lassitude, fatigue.
**Mull** *m. chir.*: mousseline.
**Müll** *m. hyg.*: ordures.
**Multipara** *lat. obst.*: multipaire.
**Mumie** *f.*: momie.
**Mumps** *m. int.*: oreillons.
**Mund** *m.*: bouche.
**Mundentzündung** *f.*: stomatite, inflammation de la bouche.
**Mundfäule** *f. vulg.*: inflammation ulcéreuse de la bouche.
**Mundhöhle** *f.*: cavité buccale.
**mündlich** *adj.*: oral.
**Mundspatel** *m.*: ouvre-bouche.
**Mundstück** *n.*: embout.
**Mündung** *f.*: orifice.
**Mundwasser** *n.*: collutoire.
**Mundwinkel** *m.*: angle des lèvres.
**münzenförmig** *adj.*: nummulaire, ayant la forme d'une pièce de monnaie.
**Münzenklirren** *n. int.*: tintement métallique.
**murmeln** *v.*: marmotter.
**Mus** *n.*: pulpe.
**Muschel** *f.*: coquille, cornet.
**Musculus** *lat. anat.*: muscle.
**M. abductor digiti quinti manus**: muscle abducteur*) du petit doigt.
**M. abductor digiti quinti pedis**: muscle court abducteur du petit orteil.
**M. abductor hallucis**: muscle court abducteur du gros orteil.
**M. abductor pollicis brevis**: muscle court abducteur du pouce.
**M. abductor pollicis longus**: muscle long abducteur du pouce.
**M. adductor femoris brevis**: muscle 2[e] adducteur de la cuisse.
**M. adductor femoris longus**: muscle 1[er] adducteur de la cuisse.
**M. adductor femoris magnus**: muscle 3[e] adducteur de la cuisse.
**M. adductor hallucis**: muscle adducteur*) du gros orteil.
**M. adductor pollicis**: muscle court adducteur du pouce.
**M. arytaenoideus**: muscle aryténoïdien.
**Mm. auriculares**: muscles auriculaires.
**M. azygos uvulae**: muscle palato-staphylin.

*) Les Allemands mettant toujours l'abduction et l'adduction en rapport avec la ligne médiane du membre il faut que les anatomistes Français qui rattacheraient ces mouvements à la ligne médiane du corps entier traduisent abductor par adducteur et adductor par abducteur dans les dénominations des muscles du petit doigt et du gros orteil.

**M. biceps brachii**: muscle biceps du bras.
**M. biceps femoris**: muscle biceps de la cuisse.
**M. biventer cervicis**: portion interne du transversaire-épineux du cou.
**M. biventer maxillae inferioris** *invet.* = M. digastricus *v. c. t.*
**M. brachialis**: muscle brachial antérieur.
**M. brachialis internus** *invet.* = M. brachialis *v. c. t.*
**M. brachioradialis**: muscle long supinateur.
**M. buccinator**: muscle buccinateur.
**M. bulbocavernosus**: muscle bulbocaverneux.
**M. caninus**: muscle canin.
**M. cephalopharyngeus**: muscle constricteur supérieur du pharynx.
**M. ceratopharyngeus** *invet*: portion du muscle constricteur moyen s'attachant aux grandes cornes de l'os hyoïde.
**M. cervicalis ascendens** *invet.*: portion cervicale du muscle sacrolombaire.
**M. cervicalis descendens** *invet.* = M. cervicalis ascendens *v. c. t.*
**M. chondroglossus**: muscle chondroglosse.
**M. chondropharyngeus** *invet.*: portion du muscle constricteur moyen s'attachant aux petites cornes de l'os hyoïde.
**M. ciliaris**: muscle ciliaire.
**M. coccygeus**: muscle ischio-coccygien.
**M. complexus major**: muscle grand complexus.
**M. complexus minor**: muscle petit complexus.
**M. complexus narium**: muscle transverse du nez.
**Mm. constrictores pharyngis**: muscles constricteurs du pharynx.
**M. constrictor vestibuli**: muscle constructeur du vagin.
**M. coracobrachialis**: muscle coracobrachial.
**M. corrugator supercilii**: muscle sourcilier.
**M. cremaster**: muscle crémaster.
**M. cricoarytaenoideus lateralis**: muscle crico-aryténoïdien latéral.
**M. cricoarytaenoideus posterior**: muscle crico-aryténoïdien postérieur.
**M. cricothyreoïdeus**: muscle crico-thyroïdien.
**M. crotaphites** *invet.* = M. temporalis *v. c. t.*
**M. cruralis** *invet.* = M. vastus intermedius *v. c. t.*
**M. cucullaris** *invet.* = M. trapezius *v. c. t.*
**M. deltoideus**: muscle deltoïde.
**M. depressor alae nasi**: muscle dilatateur des narines.
**M. depressor anguli oris** *invet.* = M. triangularis oris *v. c. t.*
**M. depressor labii inferioris** *invet.* = M. quadratus labii inferioris *v. c. t.*
**M. depressor septi mobilis nasi**: muscle myrtiforme.
**M. digastricus**: muscle digastrique.
**M. epicranius**: muscle épicranien.
**M. extensor brachii triceps**: muscle triceps du bras.
**M. extensor carpi radialis brevis**: muscle 2[e] radial externe.
**M. extensor carpi radialis longus**: muscle 1[er] radial externe.
**M. extensor carpi ulnaris**: muscle cubital postérieur.
**M. extensor communis longus digitorum pedis**: muscle extenseur commun des orteils.
**M. extensor cruris quadriceps** *invet.* = M. quadriceps *v. c. t.*
**M. extensor digiti quinti proprius**: muscle extenseur propre du petit doigt.
**M. extensor digitorum manus communis**: muscle extenseur commun des doigts.
**M. extensor digitorum pedis brevis**: muscle pédieux.
**M. extensor digitorum pedis longus**: muscle extenseur commun des orteils.

**M. extensor hallucis brevis**: portion interne du muscle pédieux se dirigeant au gros orteil.

**M. extensor hallucis longus**: muscle extenseur propre du gros orteil.

**M. extensor indicis proprius**: muscle extenseur propre de l'index.

**M. extensor pollicis brevis**: muscle court extenseur du pouce.

**M. extensor pollicis longus**: muscle long extenseur du pouce.

**M. femoralis** *invet.* = M. vastus intermedius *v. c. t.*

**M. flexor carpi radialis**: muscle grand palmaire.

**M. flexor carpi ulnaris**: muscle cubital antérieur.

**M. flexor digiti quinti manus brevis**: muscle court fléchisseur du petit doigt.

**M. flexor digiti quinti pedis brevis**: muscle court fléchisseur du petit orteil.

**M. flexor digitorum fibularis** *invet.* = M. flexor hallucis longus *v. c. t.*

**M. flexor digitorum manus perforans**: muscle fléchisseur profond des doigts.

**M. flexor digitorum manus perforatus**: muscle fléchisseur superficiel des doigts.

**M. flexor digitorum manus profundus**: muscle fléchisseur profond des doigts.

**M. flexor digitorum manus sublimis**: muscle fléchisseur superficiel des doigts.

**M. flexor digitorum pedis brevis**: muscle court fléchisseur commun des orteils.

**M. flexor digitorum pedis longus**: muscle long fléchisseur commun des orteils.

**M. flexor hallucis brevis**: muscle court fléchisseur du gros orteil.

**M. flexor hallucis longus**: muscle long fléchisseur du gros orteil.

**M. flexor pollicis brevis**: muscle court fléchisseur du pouce.

**M. flexor pollicis longus**: muscle long fléchisseur propre du pouce.

**M. frontalis**: muscle frontal.

**M. gastrocnemius**: muscle gastrocnémien.

**Mm. gemelli pelvis**: muscles jumeaux pelviens.

**M. genioglossus**: muscle génio-glosse.

**M. geniohyoideus**: muscle génio-hyoïdien.

**M. glossopalatinus**: muscle pharyngo-staphylin.

**M. glossostaphylinus** *invet.* = M. glossopalatinus *v. c. t.*

**M. glutaeus maximus**: muscle grand fessier.

**M. glutaeus medius**: muscle moyen fessier.

**M. glutaeus minimus**: muscle petit fessier.

**M. gracilis**: muscle droit interne.

**M. hyoglossus**: muscle hyo-glosse.

**M. hyopharyngeus**: muscle constricteur moyen du pharynx.

**M. iliacus**: muscle iliaque.

**M. iliocostalis**: muscle sacro-lombaire.

**M. iliopsoas**: muscle psoas iliaque.

**M. infraspinatus**: muscle sous-épineux.

**M. interarythaenoideus** *invet.* = M. arythaenoideus *v. c. t.*

**Mm. intercostales**: muscles intercostaux.

**Mm. interossei**: muscles interosseux.

**Mm. interspinales**: muscle inter-épineux.

**Mm. intertransversarii**: muscles intertransversaires.

**M. ischiocavernosus**: muscle ischio-caverneux.

**M. laryngopharyngeus**: muscle constricteur inférieur du larynx.

**M. latissimus colli** *invet.* = Platysma *v. c. t.*

**M. latissimus dorsi**: muscle grand dorsal.

**M. laxator tympani**: muscle acoustico-malléen.

**M. levator anguli oris** *invet.* = M. caninus *v. c. t.*

**M. levator ani**: muscle releveur de l'anus.

**Mm. levatores costarum**: muscles surcostaux.
**M. levator labii superioris alaeque nasi**: portion interne du muscle élévateur de la lèvre supérieure.
**M. levator menti** *invet.* = M. mentalis *v. c. t.*
**M. levator palpebrae superioris**: muscle releveur de la paupière supérieure.
**M. levator scapulae**: muscle angulaire de l'omoplate.
**M. levator uvulae**: muscle palatostaphylin.
**M. levator veli palatini**: muscle peristaphylin interne.
**M. lingualis**: muscle lingual.
**M. longissimus capitis**: muscle petit complexus.
**M. longissimus cervicis**: muscle transversaire du cou.
**M. longissimus colli** = M. longissimus cervicis *v. c. t.*
**M. longissimus dorsi**: muscle long dorsal.
**M. longitudinalis inferior linguae**: portion inférieure du muscle lingual.
**M. longitudinalis superior linguae**: portion supérieure du muscle lingual.
**M. longus capitis**: muscle grand droit antérieur de la tête.
**M. longus colli**: muscle long du cou.
**M. lumbosacralis**: muscle sacrolombaire.
**Mm. lumbricales**: muscles lombricaux.
**M. malaris**: faisceaux inférieurs du muscle orbiculaire des paupières.
**M. mallei**: muscle du marteau.
**M. masseter**: muscle masséter.
**M. mentalis**: houppe du menton.
**M. multifidus spinae**: muscle multifide du rhachis.
**M. mylohyoideus**: muscle mylohyoïdien.
**M. nasalis**: muscles transverse du nez et dilatateur des narines.
**M. oblique ascendens** *invet.* = M. obliquus abdominis internus *v. c. t.*
**M. oblique descendens** *invet.* = M. obliquus abdominis externus *v. c. t.*
**M. obliquus abdominis externus**: muscle grand oblique de l'abdomen.
**M. obliquus abdominis internus**: muscle petit oblique de l'abdomen.
**M. obliquus capitis inferior**: muscle grand oblique de la tête.
**M. obliquus capitis superior**: muscle petit oblique de la tête.
**M. obliquus oculi inferior**: muscle petit oblique de l'oeil.
**M. obliquus oculi superior**: muscle grand oblique de l'oeil.
**M. obturator externus**: muscle obturateur externe.
**M. obturator internus**: muscle obturateur interne.
**M. occipitalis**: muscle occipital.
**M. omo-hyoideus**: muscle omohyoïdien.
**M. opponens digiti quinti manus**: muscle opposant du petit doigt.
**M. opponens digiti quinti pedis**: muscle opposant du petit orteil.
**M. opponens pollicis**: muscle opposant du pouce.
**M. orbicularis oculi**: muscle orbiculaire des paupières.
**M. orbicularis oris**: muscle orbiculaire des lèvres.
**M. palatoglossus** *invet.* = M. glossopalatinus *v. c. t.*
**M. palatopharyngeus** *invet.* = M. pharyngopalatinus *v. c. t.*
**M. palatostaphylinus** *invet.* = M. levator uvulae *v. c. t.*
**M. palmaris brevis**: muscle palmaire cutané.
**M. palmaris longus**: muscle petit palmaire.
**Mm. pectinati**: colonnes charnues des oreillettes du coeur.
**M. pectineus**: muscle pectiné.
**M. pectoralis major**: muscle grand pectoral.
**M. pectoralis minor**: muscle petit pectoral.
**M. peronaeus brevis**: muscle court péronier latéral.

**M. peronaeus longus**: muscle long péronier latéral.
**M. peronaeus tertius**: portion détachée du côté externe du muscle extenseur commun des orteils.
**M. perpendicularis linguae**: portion verticale du muscle lingual.
**M. petrostaphylinus**: muscle péristaphylin interne.
**M. pharyngopalatinus**: muscle pharyngo-staphylin.
**M. piriformis**: muscle pyramidal du bassin.
**M. plantaris**: muscle plantaire grêle.
**M. popliteus**: muscle poplité.
**M. procerus**: muscle pyramidal du nez.
**M. pronator quadratus**: muscle carré pronateur.
**M. pronator teres**: muscle rond pronateur.
**M. psoas major**: muscle grand psoas.
**M. psoas minor**: muscle petit psoas.
**M. pterygoideus externus**: muscle ptérygoïdien externe.
**M. pterygoideus internus**: muscle ptérygoïdien interne.
**M. pyramidalis**: muscle pyramidal de l'abdomen.
**M. pyriformis** *invct.* = M. piriformis *v. c. t.*
**M. quadratus femoris**: muscle carré crural.
**M. quadratus labii inferioris**: muscle carré du menton.
**M. quadratus labii superioris**: muscle élévateur de la lèvre supérieur.
**M. quadratus lumborum**: muscle carré des lombes.
**M. quadratus plantae**: muscle accessoire du long fléchisseur des orteils.
**M. quadriceps femoris**: muscle triceps crural en plus le muscle droit antérieur de la cuisse.
**M. radialis externus** *invct.* = M. extensor carpi radialis *v. c. t.*
**M. radialis internus** *invct.* = M. flexor carpi radialis *v. c. t.*
**M. rectus abdominis**: muscle grand droit antérieur de l'abdomen.
**M. rectus capitis anterior**: muscle petit droit antérieur de la tête.
**M. rectus capitis lateralis**: muscle droit latéral de la tête.
**M. rectus capitis posterior major**: muscle grand droit postérieur de la tête.
**M. rectus capitis posterior minor**: muscle petit droit postérieur de la tête.
**M. rectus femoris**: muscle droit antérieur de la cuisse.
**M. rectus oculi externus** *invct.* = M. rectus oculi lateralis *v. c. t.*
**M. rectus oculi inferior**: muscle droit inférieur de l'oeil.
**M. rectus oculi internus** *invct.* = M. rectus oculi medialis *v. c. t.*
**M. rectus oculi lateralis**: muscle droit externe de l'oeil.
**M. rectus oculi medialis**: muscle droit interne de l'oeil.
**M. rectus oculi superior**: muscle droit supérieur de l'oeil.
**M. rhomboideus**: muscle rhomboïde.
**M. risorius**: muscle risorius de Santorini.
**Mm. rotatores**: muscles rotateurs (des vertèbres).
**M. sacrolumbalis**: muscle sacrolombaire.
**M. sacrospinalis**: masse commune des muscles du dos.
**M. sartorius**: muscle couturier.
**M. scalenus anterior**: muscle scalène antérieur.
**M. scalenus posterior**: muscle scalène postérieur.
**M. semimembranosus**: muscle demimembraneux.
**M. semispinalis**: muscle transversaire-épineux.
**M. semitendinosus**: muscle demitendineux.
**M. serratus anterior**: muscle grand dentelé.
**M. serratus posticus inferior**: muscle petit dentelé inférieur.
**M. serratus posticus superior**: muscle petit dentelé supérieur.
**M. soleus**: muscle soléaire.

**M. sphenostaphylinus**: muscle péristaphylin externe.
**M. sphincter ani**: muscle sphincter de l'anus.
**M. sphincter urethrae membranaceae**: muscle de Wilson.
**M. spinalis**: faisceaux épineux du long dorsal.
**M. splenius capitis**: muscle splénius de la tête.
**M. splenius colli**: muscle splénius du cou.
**M. stapedius**: muscle de l'étrier.
**M. sternocleidomastoideus**: muscle sterno-cléido-mastoïdien.
**M. sternohyoideus**: muscle sterno-hyoïdien.
**M. sternothyreoideus**: muscle sterno-thyroïdien.
**M. styloglossus**: muscle stylo-glosse.
**M. stylohyoideus**: muscle stylo-hyoïdien.
**M. stylopharyngeus**: muscle stylo-pharyngien.
**M. subclavius**: muscle sous-clavier.
**Mm. subcostales**: muscles sous-costaux.
**M. subcutaneus colli** *invet.* = Platysma *v. c. t.*
**M. subscapularis**: muscle sous-scapulaire.
**M. supinator**: muscle court supinateur.
**M. supinator brevis** *invet.* = M. supinator *v. c. t.*
**M. supinator longus** *invet.* = M. brachioradialis *v. c. t.*
**M. supraspinatus**: muscle sus-épineux.
**M. temporalis**: muscle temporal.
**M. tensor fasciae latae**: muscle tenseur du fascia lata.
**M. tensor tympani**: muscle du marteau.
**M. tensor veli palatini**: muscle péristaphylin externe.
**M. teres major**: muscle grand rond.
**M. teres minor**: muscle petit rond.
**M. thyreoarytaenoideus**: muscle thyro-aryténoïdien.
**M. thyreohyoideus**: muscle thyro-hyoïdien.
**M. tibialis anticus**: muscle jambier antérieur.
**M. tibialis posticus**: muscle jambier postérieur.
**M. trachelomastoideus** *invet.* = M. longissimus capitis *v. c. t.*
**M. transversalis capitis** *invet.* = M. longissimus capitis *v. c. t.*
**M. transversalis cervicis** *invet.* = M. longissimus cervicis *v. c. t.*
**M. transversalis dorsi** *invet.* = M. longissimus dorsi *v. c. t.*
**M. transversalis plantae**: portion transverse du muscle adducteur du gros orteil.
**M. transversourethralis** *invet.* = M. transversus perinaei profundus *v. c. t.*
**M. transversus abdominis**: muscle transverse de l'abdomen.
**M. transversus linguae**: portion transverse du muscle lingual.
**M. transversus menti** *invet.*: portion transverse du muscle triangulaire des lèvres.
**M. transversus perinaei profundus**: muscle transverse profond du périnée, muscle de Guthrie.
**M. transversus perinaei superficialis**: muscle transverse superficiel du périnée.
**M. transversus thoracis**: muscle triangulaire du sternum.
**M. trapezius**: muscle trapèze.
**M. triangularis oris**: muscle triangulaire des lèvres.
**M. triangularis sterni** *invet.* = M. transversus thoracis *v. c. t.*
**M. triceps brachii**: muscle triceps brachial.
**M. triceps surae**: muscle triceps sural.
**M. ulnaris externus** *invet.* = M. extensor carpi ulnaris *v. c. t.*
**M. ulnaris internus** *invet.* = M. flexor carpi ulnaris *v. c. t.*
**M. urethralis** *invet.* = M. transversus perinaei profundus *v. c. t.*
**M. uvulae**: muscle palato-staphylin.

**M. vastus externus** *invet.* = M. vastus lateralis *v. c. t.*

**M. vastus intermedius**: muscle crural.

**M. vastus internus** = M. vastus medialis *v. c. t.*

**M. vastus lateralis**: muscle vaste externe.

**M. vastus medialis**: muscle vaste interne.

**M. vastus medius** *invet.* = M. vastus intermedius *v. c. t.*

**M. verticalis linguae**: portion verticale du muscle lingual.

**M. zygomaticus**: muscle zygomatique.

**Muskatnuss** *f.*: noix de muscade.

**Muskatnussleber** *f. int.*: foie muscade.

**Muskel** *m.*: muscle.

**Muskelansatz** *m.*: insertion musculaire.

**Muskelanstrengung** *f.*: effort musculaire.

**Muskelbauch** *m.*: portion charnue d'un muscle.

**Muskelbündel** *n.*: faisceau musculaire.

**Muskelentzündung** *f.*: myosite, inflammation d'un muscle.

**Muskelfaser** *f. anat.*: fibre musculaire; glatte Muskelfaser: fibre cellule.

**Muskelhaut** *f.*: membrane musculeuse.

**Muskelinsertion** *f. anat.*: insertion inférieure d'un muscle.

**Muskelkopf** *m.*: chef d'un muscle.

**Muskelkraft** *f.*: force musculaire.

**Muskelscheide** *f. anat.*: périmysium, gaine de tissu conjonctif des muscles.

**Muskelschicht** *f.*: couche musculeuse.

**Muskelschwund** *m.*: atrophie musculaire.

**Muskelsinn** *m.*: sens musculaire.

**Muskelursprung** *m. anat.*: insertion supérieure d'un muscle.

**Muskelzuckung** *f.*: secousse musculaire.

**Muskelzusammenziehung** *f.*: contraction musculaire.

**Muskulatur** *f.*: système musculaire.

**Mutter** *f. vulg.*: matrice.

**Mutterband** *n. obst.*: ligament de la matrice; die breiten Mutterbänder: les ligaments larges de l'utérus.

**Mutterblase** *f.*: vésicule-mère.

**Mutterharz** *n. pharm.*: galbanum.

**Mutterkorn** *n. pharm.*: seigle ergoté.

**Mutterkornvergiftung** *f.*: ergotisme.

**Mutterkuchen** *m. obst.*: placenta.

**Mutterlauge** *f. pharm.*: eaux-mère.

**mütterlich** *adj.*: maternel.

**Mutterlösung** *f. pharm.*: solution-mère.

**Muttermal** *n.*: naevus, tache sanguine.

**Muttermilch** *f.*: lait de femme.

**Muttermund** *m.*: orifice utérin, museau de tanche.

**Mutterpflaster** *n. pharm.*: emplâtre brun, onguent de la mère.

**Mutterring** *m.*: pessaire.

**Mutterspiegel** *m.*: spéculum utérin.

**Muttertrompete** *f.*: trompe utérine *ou* de Faloppe.

**Muttervorfall** *m.*: chute de la matrice.

**Mycosis fungoides** *lat. int.*: mycosis fongoïde.

**Myeloidgeschwulst** *f.*: tumeur à médullocelles.

**Myringitis** *f.*: inflammation du tympan.

**myrtenförmig** *adj.*: myrtiforme, ayant la forme d'une feuille de myrte.

**Myxödem** *n. int.*: cachexie pachydermique.

## N.

**N.** = **Nitrogenium** *lat. chim.*: nitrogène, azote; N-Stoffwechsel: échanges azotés.

**Nabel** *m.*: ombilic, nombril.

**Nabelbläschen** *n. embryol.*: vésicule ombilicale.

**Nabelbruch** *m. chir.*: hernie ombilicale.

**Nabelschnur** *f. obst.*: cordon ombilical.

**Nabelschnurgeräusch** *n. obst.*: souffle funiculaire.

**Nabelschnurumschlingung** *f. obst.*: enroulement du cordon autour du foetus.

**Nabelschnurvorfall** *m. obst.*: procidence du cordon ombilical.

**Nabelstrang** *m.*: cordon ombilical.

**Nachbehandlung** *f.*: traitement consécutif.

**Nachblutung** *f.*: hémorrhagie secondaire.

**nachfolgend** *adj.*: suivant; *obst.* der nachfolgende Kopf: la tête dernière.
**Nachgeburt** *f. obst.*: arrière-faix, délivre.
**Nachgeburtsblutung** *f.*: hémorrhagie post-partum, hémorrhagie de la délivrance.
**Nachgeburtsperiode** *f.*: délivrance.
**Nachgeburtsverhaltung** *f.*: rétention du délivre.
**Nachhirn** *n. embryol.*: annexe de l'encéphale (point de départ du développement du bulbe).
**Nachkrankheit** *f.*: maladie consécutive, maladie secondaire.
**Nachkur** *f.*: cure ultérieure.
**Nachlass** *m.*: rémission.
**Nachprüfung** *f.*: vérification.
**Nachschub** *m.*: poussée.
**Nachstar** *m.*: cataracte secondaire.
**Nachtblindheit** *f.*: héméralopie, cécité se manifestant exclusivement après le coucher du soleil.
**Nachtripper** *m.*: blennorrhée, goutte militaire.
**Nachtschatten** *m. pharm.*: belladone.
**Nachtschweiss** *m.*: sueur nocturne.
**Nachtstuhl** *m.*: chaise percée.
**Nachttopf** *m.*: vase de nuit.
**Nachtwache** *f.*: veilleur, veilleuse.
**Nachwehen** *plur. obst.*: tranchées utérines après l'accouchement.
**nachweisbar** *adj.*: appréciable.
**Nachwuchs** *m.*: descendance.
**Nacken** *m.*: nuque.
**Nackengegend** *f.*: région cervicale.
**Nackenstarre** *f.*: raideur de la nuque, contraction des muscles de la nuque.
**nackt** *adj.*: nu.
**Nadel** *f.*: aiguille, épingle; Nadel zur Wundnaht: aiguille à sutures; drei Nadeln in eine Wunde legen: fermer une plaie par trois points de suture.
**nadelförmig** *adj.*: effilé, en aiguille.
**Nadelhalter** *m. chir.*: pince porte-aiguille.
**Nagel** *m.*: ongle; *chir.*: eingewachsener Nagel: ongle incarné.
**Nagelfalz** *m.*: matrice unguéale.
**Nagelfleck** *m.*: lunule de l'ongle.
**Nagelfluss** *m. vulg.*: panaris unguéal.
**Nagelglied** *n.*: phalange unguéale.
**Nagelwall** *m.*: gouttière unguéale.
**nähen** *v.*: suturer, coudre.
**Nahpunkt** *m. physic.*: point rapproché.
**Nährboden** *m.*: milieu nutritif.
**Nährbouillon** *f.*: bouillon préparé pour des cultures microbiennes.
**nähren** *v.*: nourrir; selbst nähren: nourrir au sein.
**Nährgeschäft** *n.*: allaitement.
**nahrhaft** *adj.*: nourrissant.
**Nährpräparat** *n.*: préparation alimentaire.
**Nahrung** *f.*: nourriture.
**Nahrungsaufnahme** *f.*: alimentation.
**Nahrungsbedürfnis** *n.*: besoin de se nourrir.
**Nahrungsbrei** *m. physiol.*: chyme.
**Nahrungsmittel** *n.*: aliment.
**Nahrungsstoff** *m.*: substance nutritive.
**Nährwert** *m.*: valeur nutritive.
**Naht** *f. chir.*: suture; fortlaufende Naht: suture continue; mehrfache Naht: suture par étages; umschlungene Naht: suture entortillée; versenkte Naht: suture à fils perdus.
**Nahtknochen** *m. anat.*: os Wormien.
**Nahtverbindung** *f. anat.*: suture.
**Narbe** *f.*: cicatrice.
**Narbengewebe** *n.*: tissu cicatriciel.
**Narbenstenose** *f.*: rétrécissement cicatriciel.
**narbig** *adj.*: cicatriciel.
**Narkosenlähmung** *f.*: paralysie consécutive à une narcose.
**Narrheit** *f. vulg.*: folie.
**Nase** *f.*: nez.
**näseln** *v.*: nasonner.
**Nasenbein** *n.*: os du nez.
**Nasenbluten** *n.*: épistaxis, hémorrhagie nasale.
**Nasenflügel** *m.*: aile du nez.
**Nasengang** *m.*: méat nasal.
**Nasengerüste** *n.*: charpente du nez.
**Nasenhöhle** *f.*: fosse nasale.
**Nasenloch** *n.*: narine.
**Nasenmuschel** *f.*: cornet nasal.
**Nasenöffnung** *f.*: narine.
**Nasenpolyp** *m. chir.*: polype muqueux du nez.

**Nasenrachenpolyp** *m. chir.*: polype naso-pharyngien.
**Nasenrachenraum** *m.*: cavité naso-pharyngienne.
**Nasenscheidewand** *f.*: cloison nasale.
**Nasenschleimhaut** *f.*: muqueuse pituitaire.
**Nasenspiegel** *m.*: spéculum du nez.
**Nasenspitze** *f.*: lobule du nez.
**nässen** *v.*: mouiller; *int.* nässende Papel: plaque muqueuse.
**Natrium** *n. chim.*: sodium.
**Natrium bicarbonicum**: bicarbonate de soude.
**Natrium jodatum**: iodure de sodium.
**Natrium salicylicum**: salicylate de soude.
**Natrium sulfuricum**: sulfate de soude.
**Natron** *n. chim.*: soude; doppeltkohlensaures Natron: bicarbonate de soude.
**Natter** *f.*: couleuvre.
**Naturforscher** *m.*: naturaliste.
**Naturheilanstalt** *f.*: établissement pour le traitement des malades par l'eau et par l'air.
**Naturheilung** *f.*: guérison spontanée.
**natürlich** *adj.*: naturel.
**Naturwissenschaften** *f.plur.*: sciences.
**Nauheim** *pr.*: ville d'eau avec des sources chlorurées en Hesse (Allemagne).
**Nausea** *f. lat.*: nausée.
**Nebenarterie** *f.*: artère satellite.
**Nebeneinanderlagerung** *f.*: juxtaposition.
**Nebenhoden** *m. anat.*: épididyme.
**Nebenhodenentzündung** *f.*: épididymite.
**Nebenhöhle** *f. anat.*: cavité accessoire.
**Nebenkern** *m. anat.*: noyau accessoire.
**Nebenkropf** *m. anat.*: goître aberrant.
**Nebenmilz** *f. anat.*: rate supplémentaire.
**Nebenniere** *f. anat.*: capsule surrénale.
**Nebenorgan** *n. anat.*: organe accessoire.
**Nebenwirkung** *f.*: action secondaire.
**Neigung** *f.*: inclination, prédisposition, penchant.
**Nekrose** *f.*: nécrose.
**Nelke** *f.*: oeillet.
**Nephritis** *lat. int.*: néphrite, inflammation des reins.
**nephritisch** *adj.*: néphrétique.
**Nerv** *m.*: nerf.
**Nervenanfall** *m. vulg.*: crise de nerfs.
**Nervendehnung** *f. chir.*: élongation des nerfs.
**Nervenendigung** *f.*: terminaison des nerfs.
**Nervenendknospe** *f.*: tache motrice terminale (des nerfs).
**Nervenendplatte** *f.*: plaque motrice terminale (des nerfs).
**Nervenentzündung** *f.*: névrite, inflammation des nerfs.
**Nervenfaser** *f.*: fibre nerveuse; markhaltige Nervenfaser: tube nerveux à myéline; marklose Nervenfaser: tube nerveux sans myéline, fibre grise *ou* de Remak.
**Nervenfieber** *n.*: fièvre typhoïde.
**Nervengeflecht** *n.*: plexus nerveux.
**Nervengewebe** *n.*: tissu nerveux.
**Nervenhülle** *f.*: périnèvre.
**Nervenkern** *m.*: noyau du nerf.
**Nervenknoten** *m.*: ganglion nerveux.
**Nervenleidender** *m.*: névropathe.
**Nervenmittel** *n. pharm.*: nervin.
**Nervenscheide** *f.*: gaine du nerf.
**Nervenschicht** *f.*: couche nerveuse.
**Nervenschwäche** *f.*: névrasthénie.
**Nervenstamm** *m.*: tronc nerveux.
**nervös** *adj.*: nerveux.
**Nervöser** *m.*: névropathe.
**Nervosität** *f.*: névropathie, nervosisme.
**Nervus** *lat. anat.*: nerf.
**N. abducens**: nerf moteur oculaire externe.
**N. accessorius**: nerf spinal.
**N. acusticus**: nerf auditif.
**N. alveolaris inferior**: nerf dentaire inférieur.
**Nn. alveolares superiores**: nerfs alvéolaires postérieurs.
**N. auricularis magnus**: branche auriculaire du plexus cervical.
**N. auricularis posterior**: rameau auriculaire postérieur du nerf facial.
**N. auriculotemporalis**: nerf auriculo-temporal.

**N. axillaris**: nerf axillaire *ou* circonflexe.
**N. canalis pterygoidei**: nerf vidien.
**Nn. cerebrales**: nerfs craniens.
**N. crotaphitico-buccinatorius** *invet.* = N. masticatorius *v. c. t.*
**N. cruralis** *invct.* = N. femoralis *v. c. t.*
**N. cutaneus antibrachii lateralis**: branches terminales du nerf musculo-cutané du bras.
**N. cutaneus antibrachii medialis**: nerf brachial cutané interne.
**N. cutaneus brachii externus** = N. cutaneus antibrachii lateralis *v. c. t.*
**N. cutaneus brachii internus major** = N. cutaneus antibrachii medialis *v. c. t.*
**N. cutaneus brachii internus minor** = N. cutaneus brachii medialis *v. c. t.*
**N. cutaneus brachii medialis**: nerf accessoire du nerf brachial cutané interne.
**N. cutaneus brachii posterior**: filet cutané du nerf radial.
**N. cutaneus colli**: branche cervicale transverse du plexus cervical.
**N. cutaneus femoris externus** *invct.* = N. cutaneus femoris lateralis *v.c.t.*
**N. cutaneus femoris internus**: nerf musculo-cutané interne.
**N. cutaneus femoris lateralis**: nerf fémoro-cutané.
**N. cutaneus femoris medius**: nerf musculo-cutané externe.
**N. cutaneus femoris posterior**: branche fémorale du nerf fessier inférieur.
**N. cutaneus surae lateralis**: nerf saphène péronier *ou* accessoire du saphène externe.
**N. cutaneus surae medialis**: nerf saphène externe.
**N. ethmoidalis anterior**: nerf nasal externe.
**N. ethmoidalis posterior**: nerf nasal interne.
**N. facialis**: nerf facial.
**N. femoralis**: nerf crural.
**N. frontalis**: nerf frontal.
**N. genitocruralis** *invct.* = N. genitofemoralis *v. c. t.*
**N. genitofemoralis**: nerf génito-crural.
**N. glossopharyngeus**: nerf glosso-pharyngien.
**N. glutaeus inferior**: nerf fessier inférieur *ou* petit nerf sciatique.
**N. glutaeus superior**: nerf fessier supérieur.
**N. hypoglossus**: nerf grand hypoglosse.
**N. iliohypogastricus**: nerf grand abdomino-scrotal *ou* abdomino-génital supérieur.
**N. ilioinguinalis**: nerf petit abdomino-scrotal *ou* abdomino-génital inférieur.
**N. infraorbitalis**: nerf maxillaire supérieur dans la gouttière sous-orbitaire.
**Nn. intercostales**: nerfs intercostaux.
**N. intermedius**: nerf intermédiaire de Wrisberg.
**N. ischiadicus**: grand nerf sciatique.
**N. lacrimalis**: nerf lacrymal.
**N. laryngeus inferior**: nerf laryngé inférieur.
**N. laryngeus superior**: nerf laryngé supérieur.
**N. lingualis**: nerf lingual.
**N. lumboinguinalis**: branche crurale du nerf génito-crural.
**N. mandibularis**: nerf maxillaire inférieur.
**N. massetericus**: nerf massétérin.
**N. masticatorius**: nerf masticateur.
**N. maxillaris**: nerf maxillaire supérieur.
**N. medianus**: nerf médian.
**N. mentalis**: nerf mentonnier.
**N. musculocutaneus**: nerf musculo-cutané.
**N. mylohyoideus**: nerf mylo-hyoïdien.
**Nn. nasales posteriores**: filet pharyngien de Bock.
**N. nasociliaris**: nerf nasal (du trijumeau).
**N. nasopalatinus**: nerf de Scarpa.
**N. obturatorius**: nerf obturateur.

**N. occipitalis major**: grand nerf occipital.
**N. occipitalis minor**: branche mastoïdienne du plexus cervical.
**N. oculomotorius**: nerf moteur oculaire commun.
**N. olfactorius**: nerf olfactif.
**N. ophthalmicus**: nerf ophthalmique de Willis.
**N. opticus**: nerf optique.
**Nn. palatini**: nerfs palatins.
**N. palatinus anterior**: nerf grand palatin.
**N. patheticus** *invet.* = N. trochlearis *v. c. t.*
**N. peronaeus communis**: nerf sciatique poplité externe.
**N. peronaeus profundus**: nerf tibial antérieur.
**N. peronaeus superficialis**: branche musculo-cutanée du sciatique poplité externe.
**N. petrosus profundus**: nerf pétreux profond.
**N. petrosus superficialis major**: nerf grand pétreux superficiel.
**N. petrosus superficialis minor**: nerf petit pétreux superficiel.
**N. phrenicus**: nerf phrénique.
**N. plantaris lateralis**: nerf plantaire externe.
**N. plantaris medialis**: nerf plantaire interne.
**N. pudendus**: nerf hontaux interne.
**N. radialis**: nerf radial.
**N. recurrens vagi**: nerf récurrent du pneumo-gastrique.
**N. saphenus**: nerf saphène interne.
**N. spermaticus externus**: branche génitale du nerf génito-crural.
**Nn. spinales**: nerfs rhachidiens.
**Nn. splanchnici**: nerfs splanchniques.
**N. stapedius**: nerf du muscle de l'étrier.
**N. subclavius**: nerf du sous-clavier.
**N. subcutaneus malae** *invet.* = N. zygomaticus *v. c. t.*
**N. suboccipitalis**: petit nerf occipital.
**Nn. subscapulares**: nerfs du sous-scapulaire.
**Nn. supraclaviculares**: branche sus-claviculaire du plexus cervical.
**N. supraorbitalis**: nerf frontal externe *ou* sus-orbitaire.
**N. suprascapularis**: nerf sus-scapulaire.
**N. supratrochlearis**: nerf frontal interne.
**N. suralis** *invet.* = N. cutaneus surae medialis *v. c. t.*
**N. sympathicus**: nerf grand sympathique.
**N. thoracicus longus** *invet.* = N. thoracodorsalis *v. c. t.*
**N. thoracicus posterior** *invet.* = N. thoracodorsalis *v. c. t.*
**N. thoracodorsalis**: nerf thoracique postérieur.
**N. tibialis**: nerf sciatique poplité externe en plus le nerf tibial postérieur.
**N. trigeminus**: nerf trijumeau.
**N. trochlearis**: nerf pathétique.
**N. tympanicus**: nerf de Jacobson.
**N. ulnaris**: nerf cubital.
**N. vagus**: nerf pneumogastrique.
**N. Vidianus** *invet.* = N. canalis pterygoidei *v. c. t.*
**N. zygomaticus**: rameau orbitaire du maxillaire supérieur.
**Nessel** *f. pharm.*: ortie.
**Nesselausschlag** *m.*: urticaire.
**Nesselsucht** *f.*: urticaire.
**Netz** *n.* 1): réseau. 2) *anat.*: épiploon.
**Netzbeutel** *m. anat.*: arrière-cavité des épiploons.
**Netzbruch** *m. chir.*: épiplocèle.
**netzförmig** *adj.*: réticulaire, en forme de résau.
**Netzhaut** *f. anat.*: rétine.
**Netzhautablösung** *f. ophthal.*: décollement de la rétine.
**Netzhautblutung** *f.*: apoplexie rétinienne.
**Netzhautentzündung** *f. ophthal.*: rétinite.
**Netzmagen** *m.*: feuillet (des ruminants).
**Neubildung** *f.*: néoplasie, nouvelle formation.
**Neuenahr** *pr.*: ville d'eau avec des

sources bicarbonatées dans la Prusse Rhénane.
**Neugeborener** *m.*: nouveau-né.
**Neuralgie** *f.*: névralgie.
**Neurasthenie** *f.*: névrasthénie.
**Neurose** *f.*: névrose.
**neurotisch** *adj.*: névropathique.
**Neusilber** *n.*: maillechort.
**neutral** *adj.*: neutre, indifférent.
**Nickhaut** *f.*: membrane clignotante.
**Niedergeschlagenheit** *f.*: accablement.
**niederkommen** *v. obst.*: accoucher.
**Niederkunft** *f. obst.*: accouchement.
**Niederschlag** *m. chim.*: précipité, dépôt.
**Niederschlagen** *n. chim.*: précipitation.
**Niere** *f. anat.*: rein; *int.* grosse weisse Niere: gros rein blanc.
**Nierenbecken** *n. anat.*: bassinet du rein.
**Nierenentzündung** *f.*: néphrite, inflammation des reins.
**nierenförmig** *adj.*: réniforme, en forme des reins.
**Nierenkapsel** *f.*: capsule rénale.
**Nierenkelch** *m. anat.*: calice du rein.
**Nierenknäuel** *m. anat.*: glomérule de Malpighi.
**Nierenkolik** *f.*: coliques néphrétiques.
**Nierenschrumpfung** *f.* = Schrumpfniere *v. c. t.*
**Nierenstein** *m.*: calcul rénal.
**niesen** *v.*: éternuer.
**Niesmittel** *n. pharm.*: sternutatoire.
**Nieswurz** *f. pharm.*: ellébore.
**Nisse** *f.*: lente.
**Nodulus cerebelli** *lat. anat.*: tubercule lamineux de Malacarne.
**Noduli lymphatici aggregati** *lat. anat.*: plaques de Peyer.
**Noduli lymphatici solitarii** *lat. anat.*: follicules de Peyer.
**Noduli valvularum semilunarium** *lat. anat.*: nodules de Morgagni.
**Nonnensausen** *n. int.*: bruit de diable.
**normalsichtig** *adj. ophthal.*: emmétrope, qui a la vue normale.
**Nosokomialgangrän** *f.* = Hospitalbrand *v. c. t.*
**Notzucht** *f. leg.*: viol.
**notzüchtigen** *v. leg.*: violer.
**nüchtern** *adv.*: à jeun.
**Nucleus** *lat. anat.*: noyau.
**Nucleus amygdalae**: noyau amygdalin.
**Nucleus caudatus**: noyau caudé.
**Nucleus dentatus cerebelli**: corps rhomboïdal du cervelet *ou* olive cérébelleuse.
**Nucleus globosus cerebelli**: noyau sphérique du cervelet.
**Nucleus lentiformis**: noyau lenticulaire (du cerveau).
**Nucleus olivaris**: corps frangé *ou* dentelé (du cervelet).
**Nucleus tegmenti**: noyau de la calotte (du pédoncle du cerveau).
**Nullpunkt** *m.*: zéro.
**Nuss** *f.*: noix.
**Nussgelenk** *n. anat.*: enarthrose, articulation mobile orbiculaire.

## O.

**obducieren** *v.*: faire l'autopsie.
**Obduktion** *n.*: autopsie.
**O-Bein** *n. vulg.*: genou convexe en dehors.
**Oberarm** *m.*: bras.
**Oberarmknochen** *m.*: humérus.
**Oberarzt** *m.* 1): chef de service (d'un hôpital civil). 2): médecin aide-major de 1re classe (de l'armée).
**Oberbauchgegend** *f.*: épigastre.
**oberflächlich** *adj.*: superficiel.
**Oberhaut** *f.*: épiderme.
**Oberhäutchen** *n.*: épidermicule.
**Oberkiefer** *m.*: mâchoire supérieure.
**Oberkörper** *m.*: partie supérieure du corps.
**Oberleib** *m.*: partie supérieure du corps.
**Oberlippe** *f.*: lèvre supérieure.
**Oberschenkel** *m.*: cuisse.
**Oberschenkelbruch** *m.*: fracture du fémur.
**Oberstabsarzt** *m.*: médecin major de 1re classe (de l'armée).
**Oberton** *m. physic.* die harmonischen Obertöne: les sons harmoniques.
**Oberwärter** *m.*: surveillant.
**Oberwärterin** *f.*: surveillante.

**Oberwurm** *m. anat.*: vermis superior.
**Obex** *lat. anat.*: bec du calamus scriptorius.
**Objektivlinse** *f. physic.*: objectif.
**Objektträger** *m.*: lame porte-objet; hohlgeschliffener Objektträger: lame creuse.
**Oblate** *f.*: pain azyme, cachet.
**Obstipation** *f.*: constipation.
**Occlusivverband** *m.*: pansement occlusif.
**Ochse** *m.*: boeuf.
**Ochsenfleisch** *n.*: boeuf.
**Ödem** *n.*: oedème.
**Ofen** *m.*: poêle, fourneau, calorifère.
**offenstehend** *adj.*: béant.
**Öffnung** *f.* 1): ouverture. 2) *vulg.* Öffnung haben: aller à la garde-robe.
**Öffnungszuckung** *f. physiol.*: secousse d'ouverture *ou* de rupture.
**Ohnmacht** *f.*: défaillance, syncope.
**ohnmächtig werden** *v.*: s'évanouir.
**Ohr** *n.*: oreille.
**Öhre** *f.*: chas.
**Ohrenentzündung** *f.*: otite, inflammation de l'oreille.
**Ohrenheilkunde** *f.*: otiatrie.
**Ohrenfluss** *m.*: suintement de l'oreille.
**Ohrenklingen** *n.*: tintement d'oreille.
**Ohrensausen** *n.*: bourdonnement d'oreille.
**Ohrenschmalz** *n.*: cérumen, matière sébacée du conduit auditif externe.
**Ohrenschwindel** *m.*: vertige auriculaire, maladie de Menière.
**Ohrenspiegel** *m.*: spéculum de l'oreille.
**Ohrknorpel** *m. anat.*: cartilage de l'oreille.
**Ohrläppchen** *n.*: lobule de l'oreille.
**Ohrlöffel** *m.*: cure-oreille.
**Ohrmuschel** *m. anat.*: pavillon de l'oreille.
**Ohrschwindel** *m.* = Ohrenschwindel *v. c. t.*
**Ohrspeicheldrüse** *f.*: glande parotide.
**Ohrtrompete** *f.*: trompe d'Eustache.
**Okularlinse** *f. physic.*: oculaire.
**Öl** *n.*: huile.
**Olecranon** *lat. anat.*: olécrâne.
**ölig** *adj.*: huileux.
**Oliva medullae oblongatae** *lat. anat.*: olive bulbeuse.
**Olive** *f.*: olive.
**olivenförmig** *adj.*: olivaire.
**olivengrün** *adj.*: vert-olive.
**Olivenkern** *m. anat.*: corps frangé *ou* dentelé du cervelet.
**Omentum** *lat. anat.*: épiploon.
**Onanie** *f.*: onanisme.
**Operationsfeld** *n.*: champ opératoire.
**Operationstisch** *m.*: table à opérations.
**Operationsverfahren** *n.*: manuel opératoire.
**Operculum** *lat. anat.*: opercule (de l'insula de Reil).
**operieren** *v.*: faire une opération.
**Operment** *n. pharm.*: orpiment.
**opiumhaltig** *adj.*: opiacé.
**Opiumkuchen** *m. pharm.*: pain d'opium.
**Optiker** *m.*: opticien.
**orangengelb** *adj.*: orangé.
**Orbita** *lat. anat.*: orbite.
**Organerkrankung** *f.*: maladie organique.
**organisiert** *adj.*: organisé.
**örtlich** *adj.*: local.
**Orts-Armen- und -Krankenpflege** *f.*: assistance publique.
**Os** *lat. anat.*: os.
- **Os capitatum**: grand os (du carpe).
- **Os coxae**: os coxal.
- **Os hamatum**: os crochu (du carpe).
- **Os ilium**: os iliaque.
- **Os lunatum**: os semi-lunaire (du carpe).
- **Os multangulum majus**: os trapèze (du carpe).
- **Os multangulum minus**: os trapézoïde (du carpe).
- **Os naviculare**: os scaphoïde (du carpe).
- **Os pisiforme**: os pisiforme (du carpe).
- **Os triquetrum**: os pyramidal (du carpe).

**Osmiumsäure** *f. chim.*: acide osmique.
**ossificieren** *v.*: s'ossifier.
**Ostium** *lat. anat.*: orifice.
- **Ostium abdominale tubae**: pavillon de la trompe de Faloppe.

**Ostium arteriosum cordis**: orifice des artères (aorte *ou* pulmonaire) dans les ventricules du coeur.

**Ostium venosum cordis**: orifice auriculo-ventriculaire du coeur.

**Ovarialgeschwulst** *f.*: tumeur de l'ovaire.

**Ovarialschwangerschaft** *f.*: grossesse ovarienne.

**Ovarium** *n.*: ovaire.

**Ovidukt** *m. anat.*: trompe de Faloppe.

**Oxalis** *lat. pharm.*: surelle.

**Oxalsäure** *f. pharm.*: acide oxalique.

**Oxyd** *n. chim.*: bioxyde.

**Oxydul** *n. chim.*: protoxyde.

**Oxydierung** *f.*: oxydation.

**Öynhausen** *pr.*: ville d'eau avec des sources chlorurées en Westphalie (Prusse).

**Ozaena** *lat. int.*: ozène, punaisie.

**Ozon** *n. chim.*: ozone.

## P.

**paaren** *v.*: accoupler; *chim.* gepaarte Säure: acide conjugué.

**Pädatrophie** *f.*: athrepsie.

**Päderastie** *f. leg.*: pédérastie.

**Palatum** *lat. anat.*: palais.

**Palatum durum**: voûte palatine.

**Palatum molle**: voile du palais.

**Pallium cerebri** *lat. anat.*: manteau des hémisphères.

**Palma manus** *lat. anat.*: paume de la main.

**Palmarfläche** *f.*: face palmaire.

**Palmsalbe** *f. pharm.*: emplâtre diapalme.

**palpieren** *v.*: pratiquer le palper.

**Panaritium** *n. chir.*: panaris.

**Panniculus adiposus** *lat. anat.*: couche adipeuse.

**Pansen** *m.*: panse (des ruminants).

**Papagei** *m.*: perroquet.

**Papel** *f. int.*: papule; nässende Papel: plaque muqueuse.

**Papillae vallatae linguae** *lat. anat.*: papilles caliciformes de la langue.

**Pappe** *f.*: carton.

**Pappelsalbe** *f. pharm.*: onguent populéum.

**Pappschienenverband** *m. chir.*: pansement fait à l'aide d'attelles en carton.

**Paracentese** *f.*: paracentèse, ponction.

**Paradidymis** *lat. anat.*: corps innominé de Giraldès.

**Paraffinsalbe** *f. pharm.*: vaseline.

**Paralyse** *f. int.*: paralysie; akute aufsteigende Paralyse: paralysie de Landry; progressive Paralyse: paralysie générale des aliénés.

**Paralysis agitans** *lat. int.*: paralysie agitante.

**Parametritis** *lat. chir.*: phlegmon du ligament large, phlegmon péri-utérin.

**Paranoia** *lat. int.*: délire chronique.

**Parenchymflüssigkeit** *f.*: liquide parenchymateux.

**Parese** *f.*: parésie.

**Paroophoron** *lat. anat.*: parovaire.

**Parotis** *lat. anat.*: glande parotide.

**Parulis** *lat. chir.*: parulie, abcès de la gencive.

**passend** *adj.*: approprié.

**Paste** *f.*: pâte.

**Pastille** *f. pharm.*: pastille, trochisque.

**Patella** *lat. anat.*: rotule.

**Patellarreflex** *m. int.*: réflexe rotulien.

**Patient** *m.*: malade.

**Patientin** *f.*: malade.

**Paukenfell** *n. anat.*: membrane du tympan.

**Paukenhöhle** *f. anat.*: caisse du tympan.

**Pause** *f.* = Herzpause *v. c. t.*

**Pech** *n. pharm.*: poix; flüssiges Pech: goudron.

**Pecten ossis pubis** *lat. anat.*: crête pectinéale.

**Pectus carinatum** *lat.*: poitrine en carène.

**Pedunculus cerebelli** *lat. anat.*: pédoncle du cervelet.

**Pedunculus cerebri** *lat. anat.*: pédoncle du cerveau.

**Peitsche** *f.*: fouet.

**Peitschenwurm** *m.*: trichocéphale.

**Pelvis** *lat. anat.*: bassin.

**Pelvis renalis** *lat. anat.*: bassinet des reins.

**Pelzigsein** *n.*: fourmillement.
**Pendel** *n.*: pendule *m.*
**Penis** *m.*: pénis, verge.
**Pepsinbildung** *f. physiol.*: sécrétion pepsique.
**Percha lamellata** *lat. pharm.*: gutta-percha laminée.
**Perforatorium** *n. obst.*: perforateur, perce-crâne, perce-membranes.
**Pergament** *n.*: parchemin.
**Pergamentknarren** *n. int.*: bruit de parchemin.
**Perimetritis** *lat. chir.*: pelvipéritonite.
**Perineum** *lat. anat.*: périnée.
**Perineurium** *lat. anat.*: périnèvre.
**Peritonaealbekleidung** *f.*: revêtement péritonéal.
**Peritonaeum** *lat. anat.*: péritoine.
**Perkussionshammer** *m. int.*: marteau de percussion.
**Perkussionsschall** *m. int.*: bruit de percussion: heller Schall: son clair: gedämpfter Schall: son mat.
**perkutieren** *v. int.*: pratiquer la percussion.
**perlenartig** *adj.*: perlé.
**Perlmutter** *f.*: nacre.
**perlmutterfarbig** *adj.*: nacré.
**Perlnaht** *f. chir.*: suture à boutons.
**Perlsucht** *f. veterin.*: pommelière.
**Pernio** *lat. chir.*: engelure.
**Pertussis** *lat. int.*: coqueluche.
**Perubalsam** *m. pharm.*: baume du Pérou.
**Pes anserinus** *lat. anat.*: patte d'oie.
**Pes calcaneus** *lat. chir.*: pied talus.
**Pes equinus** *lat. chir.*: pied équin.
**Pes hippocampi** *lat. anat.*: pied d'hippocampe.
**Pes hippocampi minor** *lat. anat.*: ergot de Morand.
**Pessarium** *n.*: pessaire.
**Pest** *f.*: peste.
**Pestbeule** *f.*: charbon de la peste.
**Pestkranker** *m.*: pestiféré.
**Petechialfieber** *n.*: typhus.
**Petechialtyphus** *m.*: typhus.
**Petersilie** *f. pharm.*: persil.
**Pfanne** *f.* = Gelenkpfanne *v. c. t.*
**Pfeffer** *m.*: poivre.
**Pfefferminze** *f. pharm.*: menthe poivrée.
**Pfeife** *f. physic.*: tuyau sonore.
**pfeifen** *v.*: siffler.
**pfeifend** *adj. int.*: sibilant.
**Pfeil** *m.*: flèche.
**Pfeiler** *m.*: pilier.
**Pfeilnaht** *f. obst.*: suture sagittale.
**Pferdefuss** *m. chir.*: pied équin.
**Pferdepocken** *f.*: horse-pox.
**Pflanze** *f.*: plante.
**Pflanzenfresser** *m.*: herbivore.
**Pflanzenkost** *f.*: alimentation par les végétaux.
**Pflaster** *n.*: emplâtre: englisches Pflaster: taffetas d'Angleterre.
**Pflasterepithel** *n. anat.*: épithélium pavimenteux.
**Pflastermull** *m. pharm.*: taffetas couvert de mousseline.
**Pflaume** *f.*: prune.
**Pflege** *f.*: soins à donner.
**Pflegeanstalt** *f.*: hospice.
**Pflegehaus** *n.*: hospice.
**pflegen** *v.*: soigner.
**Pflugscharbein** *n. anat.*: vomer.
**Pfortader** *f.*: veine porte.
**Pfortadersystem** *n.*: appareil porte.
**Pförtner** *m. anat.*: pylore, orifice inférieur de l'estomac.
**Pfriemenwurm** *m. var.* = Madenwurm *v. c. t.*
**Pfropf** *m.*: bouchon.
**pfropfen** *v.*: greffer.
**Pfuscher** *m.*: charlatan.
**Phalanx** *f. anat.*: phalange.
**phantasieren** *v.*: délirer.
**Phantom** *n. obst.*: mannequin.
**Pharmacupoea** *lat. pharm.*: codex medicamentarius.
**Pharyngitis** *lat. int.*: pharyngite, inflammation du gosier.
**Phlegma** *n.*: flegme.
**phosphorhaltig** *adj.*: phosphoré.
**phosphorigsauer** *adj. chim.*: en combinaison avec l'acide phosphoreux.
**phosphorig** *adj.*: phosphoreux.
**phosphorsauer** *adj. chim.*: en combinaison avec l'acide phosphorique.
**Phosphorsäure** *f.*: acide phosphorique.
**Phosphorvergiftung** *f.*: intoxication par le phosphore.

**Phosphorwasserstoff** *m. chim.*: phosphure d'hydrogène.
**Phthisiker** *m.*: phthisique, poitrinaire.
**Phthisis** *f.*: phthisie.
**physikalisch** *adj.*: physique.
**Physiker** *m.*: physicien.
**Physikus** *m.*: médecin départemental.
**Physiologe** *m.*: physiologiste.
**Physostigmin** *n. pharm.*: ésérine.
**Pia mater** *lat. anat.*: pie-mère.
**Pigmentablagerung** *f.*: dépôt de pigment.
**Pigmentgeschwulst** *f.*: tumeur mélanique.
**Pigmentierung** *f.*: pigmentation.
**Pikrinsäure** *f.*: acide picrique.
**Pille** *f.*: pilule.
**Pillenmasse** *f.*: masse pilulaire.
**Pilz** *m.*: champignon.
**pilzförmig** *adj.*: fongiforme.
**Pilzvergiftung** *f.*: intoxication par les champignons.
**Pinsel** *m.*: pinceau.
**pinseln** *v.*: badigeonner.
**Pinzette** *f.*: pince.
**pissen** *v.*: uriner.
**Placentarblutung** *f.*: apoplexie placentaire.
**Placentarlösung** *f. obst.*: décollement du placenta.
**Plantago** *lat. pharm.*: plantain.
**Plasma** *n.*: plasme.
**plastisch** *adj.*: plastique.
**Plätschergeräusch** *n. int.*: clapotement.
**Plättchen** *n.*: lamelle.
**Platte** *f.*: plaque, lame.
**Plattenepithel** *n. anat.*: épithélium pavimenteux.
**Plattenkultur** *f.*: culture en plaque.
**Plattfuss** *m.*: pied plat.
**Plattwürmer** *m. plur.*: plathelminthes.
**Platysma** *lat. anat.*: muscle peaussier du cou.
**Platysma myoides** *invet.* = Platysma *v. c. t.*
**Platzangst** *f. int.*: agoraphobie, peur de traverser une place.
**Plätzchen** *n. pharm.*: trochisque.
**Platzen** *n.*: rupture.
**Plessimeter** *n. int.*: plessimètre.
**Plessimeterstäbchenperkussion** *f. int.*: percussion auscultatoire.
**Pleura** *lat. anat.*: plèvre.
**Pleuralerguss** *m.*: épanchement pleural.
**Pleuritis** *lat. int.*: pleurésie.
**pleuritisch** *adj.*: pleuretique: pleuritisches Reiben: frottement pleural.
**Plexus coeliacus** *lat. anat.*: plexus solaire.
**Plica** *lat. anat.*: pli.
**Plica aryepiglottica**: repli aryténo-épiglottique.
**Plicae circulares**: valvules conniventes (de l'intestin).
**Plica inguinalis**: pli de l'aine.
**Plica lacrimalis**: pli semi-lunaire (de l'angle interne de l'oeil).
**Plicae palmatae cervicis**: arbre de vie du col de l'utérus.
**Plombieren** *n.*: plombage, obturation.
**Pneumococcus** *m.*: pneumocoque.
**Pochen** *n.*: battement.
**Pocke** *f.*: pustule.
**Pöckeln** *n. hyg.*: salaison.
**Pocken** *plur. int.*: variole, petite vérole.
**Pockenimpfung** *f.*: vaccination.
**Pockenkranker** *m.*: varioleux.
**pockennarbig** *adj. vulg.*: grêlé.
**pockig** *adj.*: variolé.
**Pol** *m.*: pôle.
**Polarisator** *physic. m.*: polariscope.
**Poliomyelitis anterior** *lat. int.*: myélite des cornes antérieures, paralysie essentielle de l'enfance.
**Polster** *n.*: coussin, matelas.
**polstern** *v.*: capitonner.
**Polyp** *m.*: polype.
**Polypenschnürer** *m. chir.*: serre-noeud.
**Pons Varoli** *lat. anat.*: protubérance annulaire.
**Pore** *f.*: pore.
**porös** *adj.*: poreux.
**Porzellanschale** *f.*: capsule en porcelaine.
**postponierend** *adj.*: retardant.
**Pottasche** *f.*: potasse.
**Präcipitat** *n. pharm.*: précipité.
**Präcordialangst** *f.*: anxiété précordiale.
**prädisponieren** *v.*: prédisposer.
**Präparat** *n.*: préparation.

**präparieren** *v.*: disséquer.
**Praecuneus** *lat. anat.*: avant-coin.
**Praeputium** *lat. anat.*: prépuce.
**prakticieren** *v.* 1): exercer la médecine. 2): faire son stage.
**Praktikant** *m.*: stagiaire.
**Praktiker** *m.*: practicien.
**praktisch** *adj.*: pratique; praktischer Arzt: docteur en médecine qui exerce.
**prall** *adj.*: fortement tendu.
**Praxis** *f.*: pratique, clientèle.
**Presbyopie** *f. ophthal.*: presbytie.
**Pressschwamm** *m.*: éponge préparée servant à la dilatation.
**Prickeln** *n.*: picotement.
**priemen** *v.*: chiquer.
**primär** *adj.*: primitif.
**Primärarzt** *m.*: médecin (*ou* chirurgien) en chef.
**Primipara** *lat. obst.*: primipare.
**Primitivbündel** *n. anat.*: faisceau primitif (du muscle).
**Primordialnieren** *f. embryol.*: reins primordiaux.
**Priorität** *f. leg.* Priorität des Todes: survie.
**Prisma** *n. physic.*: prisme.
**Privatdocent** *m.*: professeur agrégé.
**Probe** *f.*: essai, réaction.
**Probemahlzeit** *f. int.*: repas d'épreuve.
**Probemittel** *n.*: réactif.
**Probepunktion** *f.*: ponction exploratrice.
**Probierglas** *n.*: éprouvette.
**Process** *m.*: processus, évolution d'une maladie ou d'un état pathologique.
**Processus** *lat. anat.*: apophyse.
**Processus alveolaris**: portion alvéolaire du maxillaire supérieur.
**Processus cerebelli ad cerebrum** *s.* **ad corpus quadrigeminum** *lat. invet.*: pédoncles cérébelleux supérieurs.
**Processus cerebelli ad medullam** *lat. invet.*: pédoncles cérébelleux inférieurs.
**Processus cerebelli ad pontem** *lat. invet.*: pédoncles cérébelleux moyens.
**Processus ciliares**: procès ciliaires.
**Processus clinoidei**: apophyses clinoïdes.
**Processus coracoideus**: apophyse coracoïde.
**Processus coronoideus**: apophyse coronoïde.
**Processus ensiformis** *invet.* = Processus xiphoideus *v. c. t.*
**Processus frontalis**: apophyse montante du maxillaire.
**Processus jugularis ossis occipitalis**: apophyse jugulaire.
**Processus jugularis ossis temporalis** *invet.* = Processus zygomaticus *v. c. t.*
**Processus mastoideus**: apophyse mastoïdienne.
**Processus spinosus**: apophyse épineuse.
**Processus stiloideus**: apophyse styloïde.
**Processus transversus**: apophyse transverse.
**Processus uncinatus**: apophyse unciforme (de l'ethmoïde).
**Processus vermiformis caeci**: apophyse vermiculaire.
**Processus xiphoideus**: appendice xiphoïde.
**Processus zygomaticus**: apophyse jugulaire.
**Produkt** *n.*: produit.
**Professur** *f.*: chaire.
**Prognose** *f.*: pronostic.
**prognostisch** *adj.*: prognostique.
**Proglotide** *f.*: cucurbitain.
**Prominentia laryngea** *lat. anat.*: pomme d'Adam.
**Promontorium ossis sacri** *lat. anat.*: angle sacro-vertébral, promontoire sacro-vertébral.
**promovieren** *v.*: passer la thèse.
**Prostata** *lat. anat.*: glande prostatique.
**Prostatastein** *m.*: calcul prostatique.
**Protokoll** *n.*: rapport.
**Protozoon** *n.*: protozoaire.
**Protuberantia** *lat. anat.*: éminence.
**Prozess** *m.* = Process *v. c. t.*
**Prüfung** *f.*: essai, examen.
**Psammom** *n. chir.*: sarcome angiolithique.

**Pseudarthrose** *f.*: fausse articulation.
**Pseudocroup** *m.*: faux-croup.
**Pseudomembran** *f.*: fausse membrane, néo-membrane.
**Psychiater** *m.*: aliéniste.
**psychisch** *adj.*: psychique, mental.
**Pterygium** *lat. ophthal.*: ptérygion, onglet.
**Pubertät** *f.*: puberté.
**Puder** *m.*: poudre.
**Puerperalfieber** *n.*: fièvre puerpérale.
**Puerperium** *n.*: état puerpéral.
**Pulmonalstenose** *f. int.*: rétrécissement de l'orifice pulmonaire.
**Pulpa** *f. lat.*: pulpe.
**Puls** *m.*: pouls; den Puls zählen: compter les pulsations; rascher Puls: pouls fréquent: langsamer Puls: pouls lent.
**Pulsader** *f.*: artère.
**Pulsadergeschwulst** *f.*: anévrysme.
**Pulsation** *f.*: battement, pulsation.
**pulsierend** *adj.*: pulsatif, battant.
**Pulskurve** *f.*: tracé du pouls.
**Pulsschlag** *m.*: battement, pulsation.
**Pulswelle** *f.*: ondée sanguine.
**Pulver** *n. pharm.*: poudre; zweistündlich ein Pulver zu nehmen: un paquet à prendre toutes les deux heures.
**Pulverbläser** *m.*: lance-poudre.
**pulverförmig** *adj.*: pulvérulent.
**Pumpe** *f.*: pompe.
**Punkt** *m.*: point.
**punktförmig** *adj.*: ponctué; punktförmige Kauterisation: pointes de feu.
**punktieren** *v.*: faire la ponction.
**Punktion** *f.*: ponction.
**Punktionsnadel** *f.*: aiguille à ponction.
**Punktstar** *m. ophthal.*: cataracte ponctuée.
**Pupillenerweiterung** *f. ophthal.*: mydriase, dilatation de l'ouverture pupillaire.
**Pupillenstarre** *f. ophthal.*: immobilité des pupilles.
**Pupillenverengerung** *f. ophthal.*: constriction *ou* reserrement des pupilles.
**Purkinjesche Schattenfigur** *f. physiol.*: arbre de Purkinje.
**Purpur** *m.*: pourpre.
**purpurfarben** *adj.*: pourpré.
**Pustel** *f.*: pustule.
**Pustelbildung** *f.*: pustulation.
**pustulös** *adj.*: pustuleux.
**Pyämie** *f.*: pyohémie.
**Pylorus** *lat. anat.*: pylore, orifice inférieur de l'estomac.
**Pyramide** *f. anat.*: pyramide.
**Pyramidenbein** *n.*: os pyramidal (du carpe).
**Pyramidenkreuzung** *f. anat.*: décussation *ou* entre-croisement des pyramides.
**Pyramidenseitenstrangbahn** *f. anat.*: faisceau pyramidal croisé.
**Pyramidenvorderstrangbahn** *f. anat.*: faisceau pyramidal direct.
**Pyramides renales** *lat. anat.*: pyramides de Malpighi (du rein).
**Pyramis medullae oblongatae** *lat. anat.*: pyramide du bulbe.
**Pyramis vermis cerebelli** *lat. anat.*: éminence cruciale de Malacarne.
**Pyrmont** *pr.*: ville d'eau avec des sources ferrugineuses en Allemagne.
**Pyrogallussäure** *f. pharm.*: acide pyrogallique.

## Q.

**Q. s.** = **Quantum satis** *lat. pharm.*: quantité suffissante.
**Quacksalber** *m.*: charlatan.
**Quacksalberei** *f.*: charlatanisme.
**Quaddel** *f.*: vésicule.
**Quadratwurzel** *f.*: racine carrée.
**Quarantäne** *f. hyg.*: quarantaine.
**Quärulantenwahnsinn** *m.*: folie processive.
**Queckenwurzel** *f. pharm.*: chiendent.
**Quecksilber** *n.*: mercure, hydrargyre.
**Quecksilberchlorid** *n.*: bichlorure de mercure, sublimé.
**Quecksilbersalbe** *f.*: pommade mercurielle.
**Quecksilbervergiftung** *f.*: intoxication par le mercure.
**Quelle** *f.*: source.
**quellen** *v.*: gonfler.
**Quellsäure** *f. chim.*: acide crénique.

**Quellstift** *m.*: laminaire.
**Quendel** *m. pharm.*: serpolet.
**quer** *adj.*: transverse.
**Querbett** *n. obst.* das geburtshilfliche Querbett: la position obstétricale.
**Querbruch** *m. chir.*: fracture transversale.
**Querdarm** *m. anat.*: colon transverse.
**Querdurchmesser** *m.*: diamètre transverse.
**Querfinger** *m.*: travers de doigt.
**Querfortsatz** *m. anat.*: apophyse transverse.
**quergestreift** *adj.*: strié transversalement: *anat.* quergestreifter Muskel: muscle strié.
**Querlage** *f. obst.*: présentation transversale *ou* de l'épaule: erste Querlage: présentation de l'épaule, tête à gauche: zweite Querlage: présentation de l'épaule, tête à droite.
**Querlähmung** *f. int.*: paralysie produite par une lésion de la moelle dans son diamètre transverse.
**Querschnittserkrankung** *f. int.*: lésion de la moelle dans son diamètre transverse.
**Querschnittsunterbrechung** *f.*: section transversale (de la moelle).
**Querstand** *m. obst.*: position du foetus dont la suture sagittale se trouve dans le diamètre transverse du bassin; tiefer Querstand: position du foetus dont la tête est descendue dans l'excavation et dont la suture sagittale se trouve encore dans le diamètre transverse du bassin.
**querverengt** *adj.*: rétréci dans le diamètre transverse.
**quetschen** *v.*: meurtrir.
**Quetschhahn** *m.*: presse-tube.
**Quetschung** *f.*: meurtrissure, contusion.
**Quetschwunde** *f.*: plaie contuse.
**Quitte** *f.*: coing.

## R.

**Rabenschnabelfortsatz** *m. anat.*: apophyse coracoïde.
**Rabies** *f. int.*: rage.
**Rachen** *m.*: gorge, gosier.
**Rachenbräune** *f. vulg.*: angine couenneuse.
**Rachenkatarrh** *m.*: pharyngite.
**Rachennasenpolyp** *m. chir.*: polype naso-pharyngien.
**Radfahren** *n. hyg.*: vélocipédie, cyclisme.
**Radialnerv** *m.*: nerf radial.
**Radialpuls** *m.*: pouls radial.
**Radikalbehandlung** *f.*: cure radicale.
**Radikaloperation** *f.*: cure radicale par l'opération.
**Radiusköpfchen** *n. anat.*: tête du radius.
**Rahm** *m.*: crème.
**Rainfarn** *m. pharm.*: tanaisie.
**Rand** *m.*: marge, bord.
**Rankenangiom** *n.*: angiome cirsoïde.
**Ranula** *lat. chir.*: grenouillette.
**ranzig** *adj.*: rance.
**Rasiermesser** *n.*: rasoir.
**Raspatorium** *n. chir.*: raspatoire.
**Raspelgeräusch** *n. int.*: bruit de râpe.
**Rasse** *f.*: race.
**Rasselgeräusch** *n. int.*: râle; grossblasiges Rasselgeräusch: râles à grosses bulles: mittelgrossblasiges Rasselgeräusch: râles à bulles moyennes: kleinblasiges Rasselgeräusch: râles à petites bulles.
**rasseln** *v.*: râler.
**Ratte** *f.*: rat.
**rauchen** *v.*: fumer.
**Räucherung** *f.*: fumage, fumigation.
**Rauchglasbrillen** *f. plur.*: lunettes à verres fumés.
**rauh** *adj.*: âpre.
**Rauhigkeit** *f. anat.*: rugosité.
**Rausch** *m.*: ivresse.
**Rauschbrand** *m. veterin.*: charbon symptomatique.
**Räuspern** *n.*: petite toux.
**Raute** *f. pharm.*: rue.
**Räute** *f. vulg.*: gale.
**rautenförmig** *adj.*: rhomboïdal.
**Rautengrube** *f. anat.*: plancher du 4[e] ventricule.
**Reagens** *n.*: réactif.
**Reagensglas** *n.*: éprouvette, tube à essai.

**Recept** *n.*: ordonnance, recette, formule. Les docteurs Allemands ne rédigent pas les ordonnances comme on en a l'habitude en France. D'ordinaire ils ne font par écrit qu'une formule et les conseils généraux pour les malades sont seulement donnés verbalement. Ces formules sont rédigées en Latin et presque pour chaque terme Latin on s'y sert d'une abréviation.

Les chiffres qui se trouvent derrière les noms des substances qui rentrent dans ces formules indiquent toujours et sans exception le poids en grammes de manière qu'on se dispense de le dire et de l'écrire. Cependant ces chiffres doivent toujours être précédés ou suivis d'une virgule et d'un autre chiffre de façon qu'on sache d'après les règles du système décimal, s'il s'agit de grammes entiers ou de dixièmes ou de centièmes ou de millièmes de grammes.

On commence chaque formule par le signe Rec. *ou* Rc. *ou* Rp. = Recipe: faites l'ordonnance.

La formule est terminée d'après les circonstances par les signes M. = Misce: mêlez; D. = Da: donnez; S. = Signa: signez; F. = Fiat: faites; Pulv. = Pulvis: poudre *ou* cachet; Pil. = Pilulae: pilules; Dent. tal. dos. = Dentur tales doses: donnez des doses pareilles; Div. in part. aequal. = Divide in partes aequales: divisez en parties égales; q. s. = quantum satis: quantité suffisante *etc.*

Voici quelques échantillons de formules en usage en Allemagne.

Rp. Tinct. op. simpl. 5,0
Tinct. Strych. . 1,5
Aq. dest. . . . 175,0
Sir. simpl. . . 15,0
M. D. S. Zweistündlich 1 Esslöffel voll zu nehmen.

La formule correspondante en Français serait: Teinture thébaïque (= Tinctura opii simplex) 5 gr.; Teinture de noix vomique (= Tinctura Strychni) 1 gr. 50 centigr.; Eau distillée (= Aqua destillata) 175 gr.: Sirop de sucre (= Sirupus simplex) 15 gr. A prendre par cuillerée à bouche toutes les 2 heures.

Ou bien

Rp. Morph. mur. 0.01
Sacch. lact. 0.3
M. F. pulv. Dent. tal. dos. VI.
D. S. 1—2 Pulver im Laufe der Nacht zu nehmen.

La formule correspondante en Français serait: Chlorhydrate de morphine (= Morphinum muriaticum) 1 centigr.: Sucre de lait (= Saccharum lactis) 30 centigr. Pour un cachet. No. VI. 1—2 cachets à prendre dans le courant de la nuit.

Ou bien

Rp. Aloës . . . . 2,0
Extr. Colocynth. 0,50
Pulv. Liquir. . q. s.
M. F. pil. 40.
D. S. Abends 2 Pillen zu nehmen.

La formule correspondante en Français serait: Aloès 2 gr.: Extrait de Coloquinte 50 centigr.: Poudre de Réglisse (= Pulvis Liquiritiae) q. s. pour en faire 40 pilules. 2 pilules à prendre avant de se coucher.

**Receptbuch** *n.*: formulaire.

**rechtsdrehend** *adj. physic.*: dextrogyre.

**rechtshändig** *adj.*: droitier.

**recidivieren** *v.*: récidiver.

**Recipient** *m. physic.*: récipient, cloche.

**Recken der Glieder** *n.*: pandiculation.

**Rectalgonorrhöe** *f.*: blennorrhagie rectale.

**Rectaluntersuchung** *f.*: toucher rectal.

**Recurrensfieber** *n. int.*: fièvre récurrente.

**Recurrenslähmung** *f. int.*: paralysie du nerf récurrent.

**Referat** *n.*: extrait, analyse.

**reflektorisch** *adj.*: réflexe.

**Reflexbahn** *f.*: voie réflexe.

**Reflexbewegung** *f.*: mouvement réflexe.

**Reflexbogen** *m.*: arc diastaltique, arc nerveux réflexe.

**Reflexerregbarkeit** *f.*: réflectivité.
**Refraktionsfehler** *m. ophthal.*: vice de réfraction.
**Regeln** *f. plur.*: règles.
**regelwidrig** *adj.*: vicieux, anormal.
**Regelwidrigkeit** *f.*: anomalie.
**Regenbogenhaut** *f. anat.*: iris.
**Regenbogenhautentzündung** *f. ophthal.*: iritis.
**Regenwasser** *n. hyg.*: eau pluviale.
**Registrierapparat** *m. physiol.*: appareil enregistreur.
**Reibegeräusch** *n. int.*: bruit de frottement.
**Reiben** *n.*: frottage, trituration; *int.* pleuritisches Reiben: frottement pleural.
**reiben** *v.*: frotter, triturer.
**Reibung** *f.*: frottement.
**reif** *adj.*: mûr.
**Reif** *m.*: cerceau.
**Reife** *f.*: maturité.
**reinigen** *v.*: nettoyer.
**reinigend** *adj.*: dépuratif.
**Reinigung** *f.*: épuration.
**Reinkultur** *f.*: culture à l'état de pureté.
**Reinlichkeit** *f.*: propreté.
**Reis** *m.*: riz.
**Reiskörper** *plur. chir.*: grains riziformes.
**Reisschleim** *m.*: crème de riz.
**Reiswasser** *n.*: eau de riz.
**Reiswasserstuhl** *m. int.*: selles riziformes.
**reiten** *v. chir.*: chevaucher.
**Reitweh** *n.*: mal qu'on éprouve quand on a monté à cheval sans en avoir l'habitude.
**Reiz** *m.*: irritation, stimulus; *physiol.* latente Reizung: excitation latente.
**reizbar** *adj.*: irritable.
**Reizbarkeit** *f.*: irritabilité, excitabilité.
**reizen** *v.*: irriter, exciter, stimuler.
**reizlos** *adj.*: anodin.
**Reizmittel** *n.*: stimulant.
**Reizung** *f.*: irritation.
**Rekonvalescenz** *f.*: convalescence.
**Remittensfieber** *n. int.*: fièvre rémittente.
**reponierbar** *adj.*: réductible.
**Reposition** *f.*: réduction.
**Reserveluft** *f. physiol.*: air de réserve.
**Residualluft** *f. physiol.*: air résidual.
**resorbieren** *v.*: absorber, résorber.
**Respirationsluft** *f. physiol.*: air courant.
**Retorte** *f. chir.*: cornue, matras.
**Rettig** *m.*: radis.
**Revierkrankenstube** *f.*: infirmerie militaire.
**Rhabarber** *m. pharm.*: rhubarbe.
**Rhachitis** *f.*: rhachitisme.
**Rhamnus** *lat. pharm.*: nerprun.
**Rheinfelden** *pr.*: ville d'eau avec des sources chlorurées en Suisse.
**Rheumatismus** *m. int.*: rhumatisme.
**Rhonchus** *lat. int.*: râle.
**Ricinusöl** *n.*: huile de ricin.
**Riechen** *n.*: olfaction.
**riechen** *v.*: sentir.
**Riechkolben** *m. anat.*: bulbe olfactif.
**Riechlappen** *m. anat.*: lobe olfactif.
**Riechschleimhaut** *f. anat.*: membrane pituitaire.
**Riese** *m.*: géant.
**Rieselfeld** *n. hyg.*: champ d'épandage.
**Rieselfeldersystem** *n. hyg.*: système de l'épandage.
**Riesenwuchs** *m.*: gigantisme.
**Riesenzelle** *f.*: cellule géante.
**Rima glottidis** *lat. anat.*: glotte.
**Rinde** *f.*: écorce.
**Rindenblindheit** *f. int.*: cécité corticale.
**Rinderpest** *f. veterin.*: peste bovine.
**Rindertuberkulose** *f. veterin.*: tuberculose bovine.
**Ring** *m.*: anneau.
**Ringfinger** *m.*: doigt annulaire.
**ringförmig** *adj.*: annulaire.
**Ringknorpel** *m. anat.*: cartilage cricoïde.
**Ringmesser** *n.*: couteau en anneau.
**Ringwürmer** *m. plur.*: annélides.
**Rinne** *f.*: gouttière, coulisse.
**Rippe** *f.*: côte; falsche Rippe: fausse côte.
**Rippenbruch** *m.*: fracture des côtes.
**Rippenfell** *n.* = Rippfell *v. c. t.*
**Rippenknorpel** *m.*: cartilage costal.
**Rippfell** *n.*: plèvre.
**Rippfellentzündung** *f.*: pleurésie.
**Riss** *m.*: déchirure, crevasse.
**rissig** *adj.*: fendillé, crevassé.

**Risswunde** *f.*: plaie par déchirure.
**Rittersporn** *m. pharm.*: staphisaigre.
**ritzen** *v.*: érafler.
**röcheln** *v.*: râler.
**Roggen** *m.*: seigle.
**roh** *adj.*: cru.
**Roheit** *f.* 1): crudité. 2): brutalité.
**Rohr** *n.* = Röhre *v. c. t.*
**Röhre** *f.*: tuyau, canule, tube.
**Röhrenatmen** *n. int.*: respiration tubaire.
**röhrenförmig** *adj.*: en tube.
**Röhrenknochen** *m. anat.*: os long.
**Rohrzucker** *m.*: sucre de canne.
**Rolle** *f.*: poulie, trochlée.
**rollen** *v.*: rouler, faire la rotation.
**Rollgelenk** *n. anat.*: articulation trochoïde, articulation pivotante.
**Rollhügel** *m. anat.*: trochanter.
**Rollmuskel** *m. anat.*: muscle rotateur.
**Röntgendurchleuchtung** *f. physic.*: radiographie.
**Röntgenphotographie** *f. physic.*: radiographie.
**Röntgenstrahl** *m. physic.*: rayon-X, rayon de Röntgen.
**Rose** *f.* = Rotlauf *v. c. t.*
**Rosenkranz** *m.*: chapelet.
**rosenkranzförmig** *adj.*: moniliforme, en chapelet.
**Rossarzt** *m.*: vétérinaire.
**Rosshaar** *n.*: crin.
**Rost** *m.* 1): rouille. 2): gril.
**rostfarben** *adj.*: rouillé.
**Rostrum sphenoidale** *lat. anat.*: bec du sphénoïde.
**rot** *adj.*: rouge.
**Rotblindheit** *f. ophthal.*: daltonisme, cécité pour le rouge.
**Röte** *f.*: rougeur.
**Röteln** *f. plur.*: rubéole.
**rotglühend** *adj.* rotglühendes Eisen: fer porté au rouge.
**roth, Röthe, Rothlauf** *etc.* = rot, Röte, Rotlauf *etc. v. c. t.*
**Rotlauf** *m. int.*: érysipèle.
**rötlich** *adj.*: rougeâtre.
**Rotz** *m. veterin.*: morve, farcin.
**rotzig** *adj.*: morveux.
**Rotzkrankheit** *f.* = Rotz *v. c. t.*
**Rübe** *f.*: rave, navet.
**Rubeola** *lat. int.*: rubéole.
**Rückbildung** *f.*: transformation régressive.
**Rücken** *m.*: dos.
**Rückenlage** *f.*: décubitus dorsal.
**Rückenmark** *n.*: moelle épinière.
**Rückenmarksentzündung** *f.*: myélite.
**Rückenmarkserschütterung** *f.*: commotion de la moelle.
**Rückenmarkshaut** *f.*: méninge rhachidienne.
**Rückenmarkskanal** *m.*: canal rhachidien.
**Rückenmarksnerv** *m.*: nerf spinal.
**Rückenmarksschwindsucht** *f. vulg.*: ataxie locomotrice progressive.
**Rückenmarksstrang** *m.*: cordon de la moelle.
**Rückensaite** *f. embryol.*: corde dorsale, notocorde.
**Rückfall** *m.*: rechute, récidive.
**Rückfallfieber** *n.*: fièvre à rechute.
**Rückfluss** *m.*: reflux.
**Rückgrat** *n.*: rhachis, épine dorsale.
**Rückgratsverkrümmung** *f.*: déviation de l'épine dorsale.
**rückläufig** *adj.*: rétrograde, récurrent: rückläufiger Katheter: sonde à double courant.
**Rückschlag** *m*: transformation rétrograde, atavisme.
**Rückschritt** *m.*: mouvement rétrograde, transformation rétrograde.
**Rückstand** *m.*: résidu.
**Rückstoss** *m.*: recul.
**Rückwärtsbeugung** *f.*: rétroversion (de l'utérus).
**Rückwärtsknickung** *f.*: rétroflexion (de l'utérus.
**Rückwärtslagerung** *f.*: déplacement en arrière.
**ruckweise** *adv.*: par bouffées, par saccades.
**Rückwirkung** *f.*: contre-coup.
**ruhig** *adj.*: calme.
**Ruhr** *f.*: dysentérie.
**ruhrartig** *adj.*: dysentérique.
**Rumpf** *m.*: tronc.
**rund** *adj.*: rond.
**Rundwürmer** *m. plur.*: némathelminthes, vers à corps cylindrique.

**Rundzellensarkom** *n.*: sarcome à cellules rondes.
**Runkelrübe** *f.*: betterave.
**Runzel** *f.*: ride.
**Runzeln** *n.*: corrugation.
**Russ** *m.*: suie.
**russartig** *adj.*: fuligineux.
**Rute** *f. anat.*: verge.

## S.

**Saat** *f.*: semence.
**Säbelbeine** *plur. vulg.*: jambes torses.
**Sachverständiger** *m. leg.* ärztlicher Sachverständiger: médecin expert.
**Sack** *m.*: sac, kyste, poche.
**Säckchen** *n.*: saccule, sachet.
**sackförmig** *adj.*: ampoulé, sacciforme, en forme de poche.
**Sackniere** *f. int.*: hydronéphrose avec une accumulation considérable de liquide dans le bassinet.
**Sadebaum** *m. pharm.*: sabine.
**Saft** *m.*: suc, sève, humeur.
**saftig** *adj.*: succulent.
**Säge** *f.*: scie.
**sägeförmig** *adj.*: dentelé.
**Sägegeräusch** *n. int.*: bruit de scie.
**Sägemuskel** *m. anat.*: muscle dentelé.
**Sagittalebene** *f.*: plan sagittal.
**Sago** *m.*: sagou.
**Sagomilz** *f. int.*: rate sagou.
**Saite** *f.*: corde.
**Salat** *m.*: salade.
**Salbader** *m. vulg.*: charlatan.
**Salbe** *f. pharm.*: onguent, pommade: graue Salbe: onguent gris.
**Salbei** *m. pharm.*: sauge.
**salben** *v.*: oindre.
**Salm** *m.*: saumon.
**Salmiak** *m. chim.*: sel ammoniac, chlorure d'ammonium.
**Salmiakgeist** *m. chim.*: ammoniaque liquide.
**Salpeter** *m.*: salpêtre, nitre.
**Salpeterpapier** *n. pharm.*: papier nitré.
**salpetersauer** *adj.*: en combinaison avec l'acide azotique; *chim.* salpetersaures Kali: azotate de potasse.
**Salpetersäure** *f.*: acide azotique, acide nitrique.
**salpetrig** *adj.*: azoteux.
**salpetrigsauer** *adj.*: en combinaison avec l'acide azoteux.
**Salz** *n.*: sel.
**Salzbrunn** *pr.*: ville d'eau avec des sources bicarbonatées en Silésie (Prusse).
**Salzen** *n.* = Einsalzen *v. c. t.*
**salzsauer** *adj. chim.*: en combinaison avec l'acide chlorhydrique.
**Salzsäure** *f.*: acide chlorhydrique *ou* muriatique.
**Salzschlirf** *pr.*: ville d'eau avec des sources chlorurées en Prusse.
**Salzwasser** *n.*: eau salée.
**Samaritergesellschaft** *f.*: société privée d'assistance médicale.
**Samariterkrankenhaus** *n.*: hôpital appartenant à une société privée.
**Sambucus** *lat. pharm.*: sureau.
**Samen** *m.* 1): graine, semence. 2) *anat.*: sperme.
**Samenbläschen** *n. anat.*: vésicule séminale.
**Samendrüse** *f.*: testicule.
**Samenfaden** *m.*: spermatozoïde.
**Samenfluss** *m. vulg.*: perte séminale.
**Samenhügel** *m. anat.*: crête uréthrale, vérumontanum.
**Samenkanälchen** *n.*: canalicule séminifère.
**Samenleiter** *m.*: canal déférent.
**Samenstrang** *m.*: cordon spermatique.
**Samentierchen** *n.*: spermatozoïde.
**Samenverlust** *m.*: perte séminale.
**Sammelröhre** *f.*: tube collecteur.
**samtartig** *adj.*: velouté.
**Sand** *m.*: sable.
**Sandbad** *n.*: arénation, bain de sable.
**Sandelholz** *n. pharm.*: santal.
**Sanduhrmagen** *m.*: estomac en sablier.
**Sanierung** *f.*: assainissement.
**Sanitätsbericht** *m.*: rapport sanitaire.
**Sanitätskollegium** *m.*: conseil d'hygiène publique.
**Sanitätsoffizier** *m.*: médecin militaire.
**Saponaria** *lat. pharm.*: saponaire.
**Sarg** *m.*: cercueil, bière.
**Sassaparille** *f. pharm.*: salsepareille.
**sattelförmig** *adj.*: en forme de selle.
**Sattelgelenk** *n.*: articulation en selle.

**Sattelnase** *f.*: nez déprimé en selle.
**Sättigung** *f.*: saturation.
**Satz** *m.*: sédiment.
**Sauberkeit** *f.*: propreté.
**sauer** *adj.*: acide, aigre.
**Sauerampfer** *m. pharm.*: oseille.
**Sauerbrunnen** *m.*: eaux acidules.
**Sauerhonig** *m.*: oxymel.
**Sauerkleesalz** *n.*: sel d'oseille.
**Sauerkraut** *n.*: choucroute.
**säuerlich** *adj.*: acescent, acidule.
**Säuerling** *m.* = Sauerbrunnen *v. c. t.*
**Sauerstoff** *m. chim.*: oxygène.
**Sauerstoffentziehung** *f.*: désoxydation.
**Sauerteig** *m.*: levain.
**Säufer** *m.*: buveur.
**Säuferwahnsinn** *m.*: folie alcoolique.
**Saugadersystem** *n. anat.*: système lymphatique.
**Saugeflasche** *f.*: biberon.
**Saugeglas** *n. chim.*: pipette.
**Saugekraft** *f.*: force aspiratrice.
**saugen** *v.*: sucer.
**säugen** *v.*: allaiter.
**Säugetiere** *n. plur.*: mammifères.
**Säugling** *m.*: nourrisson.
**Saugpumpe** *f. physic.*: pompe aspirante.
**Saugschacht** *m. hyg.*: cheminée d'appel.
**Säule** *f.*: pile.
**Saum** *m.*: bord, ourlet, plateau.
**säumen** *v.*: ourler.
**Säure** *f.*: acide, acidité.
**Sausen** *n.*: bourdonnement.
**Scalae cochleae** *lat. anat.*: rampes du limaçon.
**Scammonium** *lat. pharm.*: scammonée.
**Scapula** *lat. anat.*: omoplate.
**Scarlatina** *lat. int.*: scarlatine.
**Schabe** *f.*: blatte, teigne, mite.
**Schabeeisen** *n. chir.*: raspatoire.
**schaben** *v.*: gratter, râcler.
**Schachtel** *f.*: boîte.
**Schachtelton** *m. int.*: son de boîte (son tympanique fort retentissant et haut).
**Schädel** *m.*: crâne.
**Schädelbasis** *f.*: base du crâne.
**Schädelbohrer** *m. chir.*: trépan.
**Schädelbruch** *m. chir.*: fracture du crâne.
**Schädeldach** *n. anat.*: voute cranienne.
**Schädelgewölbe** *n. anat.*: voute cranienne.
**Schädelgrube** *f.*: étage de la base du crâne.
**Schädelhöhle** *f.*: cavité cranienne.
**Schädelinnenraum** *m.*: cavité cranienne.
**Schädellage** *f. obst.*: présentation du sommet: erste Schädellage: présentation du sommet en position occipito-iliaque gauche; zweite Schädellage: présentation du sommet en position occipito-iliaque droite.
**schädlich** *adj.*: nuisible, nocif.
**Schafblattern** *plur. veterin.*: claveau, clavelée.
**Schafhaut** *f. obst.*: amnios.
**Schafpocken** *plur.* = Schafblattern *v. c. t.*
**schal** *adj.*: fade.
**Schale** *f.*: cupule, coupe, bassin, coque; Petrische Schalen: boîtes de Petri.
**schälen** *v.* sich schälen: s'exfolier.
**Schall** *m.*: son: *int.* dumpfer Schall: son obscur; gedämpfter Schall: son mat; heller Schall: son clair; tympanitischer Schall: son tympanique.
**Schallleitung** *f. physic.*: propagation du son.
**Schallstärke** *f. int.*: intensité du son.
**Schallwelle** *f.*: onde sonore.
**Schaltknochen** *m.*: os wormien.
**Scham** *f. vulg.*: parties génitales externes.
**Schambein** *n.*: pubis.
**Schambeinast** *m. anat.*: branche de l'angle du pubis.
**Schamberg** *m. anat.*: pénil, mont de Vénus.
**Schambogen** *m. anat.*: arcade pubienne.
**Schamfuge** *f. anat.*: symphyse pubienne.
**Schamfugenschnitt** *m. obst.*: symphyséotomie.
**Schamgegend** *f. anat.*: région pubienne.
**Schamhügel** *m. anat.*: pénil.
**Schamlefze** *f. anat.*: lèvre de la vulve.
**Schamlippe** *f. anat.*: lèvre de la vulve.

**Schamritze** *f.*: vulve.
**Schamspalte** *f. anat.*: fente vulvaire.
**Schanker** *m.*: chancre: harter Schanker: chancre induré: weicher Schanker: chancre mou, chancre simple.
**schankerartig** *adj.*: chancreux.
**scharf** *adj.*: acre: *chir.* scharfer Löffel: cuiller tranchante.
**Schärfe** *f.*: acreté, acidité.
**Scharlach** *m. int.*: scarlatine.
**Scharlachausschlag** *m.*: éruption scarlatineuse.
**Scharlachfieber** *n.*: fièvre scarlatine.
**scharlachrot** *adj.*: écarlate.
**Schärpe** *f.*: écharpe.
**Schatten** *m.*: ombre.
**Schauder** *m.*: frisson.
**Schauer** *m.*: frisson.
**Schaukel** *f.*: bascule, balançoire.
**Schaum** *m.*: écume, mousse.
**schäumen** *v.*: mousser.
**schaumig** *adj.*: spumeux.
**Schere** *f.*: ciseaux.
**Scheibe** *f.*: disque.
**Scheide** *f. anat.* 1): vagin. 2): gaine.
**Scheidenentzündung** *f.*: vaginite.
**Scheidenfistel** *f.*: fistule vaginale.
**Scheidenfortsatz** *m. anat.*: apophyse vaginale (du temporal).
**Scheidengewölbe** *n.*: dôme vaginal.
**Scheidenhalter** *m.*: écarteur du vagin.
**Scheidenhaut** *f. anat.*: tunique vaginale (du testicule).
**Scheidenkrampf** *m.*: vaginisme.
**Scheidenvorfall** *m.*: chute du vagin.
**Scheidewand** *f.*: cloison, septum.
**Scheidewasser** *n. chim.*: eau-forte.
**scheinbar** *adj.*: apparent.
**Scheintod** *m.*: mort apparente.
**Scheitel** *m.*: vertex.
**Scheitelbein** *n.*: os pariétal.
**Scheitelhöcker** *m. anat.*: bosse pariétale.
**Scheitellage** *f. obst.*: présentation de la tête défléchie *ou* du vertex.
**Schemel** *m.*: tabouret.
**Schenkel** *m.*: cuisse.
**Schenkelarterie** *f. anat.*: artère fémorale.
**Schenkelbein** *n.*: fémur.
**Schenkelbruch** *m.* 1): hernie crurale. 2): fracture du fémur.
**Schenkelhals** *m. anat.*: col du fémur.
**Schenkelkanal** *m. anat.*: canal crural, entonnoir fémori-vasculaire.
**Schenkelring** *m.*: anneau fémoral.
**Schenkelschall** *m. int.*: son mat (comme si l'on percutait la cuisse).
**Schere** *f.*: ciseaux.
**Schicht** *f.*: couche.
**schichten** *v.*: stratifier.
**Schichtstar** *m. ophthal.*: cataracte zonulaire, cataracte stratifiée.
**Schieber** *m. chir.*: pince à verrou.
**Schieberpinzette** *f. chir.*: pince à verrou.
**Schiefer** *m.*: ardoise.
**schieferig** *adj.*: ardoisé.
**Schiefhals** *m.*: torticolis.
**Schieflage** *f. obst.*: présentation oblique.
**Schiefstand** *m.*: obliquité, déviation.
**Schielen** *n. ophthal.*: strabisme.
**schielen** *v.*: loucher.
**Schienbein** *n. anat.*: tibia.
**Schiene** *f. chir.*: attelle.
**Schierling** *m. pharm.*: ciguë.
**Schiessbaumwolle** *f. chir.*: fulmi-coton.
**Schiffbein** *n.*: os scaphoïde (du carpe).
**schiffförmig** *adj.*: naviculaire, en forme de nacelle.
**Schilddrüse** *f. anat.*: glande thyréoïde.
**Schildknorpel** *m. anat.*: cartilage thyréoïde.
**Schimmel** *m.*: moisissure.
**schimmelig** *adj.*: moisi.
**Schindel** *f. inret.* = Schiene *v. c. t.*
**Schinken** *m.*: jambon.
**Schinkenmilz** *f.* = Speckmilz *v. c. t.*
**Schinnen** *f. plur.*: furfures.
**Schirm** *m. physic.*: écran.
**schlachten** *v.*: abattre.
**Schlachthaus** *n.*: abattoir.
**Schlaf** *m.*: sommeil.
**Schläfe** *f.*: tempe.
**schlafen** *v.*: dormir.
**Schläfenbein** *n.*: os temporal.
**schlaff** *adj.*: flasque.
**Schlaffheit** *f.*: flaccidité, atonie.
**Schlaflosigkeit** *f.*: insomnie, privation de sommeil.
**Schlafmittel** *n.*: hypnotique.

**Schlafraum** *m.*: dortoir.
**Schläfrigkeit** *f.*: somnolence.
**schlaftrunken** *adj.*: somnolent.
**Schlag** *m.* 1): coup, battement. 2) *vulg.* = Schlaganfall *v. c. t.*
**Schlagader** *f.*: artère.
**Schlagadergeschwulst** *f.*: anévrysme.
**Schlaganfall** *m. vulg.*: apoplexie, coup de sang.
**Schlagen** *n.*: battement.
**Schlagfluss** *m.* = Schlaganfall *v. c. t.*
**Schlamm** *m.*: limon.
**Schlammbad** *n.*: bain de boue.
**Schlange** *f.*: serpent.
**Schlangenbad** *pr.*: ville d'eau avec des sources thermales en Prusse.
**schlank** *adj.*: élancé.
**Schlauch** *m.*: follicule, tube; *chir.* Esmarchscher Schlauch: appareil d'Esmarch.
**schlauchförmig** *adj.*: en tube, tubulé.
**schleichend** *adj.*: insidieux.
**Schleife** *f. anat.*: anse; Schleife im Hirn: ruban de Reil; Henlesche Schleife: anse de Henle; *physic.* Schleifen des elektrischen Stromes: lignes de flux du courant électrique.
**Schleim** *m.*: glaire, mucus.
**Schleimbeutel** *m.*: bourse muqueuse.
**Schleimfieber** *n. int.*: fièvre muqueuse.
**Schleimgewebe** *n. anat.*: tissu muqueux.
**Schleimhaut** *f. anat.*: muqueuse.
**schleimig** *adj.*: glaireux, muqueux.
**Schleimpapel** *f.*: papule muqueuse.
**Schleimpilze** *m. plur.*: myxomycètes, champignons muqueux.
**Schleimpolyp** *m. chir.*: polipe muqueux.
**Schleimrasseln** *n. int.*: râles muqueux.
**Schleimschicht** *f. anat.*: couche muqueuse.
**Schleimsuppe** *f.*: soupe de céréales passée par le tamis; Gerstenschleimsuppe: crème d'orge.
**schleppen** *v.*: traîner; *int.* schleppende Sprache: parole traînante.
**schleudern** *v.*: lancer; *int.* schleudernder Gang: démarche où l'on lance les jambes démesurément en avant.
**Schliessen** *n.*: fermeture; *obst.* Schliessen der Zange: articulation du forceps; *physic.* Schliessen des Stromes: clotûre du courant.
**Schliessmuskel** *m.*: sphincter, constricteur.
**Schliessplatte** *f.*: plaque obturatrice.
**Schliessungszuckung** *f. physiol.*: secousse de clôture.
**Schlingbeschwerde** *f.*: dysphagie, gêne dans la déglutition.
**Schlinge** *f.*: anse, écharpe, lacs: *chir.* kalte Schlinge: serre-noeud.
**Schlingen** *n. physiol.*: déglutition.
**Schlingenschnürer** *m. chir.*: serre-noeud.
**Schlingenträger** *m. obst.*: porte-lacs.
**Schlittenapparat** *m. physic.*: appareil à glissement (de Dubois-Reymond).
**Schlittenpessar** *n. chir.*: pessaire en traineau.
**schlitzen** *v.*: fendre, taillader.
**Schloss** *n.*: serrure; *obst.* Schloss der Zange: articulation du forceps.
**schluchzen** *v.*: sangloter.
**Schluckakt** *m. physiol.*: déglutition.
**schlucken** *v.*: avaler.
**Schlucken** *n.*: déglutition.
**Schluckpneumonie** *f. int.*: pneumonie produite par des substances alimentaires entrées dans les bronches.
**schluckweise** *adv.*: par gorgées.
**Schlummer** *m.*: assoupissement.
**Schlund** *m.*: pharynx, gosier.
**Schlundkopf** *m.*: pharynx.
**Schlundsonde** *f. chir.*: sonde oesophagienne.
**Schlundstösser** *m. chir.*: poussoir oesophagien.
**schlüpfrig** *adj.*: glissant.
**schlürfen** *v.*: humer.
**Schluss** *m.*: fin, conclusion, clôture: *obst.* Schluss der Zange: articulation du forceps.
**Schlüssel** *m. chir.*: clef, levier-clef.
**Schlüsselbein** *n.*: clavicule.
**Schlüsselhaken** *m. obst.*: crochet (de Braun).
**Schlussunfähigkeit** *f.*: insuffisance.
**schmackhaft** *adj.*: sapide, savoureux.
**schmalbrüstig** *adj.*: qui a la poitrine trop peu développée.
**Schmalz** *n.*: axonge, graisse.

**Schmarotzer** *m.*: parasite.
**Schmarre** *f.*: balafre.
**Schmeckbecher** *m.* = Geschmacksknospe *v. c. t.*
**Schmecken** *n.*: gustation.
**schmecken** *v.*: goûter.
**Schmelz** *m. anat.*: émail.
**schmelzbar** *adj.*: fusible.
**schmelzen** *v.*: fondre.
**Schmelzung** *f.*: fusion, liquéfaction.
**Schmerz** *m.*: douleur.
**Schmerzempfindlichkeit** *f.*: sensibilité à la douleur.
**schmerzhaft** *adj.*: douloureux.
**schmerzlindernd** *v.*: antalgique, calmant.
**schmerzlos** *adj.*: indolent.
**Schmerzlosigkeit** *f.*: analgésie, abolition de la sensibilité à la douleur.
**Schmerzpunkt** *m.*: point douloureux.
**Schmiedeeisen** *n.*: fer doux.
**schmieren** *v.*: oindre, graisser.
**Schmierkur** *f. int.*: traitement par les frictions.
**Schmierseife** *f.*: savon vert.
**Schminke** *f.*: fard.
**Schmutz** *m.*: boue, saleté.
**schmutzig** *adj.*: sale.
**Schnabel** *m.*: bec.
**Schnaps** *m.*: eau-de-vie.
**schnarchen** *v.*: ronfler.
**Schnarren** *n.*: bourdonnement; *int.* Schnarren der Stimme: grasseyement.
**schnaufen** *v. vulg.*: respirer.
**Schnecke** *f. anat.*: limaçon.
**Schnee** *m.*: neige.
**Schneide** *f.*: tranchant.
**schneiden** *v.*: couper, tailler.
**Schneidermuskel** *m. var.*: muscle couturier.
**Schneidezahn** *m.*: dent incisive.
**schnell** *adj.*: vite; *int.* schneller Puls: pouls rapide.
**schnellen** *v.*: bondir; *chir.* schnellender Finger: doigt à ressort.
**Schnepfenkopf** *m. lat.*: crête uréthrale, verumontanum.
**Schnepper** *m. invet.*: scarificateur.
**schneuzen** *v. vulg.*: moucher.
**Schnitt** *m.*: section, incision, coupe, tranche.
**Schnittführung** *f.*: manière de faire l'incision.
**Schnittwunde** *f.*: coupure, plaie par instrument tranchant.
**Schnupfen** *m.*: rhume de cerveau, coryza.
**schnupfen** *v.*: priser.
**Schnupfenmittel** *n.*: médicament contre le coryza.
**schnüren** *v.*: serrer.
**Schnürfurche** *f. int.*: sillon produit par la compression continue.
**Schnürleber** *f. int.*: foie déformé par la compression continue (du corset trop serré).
**Schnürmuskel** *m.*: muscle constricteur.
**Schnürnaht** *f. chir.*: suture en bourse.
**Schnurren** *n.*: frémissement.
**Schokolade** *f.*: chocolat.
**Schollenmuskel** *m. var.*: muscle soléaire.
**Schöllkraut** *n. pharm.*: chélidoine.
**Schönheitsmittel** *n.*: cosmétique.
**Schorf** *m.*: escarre.
**Schornsteinfegerkrebs** *m.*: cancer des ramoneurs.
**Schoss** *m. vulg.*: bas-ventre.
**Schote** *f. pharm.*: gousse.
**schräg** *adj.*: oblique.
**schrägkantig** *adj.*: en biseau.
**Schrägbruch** *m.*: fracture oblique.
**schrägverengt** *adj.*: rétréci dans le diamètre oblique.
**Schramme** *f.*: éraflure, égratignure, balafre.
**Schraube** *f.*: vis.
**Schraubenmutter** *f.*: écrou.
**Schrecklähmung** *f.*: paralysie causée par la frayeur.
**Schreibehebel** *m. physiol.*: stylet écrivant.
**Schreibekrampf** *m. int.*: crampe des écrivains.
**Schrift** *f.*: écriture.
**schröpfen** *v.*: ventouser.
**Schröpfkopf** *m.*: ventouse; blutiger Schröpfkopf: ventouse scarifiée; trockener Schröpfkopf: ventouse sèche.
**Schröpfung** *f.*: saignée, scarification.

**schrumpfen** *v.*: ratatiner.
**Schrumpfniere** *f.*: rein contracté.
**Schrunde** *f.*: gerçure, fissure, rhagade.
**schrundig** *adj.*: gercé.
**Schub** *m.*: poussée.
**Schularzt** *m.*: médecin inspecteur des écoles.
**Schulhygiene** *f.*: hygiène scolaire.
**Schulmyopie** *f.*: myopie scolaire.
**Schulter** *f.*: épaule; *vulg.* hohe Schulter: saillie de l'épaule d'un côté causée par une scoliose dorsale.
**Schulterblatt** *n.*: omoplate.
**Schulterblattgräte** *f. anat.*: épine de l'omoplate.
**Schultergürtel** *m. anat.*: ceinture osseuse formée par les clavicules, les omoplates, les vertèbres dorsales supérieures et la poignée sternale.
**Schulterhöhe** *f. anat.*: acromion.
**Schüppchen** *n.*: pellicule.
**Schuppe** *f.*: squame, écaille.
**Schuppenflechte** *f.*: psoriasis.
**Schuppenteil** *m. anat.*: portion écailleuse (du temporal).
**schuppig** *adj.*: écailleux, squameux.
**Schürze** *f.*: tablier.
**Schüsselchen** *n. anat.*: cupule.
**Schusswunde** *f.*: plaie par arme à feu.
**Schüttelfrost** *m.*: frisson.
**Schüttellähmung** *f. int.*: paralysie agitante.
**Schütteln** *n.*: succussion.
**schütteln** *v.*: secouer, agiter.
**Schutzbogen** *m.*: arceau protecteur.
**Schutzbrille** *f.*: lunettes protectrices.
**Schutzkörper** *m.*: antitoxine, substance immunisante.
**Schutzmittel** *n.*: préservatif.
**Schutzplatte** *f.*: plaque protectrice.
**Schutzpockenimpfung** *f.*: vaccination.
**Schutzstoff** *m.*: substance immunisante.
**Schutzverband** *m.*: pansement protecteur.
**Schutzwirkung** *f.*: protection, action immunisante.
**schwach** *adj.*: faible, débile.
**Schwäche** *f.*: faiblesse; *int.* reizbare Schwäche: faiblesse irritable.
**schwächen** *v.*: affaiblir.
**schwächlich** *adj.*: faible.
**Schwachsichtigkeit** *f.*: amblyopie, affaiblissement de la vue.
**Schwachsinn** *m.*: imbécilité.
**schwachvirulent** *adj.*: de faible virulence.
**Schwächung** *f.*: affaiblissement.
**Schwalbach** *pr.*: ville d'eau avec des sources ferrugineuses en Prusse.
**Schwamm** *m.* 1): éponge. 2): champignon.
**Schwämmchen** *plur. vulg.*: muguet.
**Schwammgeschwulst** *f.*: fongus, fongosité.
**Schwammhalter** *m. chir.*: pince porte-éponge.
**schwammig** *adj.*: fongueux, mollasse, spongieux.
**schwanger** *adj.*: enceinte.
**schwängern** *v.*: rendre enceinte.
**Schwangerschaft** *f.*: grossesse.
**Schwangerschaftsdauer** *f.*: durée de la grossesse.
**Schwangerschaftsnarben** *f. plur.*: vergetures de la grossesse.
**Schwangerschaftsprodukt** *n.*: produit de la conception.
**Schwängerung** *f.*: imprégnation, fécondation.
**schwanken** *v.*: chanceler, osciller, tituber.
**Schwankung** *f.*: oscillation, variation.
**Schwanz** *m.*: queue.
**Schwanzpfeffer** *m. pharm.*: cubèbe.
**Schwappen** *n.*: fluctuation.
**Schwären** *v. incol.* = Eitern *v. v. t.*
**Schwarte** *f.*: couenne.
**schwärzen** *v.*: noircir.
**schwärzlich** *adj.*: noirâtre.
**Schwarzwasserfieber** *n.*: fièvre hématurique (forme spéciale de la fièvre intermittente).
**Schwebe** *f.*: appareil à suspension.
**Schwebelagerung** *f.*: suspension dans le décubitus couché.
**Schwebung** *f. physic.*: vibration.
**Schwefel** *m.*: soufre.
**Schwefeläther** *m.*: éther sulfurique.
**Schwefelbad** *n.*: bain sulfureux.
**Schwefelblumen** *f. pharm.*: fleurs de soufre.

**schwefelig** *adj. chim.*: sulfureux: schwefelige Säure: acide sulfureux.
**schwefeligsauer** *adj.*: en combinaison avec l'acide sulfureux.
**Schwefelkohlenstoff** *m. chim.*: sulfure de carbone.
**Schwefelleber** *f. pharm.*: foie de soufre.
**Schwefelmilch** *f. pharm.*: lait de soufre.
**schwefeln** *v.*: soufrer.
**Schwefelräucherung** *f.*: fumigation faite avec du soufre.
**Schwefelsäure** *f.*: acide sulfurique.
**schwefelsauer** *adj. chim.*: en combinaison avec l'acide sulfurique: schwefelsaurer Kalk: sulfate de chaux.
**Schwefelung** *f.*: soufrage.
**Schwefelwasserstoff** *m. chim.*: hydrogène sulfuré.
**Schweif** *m.*: queue.
**Schweinefett** *n.*: axonge, graisse de porc.
**Schweinerotlauf** *m. veterin.*: rouget.
**Schweineschmalz** *n.*: axonge, graisse de porc.
**Schweiss** *m.*: sueur: *int.* englischer Schweiss: suette anglaise.
**Schweissabsonderung** *f.*: sécrétion sudorale.
**Schweissdrüse** *f.*: glande sudoripare.
**Schweissfieber** *n. int.*: suette miliaire.
**Schweissfriesel** *m. int.*: suette miliaire.
**Schweissfuss** *m.*: hyperhydrose du pied, transpiration du pied.
**schweisstreibend** *adj.*: sudorifique, qui produit la transpiration.
**schwellen** *v.*: gonfler.
**Schwellgewebe** *n.*: tissu érectile.
**Schwellkörper** *m. anat.*: corps caverneux.
**Schwellung** *f.*: gonflement, tuméfaction: *int.* trübe Schwellung: dégénérescence granuleuse.
**schwer** *adj.*: grave, lourd.
**schweratmig** *adj.*: dyspnéique, essoufflé.
**Schwere** *f.*: gravité, lourdeur: *physic.* Gesetz der Schwere: loi de la gravitation.
**schwerhörig** *adj.*: qui a l'oreille dure.
**Schwerhörigkeit** *f.*: dureté de l'ouïe.
**Schwerkraft** *f.*: gravitation.
**Schwermut** *f.*: mélancolie.
**Schwerpunkt** *m.*: centre de la gravité.
**Schwertfortsatz** *m. anat.*: appendice xiphoïde.
**Schwiele** *f.*: callosité, durillon.
**schwielig** *adj.*: calleux.
**Schwindel** *m.*: vertige.
**schwinden** *v.*: s'atrophier, disparaître.
**Schwindsucht** *f.*: phthisie, tuberculose: galoppierende Schwindsucht: phthisie galoppante.
**Schwindsüchtiger** *m.*: phthisique, poitrinaire.
**Schwingung** *f.*: vibration, balancement.
**Schwirren** *n.*: frémissement, bourdonnement.
**Schwitzbad** *n.*: bain d'étuve.
**Schwitzen** *n.*: sudation, transpiration.
**Schwitzkur** *n.*: traitement par la sudation.
**Schwitzmittel** *n.*: sudorifique.
**Schwund** *m.*: atrophie.
**Scirrhus** = Skirrhus *v. c. t.*
**Scrofeln** = Skrofeln *v. c. t.*
**Secale cornutum** *lat. pharm.*: ergot de seigle.
**secieren** *v.*: faire l'autopsie.
**Seciersaal** *m.*: salle de dissection.
**Secret** *n.* = Sekret *v. c. t.*
**Sectio alta** *lat. chir.*: taille hypogastrique.
**Sectio lateralis** *lat. chir.*: taille périnéale.
**Section** *f.* = Sektion *v. c. t.*
**Sediment** *n.*: dépôt.
**Seegras** *n.*: crin végétal, varech.
**Seekrankheit** *f.*: mal de mer.
**Seele** *f.*: âme.
**Seelenblindheit** *f. int.*: cécité psychique.
**Seelenkrankheit** *f.*: maladie mentale.
**Seesalz** *n.*: sel marin.
**Segel** *n.*: voile.
**Sehachse** *f. physiol.*: axe visuel.
**Sehen** *n.*: vision, vue.
**sehen** *v.*: voir.
**Sehfähigkeit** *f.*: aptitude visuelle.
**Sehhügel** *m. anat.*: couche optique.
**Sehloch** *n. anat.*: trou optique.
**Sehne** *f.*: tendon.
**sehnenartig** *adj.*: tendineux.
**Sehnenfleck** *m.*: tache laiteuse.

**Sehnenhaut** *f.*: aponévrose.
**Sehnenhüpfen** *n.*: soubresauts des tendons.
**Sehnenmesser** *n. chir.*: ténotome.
**Sehnenreflex** *m. int.*: réflexe tendineux.
**Sehnenscheide** *f. anat.*: gaine tendineuse.
**Sehnenscheidenentzündung** *f.*: ténosynovite, inflammation des gaines tendineuses.
**Sehnenspringen** *n.*: soubresauts des tendons.
**Sehnerv** *m.*: nerf optique.
**Sehnervenkreuzung** *f.*: entrecroisement des nerfs optiques.
**sehnig** *adj.*: tendineux.
**Sehproben** *f. plur.*: échelles visuelles.
**Sehprüfung** *f.*: examen de la vue.
**Sehpurpur** *m. physiol.*: pourpre rétinien.
**Sehschärfe** *f.*: acuité visuelle.
**Sehstörung** *f.*: trouble de la vision.
**Sehvermögen** *n.*: aptitude visuelle.
**Sehweite** *f. physiol.*: amplitude de la vue distincte.
**Sehwinkel** *m.*: angle visuel.
**Seide** *f.*: soie.
**Seidenraupe** *f.*: ver à soie.
**Seife** *f.*: savon.
**Seifenkraut** *n. pharm.*: saponaire.
**seifig** *adj.*: savonneux.
**seihen** *v.*: filtrer.
**Seite** *f.*: côté, flanc.
**Seitendammschnitt** *m. chir.*: taille latérale du périnée.
**Seitenhorn** *n. anat.*: corne latérale (des ventricules du cerveau).
**Seitenlage** *f.*: décubitus latéral.
**Seitenlähmung** *f.*: hémiplégie.
**Seitenstechen** *n. int.*: point de côté.
**Seitensteinschnitt** *m. chir.*: taille périnéale.
**Seitenstrang** *m.*: cordon latéral (de la moelle).
**Seitenventrikel** *m. anat.*: ventricule latéral.
**Seitenwand** *f.*: paroi latérale.
**Seitenwandbein** *n.*: os pariétal.
**seitlich** *adj.*: latéral.
**Seitwärtsbewegung** *f.*: mouvement de latéralité.
**Sekret** *n.*: sécrétion.
**Sekretionsnerv** *m.*: nerf sécréteur.
**Sekt** *m.*: vin de Champagne.
**Sektion** *f.*: autopsie.
**Sektionsbefund** *m.*: résultat de l'autopsie.
**Sekundärnaht** *f. chir.*: suture secondaire.
**Selbstbefleckung** *f. vulg.*: onanisme.
**Selbstentwicklung** *f. obst.*: accouchement spontané.
**Selbsterzeugung** *f.*: génération spontanée.
**Selbstinfektion** *f.*: autoinfection.
**Selbstmord** *m. leg.*: suicide.
**Selbstmörder** *m. leg.*: suicidé.
**Selbststeuerung** *f.*: direction autonome: *physiol.* Selbststeuerung des Herzens: autonomie du coeur.
**Selbstvergiftung** *f.*: autointoxication.
**Selbstwendung** *f. obst.*: version spontanée.
**Sella turcica** *lat. anat.*: selle turcique.
**Selterswasser** *n.*: eau de Seltz.
**Semilunarklappe** *f. anat.*: valvule semilunaire.
**Semiotik** *f.*: séméiologie, connaissance des signes des maladies.
**Senega** *lat. pharm.*: polygale de Virginie.
**Senf** *m.*: moutarde.
**Senfmehl** *n.*: farine de moutarde.
**Senfpapier** *m. pharm.*: sinapisme, feuille de Rigollot.
**Senfsäure** *f.*: acide sinapique.
**Senfteig** *m.*: sinapisme.
**senkrecht** *adj.*: perpendiculaire.
**Senkung** *f.*: abaissement, chute.
**Senkungsabscess** *m.*: abcès par congestion, abcès migrateur.
**Senna** *lat. pharm.*: séné.
**Sennalatwerge** *f. pharm.*: électuaire lenitif.
**Sennesblätter** *n. pharm.*: feuilles de séné.
**sensibel** *adj.*: sensible: sensibler Nerv: nerf sensitif.
**Sensibilitätsstörung** *f.*: trouble de la sensibilité.
**Sepsis** *f.*: septicémie.
**Septicopyämie** *f.*: pyohémie.
**septisch** *adj.*: septique.

**Septum** *lat. anat.*: cloison.
**Septum membranaceum narium**: sous-cloison du nez.
**Septum pellucidum**: cloison transparente (du cerveau).
**Sequester** *m. chir.*: séquestre.
**Serienschnitte** *m. plur.*: coupes sériées.
**serös** *adj.*: séreux; *anat.* seröse Haut: séreuse.
**Serumdiagnose** *f. int.*: sérodiagnostic.
**Sesambein** *n. anat.*: os sésamoïde.
**Seuche** *f. vulg.*: épidémie, fléau.
**Seufzer** *m.*: soupir.
**Sexualempfindung** *f.*: instinct sexuel.
**Seydlitz** *pr.*: source d'eau sulfatée magnésienne en Bohême.
**Sichel** *f.*: faux, faucille.
**sichelförmig** *adj.*: falciforme, en forme de faucille.
**Sicherheitsnadel** *f.*: épingle de sûreté.
**sickern** *v.*: suinter.
**siebartig** *adj.*: criblé.
**Siebbein** *n.*: os éthmoïde.
**Siebbeinhöhle** *f.*: sinus éthmoïdal.
**Siebbeinzellen** *f. plur.*: cellules éthmoïdales.
**siebförmig** *adj.*: criblé.
**Siebplatte** *f. anat.*: lame criblée.
**siech** *adj. vulg.*: malade, infirme.
**Siechtum** *n. invct.*: marasme.
**sieden** *v.*: cuire, faire bouillir.
**Sielwasser** *n. hyg.*: eau d'égout.
**Silber** *n.*: argent.
**Silberdraht** *m.*: fil d'argent.
**Silbersalz** *n.*: argentate, sel d'argent.
**Singultus** *lat. int.*: hoquet.
**Sinken** *n.*: abaissement, descente.
**Sinn** *m.*: sens.
**Sinnesempfindung** *f.*: perception sensorielle.
**Sinnesschleimhaut** *f.*: muqueuse sensorielle.
**Sinnestäuschung** *f.*: hallucination.
**sinnlos** *adj.*: insensé.
**Sinnlichkeit** *f.*: sensualité.
**Sinus** *lat. anat.*: creux, échancrure, sinuosité.
**Sinus aortae**: sinus aortique *ou* de Valsalva.
**Sinus durae matris**: sinus veineux de la dure-mère.
**Sinus maxillaris**: antre de Highmore.
**Sinus pleurae**: cul-de-sac de la plèvre.
**Sinus venosus sclerae**: canal ciliaire de Schlemm.
**Sinusthrombose** *f.*: thrombose des sinus veineux.
**Sirup** *m.*: sirop.
**Sittlichkeitsverbrechen** *n. leg.*: attentat aux moeurs.
**Sittlichkeitsvergehen** *n. leg.*: outrage à la pudeur.
**Sitz** *m.*: siège, implantation.
**Sitzbad** *n.*: bain de siège.
**Sitzbein** *n. anat.*: ischion.
**Sitzbeinknorren** *m. anat.*: tuberosité de l'ischion.
**sitzend** *adj.*: assis; Leute mit sitzender Lebensweise: gens sédentaires.
**Sitzung** *f.*: séance.
**Skelett** *n.*: squelette.
**Skirrhus** *m.*: squirrhe, carcinome fibreux.
**Sklerose** *f.*: sclérose; *int.* multiple Sklerose: sclérose en plaques.
**Skrofeln** *plur. vulg.*: strume, scrofule.
**Skrofulose** *f.*: scrofule.
**Soda** *f. chim.*: soude, carbonate de soude.
**Sodbrennen** *n. int.*: pyrosis, aigreurs.
**Sohle** *f.*: plante (du pied).
**Sole** *f.*: eaux-mère.
**Solitärtuberkel** *m. int.*: gros tubercule, tubercule solitaire.
**Sommerdiarrhöe** *f.* = Sommerdurchfall *v. c. t.*
**Sommerdurchfall** *m.*: diarrhée d'été.
**Sommersprosse** *f.*: éphélide, tache de rousseur.
**Sonde** *f.*: sonde, stylet.
**Sondenbehandlung** *f.*: traitement par l'introduction de bougies.
**Sondenernährung** *f.*: gavage par la sonde oesophagienne.
**sondieren** *v.*: sonder.
**Sondierkatheter** *m.*: cathéter.
**Sondiernadel** *f.*: stylet.
**Sonnengeflecht** *n. anat.*: plexus solaire.
**Sonnenstich** *m.*: coup de soleil.
**sonnenverbrannt** *adj.*: basané.

**Soole** *f.* = Sole *v. c. t.*
**Soor** *m. int.*: muguet.
**Soorpilz** *m. int.*: champignon du muguet, oidium albicans.
**Spalt** *m.*: fente, fissure.
**spalten** *v.*: fendre, débrider.
**Spaltpilze** *m. plur.*: vibrioniens, bactériens.
**Spaltung** *f.*: débridement; *int.* Spaltung der Herztöne: dédoublement des bruits du coeur.
**Spann** *m.* = Fussspann *v. c. t.*
**spannen** *v.*: tendre.
**Spannmuskel** *m. anat.*: muscle tenseur.
**Spannung** *f.*: tension.
**Spargel** *m.*: asperge.
**Sparmittel** *n.*: aliment d'épargne.
**Spatel** *m.*: spatule.
**Spatia anguli iridis** *lat. anat.*: canal de Fontana.
**Spätresultat** *n.*: résultat éloigné.
**Spätsymptom** *n.*: symptôme tardif.
**Specialarzt** *m.*: médecin spécialiste.
**Species** *f. lat.*: espèce; *pharm.* Species pectorales: espèces pectorales.
**specifisch** *adj.*: spécifique; *physic.* specifische Schwere: pésanteur spécifique.
**Speck** *m.*: lard.
**speckartig** *adj.*: lardacé.
**Speckhaut** *f.*: caillot blanc, couenne.
**speckig** *adj.*: lardacé, amyloïde.
**Speckleber** *f. int.*: foie en état de dégénérescence amyloïde.
**Speckmilz** *f. int.*: rate en état de dégénérescence amyloïde.
**Speiche** *f. anat.*: radius.
**Speichel** *m.*: salive.
**Speicheldrüse** *f.*: glande salivaire.
**Speichelfistel** *f.*: fistule salivaire.
**Speichelfluss** *m.*: salivation, ptyalisme.
**Speichelkörperchen** *n.*: corpuscule salivaire.
**Speichelstein** *m.*: calcul salivaire.
**speicheltreibend** *adj.*: qui active la sécrétion salivaire, sialagogue.
**Speichenmuskel** *m. invet.*: muscle radial.
**speien** *v.*: cracher, expectorer.
**Speise** *f.*: aliment; scharfe Speisen: mets épicés.
**Speisebrei** *m. physiol.*: chyme.
**speisen** *v.*: manger.
**Speiseröhre** *f. anat.*: oesophage.
**Spektrum** *n. physic.*: spectre.
**Spekulum** *n.*: spéculum; einklappiges Spekulum: valve.
**Spermatozoon** *n.*: spermatozoïde.
**Spiegel** *m.*: réflecteur, miroir, spéculum.
**Spiegelschrift** *f.*: écriture en miroir.
**Spiessnadel** *f.*: broche, brochette.
**Spina** *lat. anat.*: épine.
  **Spina angularis**: épine du sphénoïde.
  **Spina frontalis**: épine nasale supérieure.
  **Spina ischiadica**: épine sciatique.
  **Spina scapulae**: épine de l'omoplate.
**Spinalganglien** *plur. anat.*: ganglions intervertébraux.
**Spinalirritation** *f. int.*: névrasthénie, irritation spinale.
**Spinalparalyse** *f.*: paralysie spinale, ataxie locomotrice progressive.
**Spinat** *m.*: épinard.
**Spindel** *f.*: fuseau; *anat.* Spindel der Ohrschnecke: columelle.
**Spindelblatt** *n. anat.*: sommet de la lame spirale du limaçon.
**spindelförmig** *adj.*: fusiforme.
**Spindelstar** *m. ophthal.*: cataracte fusiforme (variété de la cataracte zonulaire).
**Spindelzellensarkom** *n.*: sarcome à cellules fusiformes.
**Spinne** *f.*: araignée.
**Spinnengewebe** *n.*: toile d'araignée.
**Spinnenwebenhaut** *f. anat.*: arachnoïde.
**Spinnwebenhaut** *f.* = Spinnenwebenhaut *v. c. t.*
**Spiralentour** *f.*: spire.
**Spirituose** *f.*: boisson alcoolique.
**Spiritus** *lat. pharm.*: alcool.
  **Spiritus aethereus**: éther sulfurique alcoolisé.
  **Spiritus camphoratus**: alcool camphré.
**Spital** = Hospital *v. c. t.*
**spitz** *adj.*: pointu, aigu.
**Spitze** *f.*: pointe.
**Spitzendämpfung** *f. int.*: matité au sommet des poumons.

**Spitzenstoss** *m.*: choc de la pointe du cœur.
**Spitzfuss** *m. chir.*: pied équin.
**Splenium corporis callosi** *lat. anat.*: bourrelet du corps calleux.
**Splitter** *m.*: éclat. esquille, écharde.
**Splitterbruch** *m.*: fracture comminutive.
**Spontangangrän** *f.*: gangrène spontanée.
**Spontanheilung** *f.*: guérison spontanée.
**Spontanwendung** *f. obst.*: version spontanée.
**Spore** *f.*: spore.
**Sporenbildung** *f.*: sporulation.
**sporenhaltig** *adj.*: sporulé.
**Sporn** *m.*: éperon, ergot.
**Sprachfehler** *m.*: vice de parole.
**Sprachrohr** *n.*: porte-voix.
**Sprayapparat** *m.*: pulvérisateur.
**Sprechstunde** *f.* ärztliche Sprechstunde: consultations médicales.
**Sprechzimmer** *n.* ärztliches Sprechzimmer: cabinet médical.
**Sprengelung** *f.*: mouchetnre.
**sprengen** *v.*: crever; *obst.* die Eihäute sprengen: déchirer les membranes.
**springen** *v.*: sauter, éclater.
**Spritze** *f.*: seringue.
**spritzen** *v.*: jaillir, seringuer.
**Spritzenstempel** *m.*: piston de la seringue.
**Spritzer** *m.*: éclaboussure.
**Sprosse** *m.*: bourgeon.
**sprossen** *v.*: bourgeonner. proliférer.
**Sprossenbildung** *f.*: prolifération.
**Sprössling** *m.*: rejeton.
**Sprosspilze** *m. plur.*: champignons schizomycètes.
**Sprudel** *m.*: source qui sort en bouillonnant.
**Sprung** *m.* 1): saut. 2): fêlure, fissure.
**Sprungbein** *n. anat.*: astragale.
**Sprunggelenk** *n. anat.*: articulation tibio-tarsienne.
**spucken** *v.*: cracher. expectorer.
**Spucknapf** *m.*: crachoir.
**Spülung** *f.*: lavage.
**Spulwurm** *m.*: ascaride (ver intestinal).
**Sputum** *lat. int.*: crachat.

**Squama occipitalis** *lat. anat.*: portion écailleuse de l'occipital.
**Squama temporalis** *lat. anat.*: portion squameuse du temporal.
**S romanum** *lat. anat.*: S iliaque.
**Staar** = Star *v. c. t.*
**Staatsarzneikunde** *f.*: hygiène publique.
**Staatsexamen** *n.* ärztliches (= medizinisches) Staatsexamen: examen du doctorat en médecine pour l'obtention du diplôme d'Etat.
**Stäbchen** *n.*: baguette, bacille.
**Stäbchenschicht** *f.*: couche des bâtonnets (de la rétine).
**Stabkranz** *m. anat.*: couronne rayonnante.
**Stabsarzt** *m.*: médecin major de 2^e^ classe.
**Stachel** *m.*: épine.
**Stadium** *n.*: stade, période.
**stagnierend** *adj.*: stagnant.
**Stahl** *m.*: acier.
**Stahlbad** *n.*: station balnéaire avec des eaux ferrugineuses.
**Stahlsplitter** *m.*: éclat d'acier.
**Stahlwasser** *n.*: eau ferrugineuse.
**Stamm** *m.*: tronc.
**stammeln** *v.*: bégayer, balbutier.
**Stammimpfling** *m.*: enfant vaccinifère.
**Stammstrahlung** *f. anat.*: épanouissement des fibres venant des pédoncles du cerveau dans la substance blanche cérébrale.
**Stand** *m.*: place, état; der ärztliche Stand: le corps médical.
**Staniolpapier** *n.*: papier d'étain, lame d'étain.
**Stapes** *lat. anat.*: étrier.
**Staphylococcus** *m.*: staphylocoque: Staphylococcus aureus: staphylocoque doré.
**Star** *m. ophthal.*: cataracte; *vulg.* grauer Star: cataracte ordinaire: grüner Star: glaucome; schwarzer Star: amaurose.
**Starbrille** *f.*: lunettes spéciales pour les opérés de cataracte.
**Stärke** *f.* 1): force. 2): empois, amidon.
**stärkehaltig** *adj.*: amylacé.
**Stärkemehl** *n.*: fécule, amidon.

**stärken** *v.* 1): fortifier. 2): amidonner.
**Stärkungsmittel** *n.*: tonique, cordial.
**starr** *adj.*: rigide.
**Starre** *f.*: torpeur, rigidité.
**Starrkrampf** *m.*: tétanos.
**Starrsucht** *f.*: catalepsie.
**Starstechen** *n. invet.*: opération de la cataracte.
**Statistik** *f.*: statistique.
**Status nascendi** *lat. chim.*: état naissant.
**Status praesens** *m. lat.*: état actuel.
**Staub** *m.*: poussière.
**Staubbeutel** *m. pharm.*: anthère.
**Staubfaden** *m. pharm.*: étamine.
**stauen** *v.*: refouler, arrêter.
**Stauung** *f.*: stase, congestion passive.
**Stauungshyperämie** *f.*: hyperémie passive.
**Stauungsleber** *f.*: foie cardiaque.
**Stauungspapille** *f.*: congestion passive de la papille optique.
**Stearinsäure** *f. chim.*: acide stéarique.
**Stechapfel** *m. pharm.*: stramoine.
**stechen** *v.*: piquer; stechender Schmerz: douleur poignante.
**Stecknadel** *f.*: épingle.
**Stehen** *n.*: station debout.
**steif** *adj.*: raide.
**Steifhals** *m.*: torticolis.
**Steifigkeit** *f.*: raideur.
**Steigbügel** *m.*: étrier.
**Steigbügelverband** *m.*: bandage de l'étrier.
**Steigerung** *f.*: exacerbation.
**steilgerändert** *adj.*: à bords escarpés, taillé à pic.
**Stein** *m.*: calcul, pierre.
**Steinbildung** *f.*: lithiase, formation de concrétions pierreuses.
**Steinkind** *n. obst.*: lithopédion, foetus retenu dans la cavité abdominale et transformé dans une masse pierreuse.
**Steinkohle** *f.*: charbon de terre.
**Steinkohlenteer** *m.*: goudron de houille.
**Steinkranker** *m.*: calculeux.
**Steinkrankheit** *f.*: lithiase.
**Steinsalz** *n.*: sel gemme.
**Steinschnitt** *m.*: lithotomie; hoher Steinschnitt: taille hypogastrique; Seitensteinschnitt: taille périnéale.
**Steinschnittlage** *f.*: position du malade pour subir l'opération de la taille.
**Steinsonde** *f.*: sonde exploratrice de la vessie.
**Steinzange** *f.*: tenette.
**Steinzermalmer** *m.*: brise-pierre.
**Steinzertrümmerung** *f.*: lithotritie.
**Steiss** *m.*: siège.
**Steissbein** *n. anat.*: coccyx.
**Steissgeburt** *f.*: accouchement par le siège.
**Steisslage** *f. obst.*: présentation du siège; erste Steisslage: présentation du siège en position gauche; zweite Steisslage: présentation du siège en position droite; Steisslage mit in die Höhe geschlagenen Beinen: présentation du siège décompleté mode des fesses.
**Stellknorpel** *m. anat.*: cartilage arythénoïdien.
**Stellung** *f.*: attitude; falsche Stellung: attitude vicieuse; *obst.* Stellung der Frucht: position du foetus.
**Stellvertreter** *m.*: remplaçant.
**Stelzbein** *n.*: jambe de bois.
**Stelze** *f.*: échasse.
**Stelzfuss** *m.*: pied de bois.
**Stempel** *m. physic.*: piston.
**Stengel** *m.*: tige.
**Stenose** *f.*: rétrécissement.
**Sterbefall** *m.*: décès.
**sterben** *v.*: mourir.
**Sterblichkeit** *f.*: mortalité.
**Sterilisationsanstalt** *f.*: étuve à désinfection.
**Sterilisationsapparat** *m.*: étuve à désinfection.
**Sterilisieren** *n.*: stérilisation, désinfection.
**sternförmig** *adj.*: étoilé.
**Sternstar** *m. ophthal.*: cataracte étoilée.
**Stibium sulfuratum aurantiacum** *lat. pharm.*: soufre doré d'antimoine.
**Stich** *m.*: piqûre, coup.
**Stichelung** *f.*: acupuncture.
**Stichkultur** *f.*: culture par piqûre.
**Stichwunde** *f.*: plaie par instrument piquant.

**Stickhusten** *m.* = Keuchhusten *v. c. t.*
**Stickstoff** *m. chim.*: azote.
**Stickstoffstoffwechsel** *m. physiol.*: échanges azotés.
**Stiel** *m.*: manche, pédicule.
**Stielbehandlung** *f. chir.*: pédiculisation (d'une tumeur); äussere Stielbehandlung: procédé à pédicule sorti; innere Stielbehandlung: procédé à pédicule rentré.
**stielen** *v.*: pédiculiser.
**Stielschwamm** *m.*: éponge montée.
**Stielversorgung** *f.* = Stielbehandlung *v. c. t.*
**stillen** *v.* 1): allaiter. 2): arrêter, calmer.
**Stimmband** *n. anat.*: corde vocale.
**Stimmbildung** *f. physiol.*: phonation, formation des sons.
**Stimme** *f.*: voix; klanglose Stimme: voix éteinte.
**Stimmfremitus** *m. int.*: vibrations du thorax par la voix.
**Stimmgabel** *f. physic.*: diapason.
**Stimmlage** *f. physiol.*: registre de la voix.
**stimmlos** *adj.*: aphone, sans voix.
**Stimmritze** *f. anat.*: glotte.
**Stimmritzenkrampf** *m.*: spasme de la glotte.
**Stimmwechsel** *m.*: mue.
**Stinkasant** *m. pharm.*: asa foetida.
**stinkend** *adj.*: fétide, puant.
**Stinknase** *f. int.*: punaisie, ozène.
**Stirnband** *n.*: bandeau frontal.
**Stirnbein** *n.*: os frontal.
**Stirnbeinhöhle** *f. anat.*: sinus frontal.
**Stirnbinde** *f.*: bandeau frontal.
**Stirne** *f.*: front.
**Stirnglatze** *f.*: glabelle.
**Stirnkopfschmerz** *m.*: céphalalgie frontale.
**Stirnlage** *f. obst.*: présentation de la tête défléchie *ou* du front.
**Stirnnaht** *f. anat.*: suture frontale.
**Stock** *m.*: bâton, canne.
**Stocken** *n.*: stagnation, stase.
**Stockschnupfen** *m.*: enchifrènement.
**Stockung** *f.*: stagnation, stase.
**Stoff** *m.*: matière, substance.
**Stoffteilchen** *n.*: atome.
**Stoffwechsel** *m. physiol.*: échanges nutritifs, nutrition.
**Stoffwechselstörung** *f.*: vice de la nutrition.
**stöhnen** *v.*: gémir.
**stolpern** *v.*: trébucher.
**stopfen** *v.*: gaver, boucher.
**Störung** *f.*: trouble.
**Stoss** *m.*: choc.
**Stotterer** *m.*: bègue.
**stottern** *v.*: bégayer.
**straff** *adj.*: tendu; *anat.* straffes Bindegewebe: tissu conjonctif modelé.
**Strahl** *m.*: rayon; *physic.* einfallender Strahl: rayon incident; ausfallender Strahl: rayon émergeant.
**Strahlenbändchen** *n. anat.*: zone de Zinn.
**Strahlenblättchen** *n. anat.*: zone de Zinn.
**Strahlenbrechung** *f. physic.*: réfraction de la lumière.
**Strahlenbüschel** *m. physic.*: pinceau (*ou* faisceau) de lumière.
**strahlenförmig** *adj.*: rayonné.
**Strahlenpilzerkrankung** *f.*: actinomycose.
**Strang** *m.*: cordon, bride.
**strangförmig** *adj.*: restiforme, en forme de cordon.
**strangulieren** *v.*: étrangler.
**Stratum** *lat. anat.*: couche.
 **Stratum germinativum**: couche muqueuse de Malpighi.
 **Stratum pigmenti**: couche pigmentaire (de la choroïde).
**Strauch** *m.*: arbrisseau.
**Streckbett** *n.*: lit à extension.
**Streckbewegung** *f.*: mouvement d'extension.
**strecken** *v.*: allonger, redresser, étendre.
**Streckmuskel** *m.*: muscle extenseur.
**Streckung** *f.*: extension: *chir.* gewaltsame Streckung: redressement forcé.
**Streichmassage** *f.*: massage par effleurage.
**Streif** *m.*: bandelette, raie, ruban.
**Streifen** *m.* = Streif *v. c. t.*
**streifen** *v.*: effleurer, frôler.

**Streifenhügel** *m. anat.*: corps strié.
**Streifung** *f.*: striation.
**Streptococcus** *m.*: streptocoque.
**Streupulver** *n.*: poudre à saupoudrer.
**Stria** *lat. anat.*: raie.
**Striae acusticae** *invet.* = Striae medullares *v. c. t.*
**Stria cornea**: lame cornée.
**Striae medullares**: barbes du calamus scriptorius.
**Stria terminalis**: bandelette semi-circulaire.
**Stricknadel** *f.*: aiguille à tricoter.
**Strictur** *f.* = Striktur *v. c. t.*
**Striemen** *m.*: sugillation, vergeture.
**Striktur** *f.*: rétrécissement.
**Stroh** *n.*: paille.
**strohgelb** *adj.*: jaune paille.
**Strom** *m. physic.* elektrischer Strom: courant électrique.
**Stromerzeuger** *m. physic.*: générateur d'électricité.
**Stromschleifen** *f. plur.*: lignes de flux du courant.
**Stromschwankung** *f. physiol.*: oscillation du courant (électrique); negative Stromschwankung: variation négative du courant.
**Stromstärke** *f.*: intensité du courant.
**Strömung** *f.*: courant.
**Stromunterbrecher** *m.*: interrupteur (électrique).
**Stromwender** *m.*: commutateur (du courant électrique).
**Strongylus** *lat. int.*: strongyle (ver de l'intestin et des voies respiratoires).
**Strophantus** *lat. pharm.*: inée.
**Strotzen** *n.*: turgescence, gonflement.
**strukturlos** *adj.*: hyalin, anhiste.
**Struma** *lat. chir.*: goître.
**Strumpf** *m.*: bas.
**Strumpfband** *n.*: jarretière.
**Strychninextract** *n. pharm.*: extrait de noix vomique.
**Strychnos Ignatii** *lat. pharm.*: fève de St. Ignace.
**Student** *m.*: étudiant.
**Studie** *f.*: étude.
**Studierender** *m.*: étudiant; Studierender der Medizin: étudiant en médecine.
**Stud. med.** = **Studiosus medicinae** *lat.*: étudiant en médecine.
**Stufe** *f.*: degré.
**Stuhl** *m.*: chaise: zu Stuhle gehen: aller à la garde-robe.
**Stuhldrang** *m.*: envie d'aller à la garde-robe.
**Stuhlentleerung** *f.*: défécation; reichliche Stuhlentleerung haben: avoir des selles copieuses.
**Stuhlgang** *m.*: défécation; Stuhlgang haben: aller à la garde-robe.
**Stuhlverstopfung** *f.*: constipation.
**Stuhlzäpfchen** *n. pharm.*: suppositoire.
**Stuhlzwang** *m.* = Stuhldrang *v. c. t.*
**stumm** *adj.*: muet.
**Stummheit** *f.*: mutité, mutisme.
**stumpf** *adj.*: mousse; *physic.* stumpfer Winkel: angle obtus; *leg.* Verletzung durch stumpf wirkendes Instrument: blessure faite par un instrument contondant.
**Stumpf** *m.*: moignon, pédicule.
**Stumpfbehandlung** *f.* = Stielbehandlung *v. c. t.*
**Stumpfnase** *f.*: nez camus.
**Stumpfsinn** *m.*: hébétude.
**stumpfsinnig** *adj.*: stupide.
**Stumpfversorgung** *f.* = Stielbehandlung *v. c. t.*
**Sturz** *m.*: chute.
**Sturzbad** *n.*: douche.
**Sturzgeburt** *f. obst.*: accouchement précipité.
**Stützfaser** *f. anat.*: fibre de soutien.
**Stützgewebe** *n. anat.*: tissu de support.
**Stützpunkt** *m.*: point d'appui.
**subakut** *adj.*: subaigu.
**Subarachnoidealflüssigkeit** *f. anat.*: liquide céphalo-rhachidien.
**Subiculum** *lat. anat.*: circonvolution de l'hippocampe.
**subkutan** *adj.*: sous-cutané.
**Sublimat** *n. pharm.*: sublimé, sublimé corrosif.
**Sublimatlösung** *f.*: solution de sublimé.
**subphrenisch** *adj.*: sous-diaphragmatique.
**Substantia perforata anterior** *lat. anat.*: espace perforé antérieur.

**Substantia perforata posterior** *lat. anat.*: espace perforé postérieur.
**Substanzverlust** *m.*: perte de substance.
**Succussio Hippocratis** *lat. int.*: bruit de succussion.
**Sucht** *f.*: penchant, passion.
**Sulcus** *lat. anat.*: sillon.
**Sulcus centralis**: sillon de Rolando.
**Sulcus costae**: gouttière de la côte.
**Sulcus intertubercularis humeri**: coulisse bicipitale.
**Sulci meningei ossis parietalis**: feuille de figuier.
**Sulcus pterygopalatinus**: conduit ptérygo-palatin.
**Sulcus radialis humeri**: gouttière de torsion de l'humérus.
**Sulcus sagittalis**: gouttière du sinus longitudinal supérieur.
**Sulcus transversus**: gouttière du sinus latéral.
**Sulfat** *n. chim.*: sulfate.
**Sulfit** *n. chim.*: sulfure.
**Sulze** *f.*: gelée.
**Sumpf** *m.*: marais, marécage.
**Sumpffieber** *n.*: fièvre paludéenne.
**Sumpfgas** *n.*: gaz de marais.
**Summen** *n.*: bourdonnement.
**Suppe** *f.*: potage, soupe.
**Suppenlöffel** *m.*: cuiller à soupe.
**suppenlöffelweise** *adv.*: par cuillerée à soupe.
**Suppositorium** *n. pharm.*: suppositoire.
**Surrogat** *n.*: succédané.
**Suspensionsapparat** *m.*: appareil suspenseur.
**Suspensorium** *n.*: suspensoir.
**Süsswasser** *n.*: eau douce.
**Süssholz** *n. pharm.*: réglisse.
**Sustentaculum tali** *lat. anat.*: petite apophyse du calcanéum.
**Symphysis ossium pubis** *lat. anat.*: symphyse pubienne.
**Symptom** *n.*: symptôme, signe.
**Symptomenkomplex** *m.*: syndrome.
**Synovialüberzug** *m.*: revêtement synovial.
**Synovialzotte** *f.*: frange synoviale.
**Syrup** *m.* = Sirup *v. c. t.*

## T.

**Tabak** *m.*: tabac.
**Tabelle** *f.*: table, tableau.
**Tabes dorsalis** *lat. int.*: ataxie locomotrice progressive.
**Tabes spastica** *lat. int.*: sclérose symétrique des cordons latéraux de la moelle, tabes dorsal spasmodique.
**Tabula vitrea** *lat. anat.*: lame vitrée.
**Taenia chorioidea** *lat. anat.*: bandelette demi- circulaire du corps strié.
**Taenia mediocanellata** *lat. int.*: taenia médio-canellé *ou* inerme.
**Taenia solium** *lat. int.*: taenia armé.
**Tafel** *f.*: tableau, table, planche.
**Täfelchen** *n. pharm.*: tablette.
**Taffet** *m. pharm.*: taffetas.
**Talg** *m. pharm.*: suif.
**Talgabsonderung** *f.*: sécrétion sébacée.
**Talgdrüse** *f.*: glande sébacée.
**Talk** *m. pharm.*: talc, silicate de magnésie.
**Talus** *lat. anat.*: astragale.
**Tamarinde** *f. pharm.*: tamarin.
**Tamponade** *f.*: tamponnement.
**Tang** *m.*: varech.
**Tanne** *f.*: sapin.
**Tannin** *n. pharm.*: acide tannique, tannin.
**Tapetum nigrum** *invet.* = Stratum pigmenti *v. c. t.*
**Tarasp** *pr.*: ville d'eau avec des sources sulfatées sodiques en Suisse.
**Tarsalknorpel** *m. anat.*: fibro-cartilage tarse.
**Tarsus** *lat. anat.*: tarse.
**Tartarus** *lat. pharm.*: tartre.
**Tartarus boraxatus**: tartrate borico-potassique.
**Tartarus depuratus**: crème de tartre.
**Tartarus stibiatus**: tartre stibié.
**Tasche** *f.*: poche, sac.
**Taschenklappe** *f. anat.*: valvule sigmoïde.
**Taschentuch** *n.*: mouchoir.
**Tastempfindung** *f.*: sensation tactile.
**tasten** *v.*: toucher.
**Tasterzirkel** *m.*: compas, pelvimètre.
**Tastkörperchen** *n. anat.*: corpuscule de tact.

**Tastkreis** *m.*: cercle de sensation.
**Tastkugel** *f. anat.*: corpuscule de tact (de Krause).
**Tastmeniskus** *m. anat.*: ménisque tactile.
**Tastsinn** *m.*: sens du tact.
**tätowieren** *v.*: tatouer.
**Tätowierung** *f.*: tatouage.
**taub** *adj.*: sourd.
**Taubheit** *f.*: surdité.
**taubstumm** *adj.*: sourd-muet.
**Taubstummheit** *f.*: surdi-mutité.
**Taumel** *m.*: étourdissement.
**taumeln** *v.*: chanceler.
**Tausendgültenkraut** *n. pharm.*: centaurée.
**Tegmen ventriculi quarti** *lat. anat.*: voûte de 4[e] ventricule.
**Tegmentum pedunculi** *lat. anat.*: toit du pédoncle (du cerveau).
**Teig** *m.*: pâte.
**teigig** *adj.*: pâteux; teigige Anschwellung: empâtement.
**Tela chorioidea** *lat. anat.*: toile chorioïdienne.
**Teller** *m.*: assiette.
**Temperatursteigerung** *f.*: élévation de la température.
**Tendo calcaneus** *lat. anat.*: tendon d'Achille.
**Tendovaginitis** *lat. int.* = Sehnenscheidenentzündung *v. c. t.*
**Tenesmus** *m.*: ténesme, épreintes.
**Tenor** *m. leg.*: teneur.
**Tentorium cerebelli** *lat. anat.*: tente du cervelet.
**Teplitz** *pr.*: ville d'eau avec des sources thermales en Bohême.
**Terpentin** *n. pharm.*: térébenthine.
**Terpentinöl** *n. pharm.*: essence de térébenthine.
**Terrainkur** *f.*: cure par l'ascension d'altitudes de plus en plus élevées.
**Tetanus** *m.*: tétanos.
**Thalamus** *lat. anat.*: couche optique.
**Thalamus opticus** *lat. invet.* = Thalamus *v. c. t.*
**Thätigkeit** *f.*: activité.
**Thau** *m.*: rosée.
**theelöffelweise** *adv.*: par cuillerée à thé.
**Theer** *m.*: goudron.
**Thenar** *lat. anat.*: éminence thénar.
**theoretisch** *adj.*: théorique.
**Therapie** *f.*: thérapeutique, traitement.
**Theriak** *m. pharm.*: thériaque.
**Thermen** *f. plur.*: thermes.
**Thermokauter** *m.*: thermocautère.
**Thier** *n.* = Tier *v. c. t.*
**Thioschwefelsäure** *f. chim.*: acide hyposulfureux.
**Thon** *m.*: argille.
**Thonerde** *f.*: argille.
**Thoraxeinziehung** *f.*: dépression de la paroi thoracique.
**Thoraxwand** *f.*: paroi thoracique.
**Thräne** *f.*: larme.
**Thränenapparat** *m. anat.*: appareil lacrymal.
**Thränenbein** *n. anat.*: unguis, os lacrymal.
**Thränendrüse** *f. anat.*: glande lacrymale.
**Thränendrüsenentzündung** *f.*: dacryoadénite.
**Thränenfluss** *m.*: larmoyement.
**Thränennasengang** *m. anat.*: canal nasal.
**Thränenpunkte** *m. plur.*: points lacrymaux.
**Thränenröhrchen** *n. plur.*: conduits lacrymaux.
**Thränensack** *m. anat.*: sac lacrymal.
**Thränensee** *m. anat.*: lac lacrymal.
**Thymian** *m. pharm.*: thym.
**Thymol** *n. pharm.*: acide thymique.
**Thymus** *lat. pharm.*: serpolet.
**Thymusdrüse** *f. anat.*: thymus.
**Tiefertreten** *n.*: descente.
**Tiefstand** *m.*: dépression, descente.
**Tiegel** *m.*: creuset.
**Tier** *n.*: animal.
**Tierarzneikunde** *f.*: médecine vétérinaire.
**Tierarzt** *m.*: vétérinaire.
**Tierheilkunde** *f.*: médecine vétérinaire.
**tierisch** *adj.*: animal.
**Tierkohle** *f. pharm.*: charbon animal.
**Tinctura** *lat. pharm.*: teinture.
  **Tinctura Cinnamomi**: teinture de cannelle.
  **Tinctura Ferri chlorati aetherea**:

teinture éthérée de perchlorure de fer.

**Tinctura Jodi**: teinture d'iode.

**Tinctura Opii benzoica**: élixir parégorique.

**Tinctura Opii crocata**: vin d'opium composé, laudanum de Sydenham.

**Tinctura Opii simplex**: teinture d'extrait d'opium, teinture thébaïque.

**Tinctura Rhei**: teinture de Rhubarbe.

**Tinctura Strychni**: teinture de noix vomique.

**Tinktur** *f. pharm.*: teinture.

**Tobsucht** *f.*: délire maniaque.

**Tochterblase** *f.*: vésicule fille.

**Tod** *m.*: mort.

**Todesfall** *m.*: décès.

**Todeskampf** *m*: agonie.

**todkrank** *adj.*: très gravement malade.

**tödlich** *adj.*: mortel.

**Tollbeere** *f. pharm.*: belladone.

**Tollheit** *f.*: folie, frénésie.

**Tollkirsche** *f. pharm.*: belladone.

**Tollsinn** *m.*: folie, frénésie.

**Tollwut** *f.*: manie furieuse.

**Tolubalsam** *m. pharm.*: baume de Tolu.

**Ton** *m.*: son.

**tönend** *adj.*: sonore.

**Tonhöhe** *f. physic.*: ton.

**Tonleiter** *f. physic.*: gamme.

**Tonnensystem** *n. hyg.*: système des fosses mobiles.

**Tonsilla cerebelli** *lat. anat.*: lobule du bulbe du cervelet.

**Tonsille** *f. anat.*: amygdale.

**Tonus** *m. physiol.*: tonicité.

**Topf** *m.*: pot; *int.* Geräusch des gesprungenen Topfes: bruit de pot fêlé.

**Torf** *m.*: tourbe.

**tot** *adj.*: mort.

**töten** *v.*: tuer.

**totenbleich** *adj.*: pâle comme un cadavre.

**Totenfleck** *m.*: tache cadavérique.

**Totenhaus** *n.*: morgue.

**Totenschau** *f.*: constatation de décès par le médecin de l'état civil.

**Totenschein** *m.*: acte de décès.

**Totenstarre** *f. physiol.*: rigidité cadavérique.

**totfaul** *adj. obst.* totfaule Frucht: foetus putréfié dans la cavité utérine.

**totgeboren** *adj.*: mort-né.

**Totschlag** *m. leg.*: homicide.

**Touchieren** *n.*: toucher.

**Trabeculae carneae cordis** *lat. anat.*: colonnes charnues des ventricules du coeur.

**Trachom** *n. ophthal.*: conjonctivite granuleuse, conjonctivite épidémique.

**trächtig** *adj.*: pleine.

**Tractus opticus** *lat. anat.*: bandelette optique.

**Tragant** *m. pharm.*: gomme adragante.

**Tragbahre** *f.*: civière.

**Tragbeutel** *m.*: suspensoir.

**Tragen** *n.*: port.

**Tragstuhl** *m.*: portoir.

**Trank** *m.*: potion.

**Transplantation** *f.*: greffe.

**Traube** *f.*: grappe.

**Traubencoccus** *m.*: staphylocoque.

**traubenförmig** *adj.*: en grappe.

**Traubenkur** *f.*: cure de raisins.

**Traubenmole** *f. obst.*: môle hydatiforme.

**Traubenzucker** *m.*: sucre de raisin, dextrose.

**träufeln** *v.*: instiller, faire tomber goutte à goutte.

**Traum** *m.*: rêve.

**Trauma** *n.*: traumatisme, blessure.

**träumen** *v.*: rêver.

**Treber** *f.*: marc.

**Trepanieren** *n. chir.*: trépanation.

**Trepankrone** *f. chir.*: couronne du trépan.

**Trichinenkrankheit** *f.*: trichinose.

**Trichinenschau** *f. hyg.*: inspection des viandes par rapport à la trichinose.

**Trichter** *m.*: entonnoir, infundibulum.

**Trichterbecken** *n. obst.*: bassin en entonnoir.

**trichterförmig** *adj.*: infundibiliforme, en entonnoir.

**Tricuspidalklappe** *f. anat.*: valvule tricuspide.

**Trieb** *m.*: appétence, instinct.
**triefäugig** *adj.*: chassieux.
**triefen** *v.*: dégoutter.
**trinkbar** *adj.*: potable.
**Trinker** *m.*: buveur.
**Trinkkur** *f.*: cure d'eau minérale.
**Trinkwasser** *n.*: eau potable.
**Tripper** *m.*: blennorrhagie, chaudepisse.
**Trippercoccus** *m.*: gonocoque.
**Tripperfäden** *m. plur.*: filaments uréthraux.
**Trismus** *m.*: trisme, contracture des mâchoires.
**Truncus** *lat. anat.*: tronc.
**Truncus anonymus** = Arteria anonyma *v. c. t.*
**Truncus costocervicalis**: origine commune des artères cervicale profonde et première intercostale.
**Truncus lumbosacralis**: nerf lombosacré.
**Trochlea** *lat. anat.*: poulie.
**Trochlea humeri**: trochlée humérale.
**trocken** *adj.*: sec, aride.
**Trockenheit** *f.*: sécheresse, aridité.
**Trockenmethode** *f.*: méthode par la voie sèche.
**Trockenpräparat** *n.*: préparation sèche.
**trocknend** *adj.*: siccatif.
**Trommel** *f.*: tambour.
**Trommelapparat** *m. physiol.*: cylindre enregistreur.
**Trommelfell** *n. anat.*: membrane du tympan.
**Trommelfellentzündung** *f.*: myringite, inflammation de la membrane du tympan.
**Trommelschlägelfinger** *m.*: doigt en massue.
**Tropenhygiene** *f.*: hygiène des tropiques.
**Tröpfchen** *n.*: gouttelette.
**tröpfeln** *v.*: dégoutter.
**Tropfen** *m.*: goutte.
**Tropfenzähler** *m.*: compte-gouttes.
**trübe** *adj.*: trouble.
**trüben** *v.*: ternir.
**Trübsinn** *m.*: mélancolie.
**Trübung** *f.*: opacité.
**Trugbild** *n.*: vision.
**Trunkenheit** *f.*: ivresse.
**trunksüchtig** *adj.*: ivrogne.
**Tuba auditiva** *lat. anat.*: trompe d'Eustache.
**Tuba uterina** *lat. anat.*: trompe de Fallope.
**Tubarschwangerschaft** *f. obst.*: grossesse tubaire.
**Tubensack** *m.*: poche tubaire.
**Tuber** *lat. anat.*: bosse.
**Tuber cinereum**: tubercule cendré.
**Tuber frontale**: bosse frontale.
**Tuber ischiadicum**: tubérosité de l'ischion.
**Tuberculum** *lat. anat.*: tubérosité.
**Tuberculum majus humeri**: grosse tubérosité de l'humérus.
**Tuberculum minus humeri**: petite tubérosité de l'humérus.
**Tuberkel** *m. int.*: tubercule; solitärer Tuberkel: gros tubercule.
**Tuberkelknoten** *m.*: granulation tuberculeuse.
**Tuberkulose** *f.*: tuberculose.
**Tuberositas** *lat. anat.*: tubérosité.
**Tuberositas deltoidea**: empreinte deltoïdienne.
**Tuberositas radii**: tubérosité bicipitale.
**tubulös** *adj.*: en tube.
**Tubulus contortus** *lat. anat.*: tube contourné (des reins).
**Tubus** *m.*: tube.
**Tuch** *n.*: drap, toile.
**Tumor albus** *lat. chir.*: tumeur blanche.
**Tunica** *lat. anat.*: tunique.
**Tunica adventitia**: tunique adventice.
**Tunica vaginalis testis**: tunique vaginale du testicule.
**Tüpfelung** *f.*: moucheture.
**tupfen** *v.*: toucher.
**Tupfer** *m. chir.*: tampon.
**Türkensattel** *m. anat.*: selle turcique.
**Turnen** *n.*: gymnastique.
**Typhoid** *n. rar.* = Typhus abdominalis *v. c. t.*
**Typhus** *m. vulg.*: fièvre typhoïde, typhus.
**Typhus abdominalis** *lat. int.*: fièvre typhoïde.
**Typhus exanthematicus** *lat. int.*: typhus.

## U.

**Übel** *n.*: mal, maladie.
**Übelbefinden** *n.*: malaise.
**Übelkeit** *f.*: nausée, mal au coeur.
**übelriechend** *adj.*: fétide.
**Übelsein** *n.*: malaise.
**Überanstrengung** *f.*: surmenage.
**Überbein** *n.*: exostose; *vulg.* Überbein am Handgelenk: kyste péritendineux du carpe, ganglion.
**Überbürdung** *f.*: surmenage.
**Überchlorsäure** *f. chim.*: acide perchlorique.
**Überdrehung** *f.*: rotation exagérée.
**Überernährung** *f.*: suralimentation.
**Überfruchtung** *f. obst.*: superfétation.
**Überfüllung** *f.*: encombrement.
**Übergangsform** *f.*: forme de transition.
**übergeben** *v.*: rendre; sich übergeben: vomir.
**Übergiessung** *f.*: douche.
**Überhäutung** *f.*: épidermisation.
**überhitzt** *adj.*: surchauffé.
**Überimpfung** *f.*: transplantation, greffe.
**Überlastung** *f.*: surcharge.
**Überleben** *n. leg.*: survie.
**übermangansauer** *adj. chim.*: en combinaison avec l'acide permanganique; übermangansaures Kali: permanganate de potasse.
**übermässig** *adj.*: exagéré.
**übernarben** *v.*: guérir par cicatrisation.
**Überpflanzung** *f.*: transplantation.
**Überpfropfung** *f.*: greffe.
**Überreizung** *f.*: surexcitation.
**Übersättigung** *f. chim.*: sursaturation.
**überschlucken** *v. vulg.* sich überschlucken: avaler de travers.
**überschüssig** *adj.*: excédant: die überschüssige Säure: l'excès de l'acide.
**Übersichtigkeit** *f. ophthal.*: hypermétropie.
**überstehen** *v.* eine Krankheit überstehen: passer par une maladie, avoir eu une maladie.
**übertragbar** *adj.*: transmissible.
**Übertragung** *f.*: transmission.
**Überwanderung** *f.*: métastase, migration d'une maladie d'un organe sur un autre.
**überzählig** *adj.*: surnuméraire.
**Überzug** *m.*: revêtement.
**Üblichkeit** *f.* = Übelkeit *v. c. t.*
**Übungstherapie** *f.*: traitement par l'exercise.
**Ulcus** *lat. anat.*: ulcère.
**Ulcus induratum**: ulcère syphilitique.
**Ulcus molle**: ulcère simple non syphilitique, ulcère mou.
**Ulcus rodens**: ulcère rongeant.
**Ulcus rotundum**: ulcère rond.
**Ulme** *f.*: orme.
**Ulna** *lat. anat.*: cubitus.
**Ulnarrand** *m.*: bord cubital.
**Umbildung** *f.*: transformation.
**Umbo** *lat. anat.*: enclume.
**umdrehen** *v.*: renverser, tourner.
**Umdrehung** *f.*: rotation.
**Umfang** *m.*: circonférence.
**umgebend** *adj.*: ambiant, environnant.
**umgebogen** *adj.*: circonflexe, tortu.
**umgestalten** *v.*: transformer.
**Umhergehen** *n.*: déambulation.
**Umhüllungshaut** *f.*: membrane d'enveloppe.
**umkapseln** *v.*: enkyster.
**umkehren** *v.*: renverser, retourner.
**umkommen** *v.*: périr.
**Umkreis** *m.*: circonférence.
**Umlauf** *m.*: circulation.
**Umrandung** *f.*: circonférence.
**Umriss** *m.*: contour.
**Umschalter** *m. physic.*: commutateur.
**umscheiden** *v.*: engainer.
**Umschlag** *m. vulg.*: compresse.
**Umschlingung** *f.*: enroulement.
**umschlungen** *adj.*: entortillé.
**Umschnürung** *f.*: serrement; *chir.* elastische Umschnürung: ligature élastique.
**umschrieben** *adj.*: circonscrit.
**umschütteln** *v.*: agiter.
**umstechen** *v. chir.*: faire la ligature en masse.
**Umstechung** *f. chir.*: ligature en masse.
**umstimmend** *v.*: altérant; *pharm.* umstimmendes Mittel: modificateur.
**Umwandlung** *f.*: transformation.
**unaufhaltbar** *adj.*: incoercible.
**unauflöslich** *adj.*: insoluble.
**unbefruchtet** *adj.*: non fécondé.
**Unbehagen** *n.*: malaise.

**unbelebt** *adj.*: inanimé.
**unbenannt** *adj.*: anonyme, innominé.
**unberührt** *adj.*: intact.
**unbeschädigt** *adj.*: indemne.
**Unbesinnlichkeit** *f.*: perte de mémoire.
**unbeweglich** *adj.*: immobile.
**unbewusst** *adj.*: inconscient.
**unblutig** *adj.*: non sanglant.
**Uncus gyri hippocampi** *lat. anat.*: pli unciforme.
**undurchdringlich** *adj.*: impénétrable.
**undurchgänglich** *adj.*: imperméable.
**undurchlässig** *adj.*: étanche.
**undurchsichtig** *adj.*: opaque.
**unempfindlich** *adj.*: insensible.
**unerträglich** *adj.*: intolérable, insupportable.
**Unfall** *m.*: accident.
**Unfallversicherung** *f.*: assurance contre les accidents.
**unförmig** *adj.*: difforme.
**unfreiwillig** *adj.*: involontaire.
**Unfruchtbarkeit** *f.*: stérilité.
**ungesund** *adj.*: malsain, insalubre.
**Ungeziefer** *n.*: vermine.
**Unguentum** *lat. pharm.*: onguent, pommade.
  **Unguentum glycerini**: glycérolé d'amidon.
  **Unguentum hydrargyri cinereum**: pommade mercurielle simple, onguent gris.
  **Unguentum hydrargyri rubrum**: pommade d'oxyde rouge de mercure.
  **Unguentum kalii jodati**: pommade d'iodure de potassium.
  **Unguentum leniens**: cérat cosmétique, crème froide.
  **Unguentum plumbi**: cerat de Saturne.
  **Unguentum tartari stibiati**: pommade stibiée.
  **Unguentum zinci**: pommade d'oxyde de zinc.
**unheilbar** *adj.*: incurable.
**unhygienisch** *adj.*: insalubre.
**unlöslich** *adj.*: insoluble.
**Unmässigkeit** *f.*: abus, intempérance.
**Unnachgiebigkeit** *f. obst.*: rigidité.
**Unordnung** *f.*: désordre.
**unpaar** *adj.*: azygos, impair.
**Unrat** *m.*: ordures.
**Unreinlichkeit** *f.*: malpropreté.
**unruhig** *adj.*: agité.
**unschädlich** *adj.*: inoffensif.
**Unschädlichkeit** *f.*: innocuité.
**unstillbar** *adj.*: incoercible.
**Unterarm** *m.* = Vorderarm *v. c. t.*
**Unterarzt** *m.*: médecin auxiliaire.
**Unterbauchgegend** *f.*: région hypogastrique.
**unterbinden** *v. chir.*: faire la ligature.
**Unterbindung** *f.*: ligature.
**Unterbringung** *f.*: internement, placement.
**unterchlorig** *adj. chim.*: hypochloreux.
**Unterernährung** *f.*: alimentation insuffisante.
**Untergrätenmuskel** *m.*: muscle sous-épineux.
**Untergrund** *m. hyg.*: sous-sol.
**Unterhautfettgewebe** *n. anat.*: tissu adipeux sous-cutané.
**Unterhautzellgewebe** *n. anat.*: tissu conjonctif sous-cutané.
**Unterhorn** *n. anat.*: corne occipitale (des ventricules latéraux du cerveau).
**Unterkiefer** *m.*: mâchoire inférieure, mandibule.
**Unterkieferast** *m. anat.*: branche du maxillaire inférieur.
**Unterkieferbein** *n. anat.*: os maxillaire inférieur.
**Unterlage** *f.*: base, couche.
**unterlaufen** *adj.*: ecchymosé.
**Unterlaufung** *f.*: sugillation.
**Unterleib** *m.*: bas-ventre, abdomen.
**Unterleibsbruch** *m.*: hernie abdominale.
**Unterleibsschwindsucht** *f. vulg.*: phthisie abdominale, carreau.
**Unterleibstyphus** *m.*: fièvre typhoïde.
**unterliegen** *v.*: succomber.
**Unterlippe** *f.*: lèvre inférieure.
**Unterrippengegend** *f.*: région latérale de l'abdomen au-dessous des dernières côtes, hypocondre.
**Unterschenkel** *m.*: jambe.
**untersetzt** *adj.*: trapu.
**untersuchen** *v.*: examiner.
**Untersuchung** *f.*: examen, exploration.
**Untersuchungsanstalt** *f.*: laboratoire.
**Untersuchungssonde** *f.*: sonde exploratrice.

**Untertuch** *n.*: alèze, drap qu'on met sous les malades.
**Unterwurm** *m. anat.*: vermis inférieur du cervelet.
**Unthätigkeit** *f.*: inactivité.
**unverdaulich** *adj.*: indigeste.
**Unvermögen** *n.*: impuissance.
**Unversehrtheit** *f.*: intégrité.
**unverträglich** *adj.*: incompatible.
**unwägbar** *adj.*: impondérable.
**unwillkürlich** *adj.*: involontaire.
**Unwohlsein** *n.*: indisposition.
**Unzurechnungsfähigkeit** *f.*: irresponsabilité.
**Urachus** *lat. embryol.*: ouraque.
**Uranoplastik** *f. chir.*: uranoplastie, réparation de la fissure du palais.
**Ureter** *lat. anat.*: uretère.
**Urethra** *lat. anat.*: urèthre.
**Urinausscheidung** *f.*: excrétion de l'urine.
**Urinbecken** *n.*: urinal.
**Uringlas** *n.*: urinal.
**Urniere** *f. embryol.*: rein primitif.
**Urningtum** *n. leg.*: uranisme.
**Ursächlichkeit** *f.*: causalité.
**Ursprung** *m.*: origine.
**Urstoff** *m.*: élément.
**Urteil** *n.*: jugement, raisonnement.
**Urticaria** *lat. int.*: urticaire.
**Urwirbel** *m.*: vertèbre primordiale.
**Urwüchsigkeit** *f.*: originalité.
**Urzeugung** *f.*: génération primordiale, génération spontanée.
**Uterinblutung** *f.*: hémorrhagie utérine.
**Uterinsegment** *n. obst.*: segment de l'utérus.
**Uterusadnex** *n. chir.*: annexe de l'utérus.
**Uterusinfarkt** *m. invet.*: métrite, inflammation de l'utérus.
**Uterusruptur** *f.*: rupture utérine.
**Uvea** *lat. anat.*: uvée.
**Uvula** *lat. anat.*: luette.

## V.

**Vagina** *lat. anat.*: vagin.
**Vagina processus styloidei** *lat. anat.*: apophyse vaginale du temporal.
**Vaginalteil** *m.*: portion vaginale.
**Vaginismus** *m.*: vaginisme, spasme douloureux du vagin.
**Vagus** *lat. anat.* = Nervus vagus *v. c. t.*
**Valvulae semilunares** *lat. anat.*: valvules sigmoïdes.
**Varix** *m.*: varice, dilatation permanente d'une veine.
**Varolsbrücke** *f. anat.*: protubérance annulaire.
**veilchenblau** *adj.*: violet.
**Veitstanz** *m. int.*: danse de St. Guy, chorée.
**Velum** *lat. anat.*: voile *f.*
  **Velum medullare anterius**: valvule de Vieussens.
  **Velum medullare posterius**: valvule de Tarin.
  **Velum palatinum**: voile du palais.
**Vena** *lat. anat.*: veine.
  **Vena angularis**: veine préparate.
  **Vena azygos**: grande veine azygos.
  **Vena basilica**: veine basilique.
  **Vena cava**: veine cave.
  **Vena cephalica**: veine céphalique.
  **Vena cerebri magna**: veine de Galien.
  **Vena cordis magna**: grande veine coronaire.
  **Venae coronariae**: veines coronaires *ou* cardiaques.
  **Vena hemiazygos**: petite veine azygos.
  **Vena jugularis**: veine jugulaire.
  **Vena portae**: veine porte.
  **Vena saphena magna**: veine saphène interne.
  **Vena saphena parva**: veine saphène externe.
**Vene** *f.*: veine.
**Venenentzündung** *f.*: phlébite, inflammation des veines.
**Venenpuls** *m.*: pouls veineux.
**venerisch** *adj.*: vénérien.
**venös** *adj.*: veineux.
**Ventil** *n.*: soupape.
**Ventrikel** *m.*: ventricule.
**Venusberg** *m.*: pénil, mont de Vénus.
**Verabreichung** *f.*: ingestion, administration.
**Verallgemeinerung** *f.*: généralisation.
**veraltet** *adj.*: invétéré.
**Veränderung** *f.*: altération.

**Veranlagung** *f.*: prédisposition.
**Verantwortlichkeit** *f.*: responsabilité.
**veraschen** *v. chim.*: cinériser, incinérer.
**Verästelung** *f.*: ramification.
**Verband** *m.*: pansement, bandage.
**Verbandbaumwolle** *f.*: coton pour faire des pansements.
**Verbandplatz** *m.*: ambulance.
**Verbandstation** *f.*: ambulance.
**Verbandtasche** *f.*: trousse à pansements.
**Verbandzeug** *n.*: matières pour faire des pansements.
**verbessern** *v.*: améliorer.
**Verbiegung** *f.*: déviation, inflexion.
**Verbildung** *f.*: déformation.
**verbinden** *v. chir.*: panser, bander.
**Verbindung** *f. chim.*: combinaison, combiné.
**verbluten** *v.*: mourir par hémorrhagie.
**verbogen** *adj.*: dévié, noué.
**verbreitern** *v.*: élargir.
**Verbreitungsweise** *f.*: mode de propagation.
**Verbrennung** *f.* 1) *chir.*: brûlure. 2) *hyg.*: crémation.
**Verbrennungsprodukt** *n.*: produit de combustion.
**verbrühen** *v.*: échauder.
**verdampfen** *v.*: s'évaporer.
**Verdampfung** *f.*: évaporation.
**verdauen** *v.*: digérer.
**verdaulich** *adj.*: digestible.
**Verdauung** *f.*: digestion.
**Verdauungskanal** *m.*: tube digestif.
**Verdauungsmittel** *n. pharm.*: eupeptique, digestif.
**Verdauungsstörung** *f.*: indigestion.
**Verdichtung** *f.*: condensation.
**Verdickung** *f.*: épaississement, renflement.
**Verdoppelung** *f.*: doublement.
**verdorben** *adj.*: corrompu; verdorbene Luft: air vicié; verdorbener Magen: indigestion; verdorbene Nahrungsmittel: aliments avariés.
**verdunkeln** *v.*: obscurcir.
**verdünnen** *v.*: délayer, diluer, amincir: verdünnte Luft: air raréfié; mit Wasser verdünnter Wein: vin coupé d'eau.
**Verdünnung** *f.*: atténuation, dilution, amincissement.
**Vereinigung** *f.*: union, association.
**Vereinigungsnaht** *f. chir.*: suture d'affrontement.
**vereitern** *v.*: suppurer.
**Verengerer** *m.*: constricteur.
**verengern** *v.*: rétrécir.
**Verengerung** *f.*: rétrécissement.
**vererben** *v.*: transmettre par hérédité.
**Vererbung** *f.*: transmission par hérédité.
**Verfahren** *n.*: procédé.
**Verfall** *m.*: dépérissement, décadence.
**Verfälschung** *f.*: falsification.
**Verfärbung** *f.*: coloration.
**verfault** *adj.*: putréfié.
**Verfettung** *f.*: dégénérescence graisseuse.
**verfilzt** *adj.*: feutré.
**verflechten** *v.*: entrelacer.
**Verflüssigung** *f.*: liquéfaction.
**Verflüssigungsnekrose** *f. int.*: nécrose par colliquation.
**Verfolgungswahn** *m.*: délire de persécution.
**Verfolgungswahnsinn** *m.*: délire de persécution.
**vergiften** *v.*: empoisonner.
**Vergiftung** *n.*: empoisonnement, intoxication.
**vergleichen** *v.*: comparer; vergleichende Anatomie: anatomie comparée.
**Vergleichskultur** *f.*: culture qui sert de témoin.
**Vergleichstier** *n.*: animal qui sert de témoin.
**vergraben** *v.*: enterrer, enfouir.
**Vergrösserung** *f.*: agrandissement, grossissement, augmentation de volume.
**Vergrösserungsglas** *n.*: loupe.
**verhalftern** *v.*: enchevêtrer.
**Verhalten** *n.*: conduite.
**Verhältnis** *n.*: proportion.
**Verhaltung** *f.*: rétention.
**Verhaltungsmassregel** *f.*: conduite à tenir.
**verhärten** *v.*: indurer.
**Verhärtung** *f.*: induration.

**verheilen** *v.*: guérir.
**verhornt** *adj.*: corné.
**verhungern** *v.*: mourir de faim.
**verhütend** *adj.*: préventif.
**verimpfbar** *adj.*: inoculable.
**verjauchen** *v.*: putréfier.
**verkalken** *v.*: se calcifier.
**Verkalkung** *f.*: calcification.
**Verkältung** *f. vulg.*: refroidissement.
**Verkäsung** *f.*: caséification.
**Verkehr** *m.*: commerce; geschlechtlicher Verkehr: rapports sexuels.
**Verklebung** *f.*: agglutination.
**Verkleinerung** *f.*: diminution.
**verknöchern** *v.*: s'ossifier.
**Verknöcherung** *f.*: ossification.
**verknorpeln** *v.*: transformer en cartilage.
**Verkohlung** *f.*: carbonisation.
**Verkreidung** *f.*: calcification.
**Verkrümmung** *f.*: incurvation.
**verkrüppeln** *v.*: estropier.
**Verkühlung** *f.*: froidure, refroidissement.
**verkümmert** *adj.*: malformé, peu développé.
**Verkümmerung** *f.*: rabougrissement.
**Verkürzung** *f.*: raccourcissement.
**Verlagerung** *f.*: déplacement.
**verlängern** *v.*: allonger; *anat.* verlängertes Mark: moelle allongée.
**Verlängerung** *f.*: élongation.
**verlangsamen** *v.*: ralentir.
**Verlauf** *m.*: marche, trajet.
**Verlebtheit** *f.*: décrépitude, caducité.
**verletzen** *v.*: blesser.
**verlöten** *v.*: souder.
**Verlust** *m.*: perte.
**vermehren** *v.*: multiplier.
**Verminderung** *f.*: diminution, amoindrissement.
**vernähen** *v.*: suturer.
**Vernarbung** *f.*: cicatrisation.
**vernickeln** *v.*: nickeler.
**Vernunft** *f.*: raison.
**Verödung** *f.*: oblitération.
**Verordnung** *f.*: ordonnance, prescription.
**Verpflanzung** *f.*: transplantation.
**verpflegen** *v.*: soigner.
**Verpfropfung** *f.*: greffe.
**Verpulvern** *n.*: pulvérisation, porphyrisation.
**Verrenkung** *f. vulg.*: entorse, foulure, luxation.
**Verrichtung** *f.*: fonction.
**verringern** *v.*: amoindrir.
**verrückt** *adj.*: fou.
**Verrücktheit** *f.*: folie, confusion.
**Verschiebung** *f.*: déplacement.
**verschleimen** *v.*: empâter.
**verschleppen** *v.*: laisser traîner, propager.
**Verschliessmuskel** *m.*: muscle obturateur.
**Verschlimmerung** *f.*: aggravation.
**verschlingen** *v.*: avaler.
**verschlucken** *v.*: avaler; *vulg.* sich verschlucken: avaler de travers.
**Verschluss** *m.*: occlusion, fermeture.
**verschmälern** *v.*: rétrécir.
**Verschmelzung** *f.*: fusion.
**verschreiben** *v.*: prescrire.
**Verschwärung** *f.*: ulcération.
**verseifen** *v.*: saponifier.
**versenkt** *adj.*: plongé; *chir.* versenkte Naht: suture à fils perdus.
**versiegen** *v.*: tarir.
**Versorgung** *f.*: alimentation, approvisionnement; *chir.* Versorgung der Blutgefässe: hémostase artificielle.
**Verstand** *m.*: intelligence.
**Verständnis** *n.*: entendement.
**verstärken** *v.*: renforcer.
**Verstärkungsband** *n. anat.*: ligament de renforcement.
**Verstauchung** *f. vulg.*: foulure.
**versteinert** *adj.*: pétrifié.
**Verstimmung** *f.*: mauvaise humeur.
**verstopfen** *v.*: constiper, boucher.
**Verstopfung** *f.*: constipation, obstruction.
**verstorben** *adj.*: mort.
**verstreichen** *v. obst.*: effacer.
**Verstreichung** *f. obst.*: effacement.
**verstrichen** *adj. obst.*: effacé.
**Verstümmelung** *f.*: mutilation.
**Versuch** *m.*: essai, expérience.
**Versuchsperson** *f.*: sujet qui sert à l'expérience.
**Versuchstier** *n.*: animal qui sert à l'expérience.

**Vertebra prominens** *lat. anat.*: vertèbre proéminente.
**Vertiefung** *f.*: dépression.
**Vertierung** *f.*: abrutissement.
**Vertilgung** *f.*: destruction.
**vertreiben** *v.*: faire disparaître, faire passer.
**Vertrocknung** *f.*: dessèchement.
**Verunreinigung** *f.*: contamination.
**Verunstaltung** *f.*: déformation.
**Vervielfältigung** *f.*: multiplication.
**Verwachsung** *f.* 1): adhérence, soudure. 2) *vulg.*: nouure.
**Verwaltung** *f.*: administration.
**Verwandlung** *f.*: transformation.
**Verwandtschaft** *f.*: parenté; chemische Verwandtschaft: affinité chimique.
**Verweilkatheter** *m.*: sonde à demeure.
**Verweilsonde** *f. chir.*: bougie à demeure.
**Verwendung** *f.*: utilisation, emploi.
**Verwertung** *f.*: utilisation.
**Verwickelung** *f.*: complication.
**verwirrt** *adj.*: désordonné.
**Verwirrtheit** *f.*: confusion.
**Verworrenheit** *f.*: confusion.
**Verwundung** *f.*: blessure.
**verzerren** *v.*: érailler.
**verzettelt** *adj.*: fractionné.
**Verzinnung** *f.*: étamage.
**Verzückung** *f.*: extase.
**Verzweiflung** *f.*: désespoir.
**Vesica fellea** *lat. anat.*: vésicule biliaire.
**Vesica urinaria** *lat. anat.*: vessie urinaire.
**Vesicula seminalis** *lat. anat.*: vésicule séminale.
**Vesikuläratmen** *n. int.*: murmure vésiculaire.
**Vestibulum oris** *lat. anat.*: avant-bouche.
**Vielesser** *m.*: gros mangeur.
**vielfächerig** *adj.*: multiloculaire, à plusieurs compartiments.
**vielkernig** *adj.*: multinucléaire, à plusieurs noyaux.
**viereckig** *adj.*: carré.
**Vierhügel** *m. plur.*: tubercules quadrijumeaux (du cerveau).
**Vierlinge** *plur. obst.*: quadrijumeaux.
**Virulenz** *f.*: virulence.
**Visceralspalte** *f. embryol.*: fente viscérale.
**Vogelsporn** *m. anat.*: ergot de Morand.
**Volarfläche** *f.*: face palmaire.
**Volksheilstätte** *f.*: sanatorium populaire.
**Volksseuche** *f.*: pandémie, épidémie.
**voll** *adj.*: plein.
**Vollbad** *n.*: bain du corps entier.
**vollblütig** *adj. vulg.*: pléthorique, sanguin.
**Völle** *f.*: plénitude; Völle des Pulses: amplitude du pouls.
**volljährig** *adj. leg.*: majeur.
**Vollleibigkeit** *f.*: corpulence.
**vollstopfen** *v.*: bourrer.
**Volumvergrösserung** *f.*: augmentation de volume.
**Vomitus matutinus** *lat. int.*: pituites matinales.
**vorangehend** *adj.*: précédant; *obst.* der vorangehende Kopf: la tête première.
**Voraussage** *f.*: pronostic.
**Vorberg** *m. anat.*: promontoire.
**Vorbeugung** *f.*: prophylaxie.
**Vorbote** *m.*: signe précurseur.
**Vorderarm** *m.*: avant-bras.
**Vorderdamm** *m.*: portion antérieure du périnée.
**Vorderhaupt** *n.*: sinciput, sommet de la tête.
**Vorderhauptslage** *f. obst.*: présentation du sommet en position occipito-sacrée.
**Vorderhirn** *n. embryol.*: encéphale antérieur (point de départ du développement des hémisphères).
**Vorderhorn** *n.*: corne frontale (des ventricules latéraux du cerveau).
**Vorderscheitelbeineinstellung** *f. obst.*: présentation de la tête inclinée s'engageant par son pariétal antérieur.
**Vorderscheitellage** *f.* = Vorderhauptslage *v. c. t.*
**Vorderstrang** *m.*: cordon antérieur.
**Vorfall** *m.* 1): accident. 2): procidence, chute.
**Vorgang** *m.*: mécanisme.
**Vorgeschichte** *f.*: anamnèse.

**Vorhaut** *f.*: prépuce.
**Vorhautentzündung** *f.*: posthite, balanite.
**Vorhersage** *f.*: pronostic.
**Vorhof** *m. anat.*: vestibule: Vorhof des Herzens: oreillette du coeur; Vorhof des Mundes: avant-bouche.
**Vorhofstreppe** *f. anat.*: rampe vestibulaire (du limaçon).
**Vorhofszwiebel** *m. anat.*: bulbe du vagin.
**Vorkammer** *f. anat.*: oreillette.
**Vorkommen** *n.*: présence, existence.
**Vorläufer** *m.*: prodrome.
**vorläufig** *adj.*: préalable.
**Vorlesung** *f.*: conférence, leçon.
**Vorliegen** *n. obst.*: présentation, procidence.
**vorliegen** *v. obst.*: se présenter.
**Vormauer** *f. anat.*: avant-mur.
**Voroperation** *f.*: opération préliminaire.
**vorspringend** *adj.*: saillant.
**Vorsprung** *m.*: saillie, protubérance.
**Vorstadium** *n.*: période prémonitoire.
**vorstehend** *v.*: saillant.
**Vorsteherdrüse** *f. anat.*: glande prostatique.
**Vorstellung** *f. int.*: idée.
**Vortex** *lat. anat.*: verticelle.
**Vortreibung** *f.*: saillie.
**vorübergehend** *adj.*: transitoire.
**Vorurteil** *n.*: préjugé.
**Vorwärtsbeugung** *f.*: antéversion (de l'utérus).
**Vorwärtsdrehung** *f.*: rotation en avant.
**Vorwärtsknickung** *f.*: antéflexion (de l'utérus).
**Vorwärtslagerung** *f.*: déplacement en avant.
**vorwölben** *v.*: bomber.
**Vorwölbung** *f.*: saillie; systolische Vorwölbung: soulèvement systolique.
**Vorzeichen** *n.*: signe précurseur.
**vorzeitig** *adj.*: prématuré.
**Vorzugsoperation** *f.*: opération de choix.

## W.

**Wachholder** *m. pharm.*: genévrier.
**Wachs** *n.*: cire.
**wachsartig** *adj.*: cireux.
**wachsen** *v.*: croître, grandir.
**wächsern** *adj.*: cireux.
**Wachsleber** *f.*: foie en état de dégénérescence amyloïde.
**Wachsmilz** *f.*: rate en état de dégénérescence amyloïde.
**Wachssalbe** *f. pharm.*: cérat.
**Wachstuch** *n.*: toile cirée.
**Wachstum** *n.*: accroissement, croissance.
**Wackeln** *n.*: branlement.
**Wade** *f.*: mollet.
**Wadenbein** *n.*: péroné.
**wägbar** *adj.*: pondérable.
**Wage** *f.*: balance.
**Wägen** *n.*: pesage.
**Wahn** *m.*: illusion.
**wahnhaft** *adj.*: hallucinatoire.
**Wahnsinn** *m.*: folie, frénésie; hallucinatorischer Wahnsinn: confusion mentale.
**wahnsinnig** *adj.*: fou.
**Wahnvorstellung** *f.*: hallucination.
**Wahrnehmung** *f.*: perception.
**Walfisch** *m.*: baleine.
**Walrat** *m. pharm.*: blanc de baleine, spermacéti.
**Wallung** *f. vulg.*: congestion.
**Walzenform** *f.*: cylindricité.
**Wand** *f.*: paroi.
**Wanderniere** *f.*: rein flottant.
**Wanderung** *f.*: migration.
**Wanderzelle** *f.*: cellule migratrice.
**Wandung** *f.*: paroi.
**Wange** *f.*: joue.
**Wangenbein** *n.*: os malaire.
**wanken** *v.*: chanceler.
**Wanne** *f.*: cuve, baignoire.
**Wanze** *f.*: punaise.
**Wanzenstich** *m.*: morsure de punaise.
**warm** *adj.*: chaud.
**warmblütig** *adj. physiol.*: à sang chaud.
**Wärme** *f.*: chaleur.
**Wärmebildung** *f.*: calorification.
**Wärmeeinheit** *f. physic.*: calorie.
**Wärmeempfindung** *f. physiol.*: sensation thermique.
**wärmen** *v.*: chauffer.
**Wärmeschrank** *m.*: étuve, couveuse.
**Wärter** *m.*: garde, surveillant.
**Wärterin** *f.*: garde, surveillante.
**Wärzchen** *n.*: papille.

**Warze** *f.*: verrue, mamelon.
**warzenartig** *adj.*: mamelonné.
**Warzenfontanelle** *f. anat.*: astérion, fontanelle latérale postérieure.
**warzenförmig** *adj.*: papillaire.
**Warzenfortsatz** *m. anat.*: apophyse mastoïde.
**Warzenhof** *m.*: aréole (du mamelon).
**Warzenhütchen** *n. obst.*: bout de sein.
**Warzenzelle** *f. anat.*: cellule mastoïdienne.
**warzig** *adj.*: verruqueux.
**Waschbecken** *n.*: cuvette.
**Wäsche** *f.*: linge.
**Waschleder** *n.*: peau de chamois.
**waschen** *v.*: laver.
**Waschtisch** *m.*: lavabo.
**Waschung** *f.*: lavage, lotion.
**Wasser** *n.*: eau.
**Wasserbad** *n.*: bain-marie.
**Wasserbläschen** *n.*: phlyctène.
**Wasserblase** *f.*: bulle d'eau.
**Wasserblattern** *plur. int.*: varicelle.
**Wasserbruch** *m. chir.*: hydrocèle.
**Wasserdampf** *m.*: vapeur d'eau.
**wasserdicht** *adj.*: étanche.
**Wasserglasverband** *m. chir.*: appareil silicaté.
**Wasserheilanstalt** *f*: établissement hydrothérapeutique, établissement pour le traitement des maladies par l'application de l'eau.
**Wasserheilkunde** *f.* = Wasserheilkunst *v. c. t.*
**Wasserheilkunst** *n.*: art de guérir par l'application de l'eau, hydrothérapie.
**Wasserheilkünstler** *m.*: charlatan qui guérit les maladies par l'application de l'eau.
**wässerig** *adj.*: aqueux.
**Wasserkissen** *n.*: matelas d'eau.
**Wasserkopf** *m.*: hydrocéphale.
**Wasserkrebs** *m.*: noma, gangrène de la bouche des enfants.
**Wasserleitung** *f. hyg.*: conduite d'eau, distribution d'eau.
**Wasseroberfläche** *f.*: nappe d'eau.
**Wasserpocken** *plur. int.*: varicelle.
**Wasserscheu** *f.*: hydrophobie, peur des boissons des enragés.
**Wasserschierling** *m. pharm.*: ciguë vireuse.
**Wasserspülapparat** *m. hyg.*: chasse d'eau.
**Wasserstein** *m. vulg.*: évier.
**Wasserstoff** *m. chim.*: hydrogène.
**Wasserstoffdioxyd** *n. chim.*: eau oxygénée.
**Wasserstoffsuperoxyd** *n. chim.*: eau oxygénée.
**Wasserstrahl** *m.*: jet d'eau.
**Wassersucht** *f.*: hydropisie.
**wassersüchtig** *adj.*: hydropique.
**Wasserversorgung** *f. hyg.*: distribution des eaux.
**watschelnd** *adj. int.* watschelnder Gang: démarche de canard.
**Watte** *f.*: ouate, coton.
**Watteträger** *m.*: pince porte-coton.
**Wechsel** *m.*: échange, changement.
**Wechselfieber** *n. int.*: fièvre intermittente.
**Wechseljahre** *n. plur.*: années climatériques.
**Wegbewegung** *f.*: abduction.
**Wegdorn** *m. pharm.*: nerprun.
**Wegerich** *m. pharm.*: plantain.
**Wegreissen** *n.*: arrachement.
**wegschneiden** *v.*: couper.
**Weh** *n. vulg.*: mal.
**Wehe** *f. obst.*: contraction utérine dans l'accouchement.
**Wehen** *plur. obst.*: douleurs, travail.
**Wehenschwäche** *f. obst.*: faiblesse des contractions utérines.
**Weib** *n.*: femme.
**Weibchen** *n.*: femelle.
**weiblich** *adj.*: féminin.
**weich** *adj.*: mou; *anat.* weiche Hirnhaut: pie-mère; *chir.* weicher Katheter: sonde souple; weicher Krebs: encéphaloïde; *int.* weicher Schanker: chancre mou, chancre simple.
**Weichen** *plur. vulg.*: flancs.
**Weichselzopf** *m. int.*: plique polonaise.
**Weichteile** *m. plur.*: parties molles.
**Weide** *f.*: saule.
**Weihrauch** *m.*: encens.
**Wein** *m.*: vin.
**Weingeist** *m.*: alcool, esprit de vin.

**Weinhefe** *f.*: lie.
**weinsauer** *adj. chim.*: en combinaison avec l'acide tartrique; weinsaures Kali: tartrate de potasse.
**Weinsäure** *f.*: acide tartrique.
**Weinstein** *m.*: tartre.
**Weinsteinsäure** *f.* = Weinsäure *v. c. t.*
**Weintraube** *f.*: raisin.
**Weisheitszahn** *m. vulg.*: dent de sagesse.
**weiss** *adj.*: blanc.
**Weissfluss** *m. vulg.*: pertes blanches.
**weissglühend** *adj.*: incandescent; weissglühendes Eisen: fer porté au blanc.
**Weissglut** *f.*: incandescance.
**weisslich** *adj.*: blanchâtre.
**Weite** *f.*: amplitude.
**Weiterbehandlung** *f.*: traitement ultérieur.
**weitsichtig** *adj. ophthal.*: hypermétrope.
**Weitsichtigkeit** *f. ophthal.*: hypermétropie.
**Weizen** *m.*: froment.
**Welle** *f.*: onde, ondée.
**Wellenbewegung** *f.*: fluctuation.
**wellig** *adj.*: onduleux.
**Wendung** *f. obst.*: version; äussere Wendung: version par manoeuvres externes; combinierte Wendung: version bipolaire; innere Wendung: version par manoeuvres internes.
**Wendungsschlinge** *f. obst.*: lacs pour la version.
**Werg** *n.*: étoupe.
**Wermut** *m. pharm.*: absinthe.
**Wertigkeit** *f. chim.*: atomicité.
**Wesen** *n.*: être; belebte Wesen: éléments animés.
**Wespe** *f.*: guêpe.
**Wickel** *m.*: maillot; feuchter Wickel: drap mouillé.
**Wickeltisch** *m.*: table de change.
**Wickelzeug** *n.*: layette.
**widernatürlich** *adj.*: contre nature.
**Widerstandsgymnastik** *f.*: gymnastique à l'aide d'appareils opposant une resistance aux mouvements à exécuter.
**wiederbeleben** *v.*: rappeler à la vie.
**wiedererzeugen** *v.*: régénérer.
**Wiedergenesung** *f.*: convalescence.
**Wiederherstellung** *f.*: rétablissement.
**Wiederimpfung** *f.*: revaccination.
**wiederkäuen** *v.*: ruminer.
**Wiederkäuer** *m.*: ruminant.
**Wiedervereinigung** *f.*: réunion.
**Wiege** *f.*: berceau.
**Wieke** *f. chir.*: bourdonnet.
**Wiener Ätzpaste** *f. pharm.*: caustique de Vienne.
**Wiener Trank** *m. pharm.*: eau laxative de Vienne, infusion de séné composée.
**Wiesbaden** *pr.*: ville d'eau avec des sources chlorurées en Prusse.
**Wildbad** *pr.*: ville d'eau avec des sources thermales dans le Wurtemberg (Allemagne).
**Wildbäder** *n. plur.*: eaux amétallites.
**Wildpret** *n.*: gibier.
**Wildungen** *pr.*: ville d'eau avec des sources bicarbonatées dans la principauté de Waldeck (Allemagne).
**Willensäusserung** *f.*: volition, acte de vouloir.
**willkürlich** *adj.*: volontaire.
**wimmern** *v.*: gémir.
**Wimperepithel** *n. anat.*: épithélium à cils vibratiles.
**Wimperhaar** *n.*: cil.
**Wind** *m.*: vent, gaz.
**Winde** *f. pharm.*: liseron.
**Windel** *f.*: lange, maillot.
**Windpocken** *f. plur.*: varicelle, petite vérole volante.
**windtreibend** *adj. pharm.*: carminatif, provoquant l'expulsion de gaz.
**Windung** *f.*: circonvolution.
**Winkel** *m.*: angle; geschlossener Winkel: angle saillant; offener Winkel: angle rentrant; spitzer Winkel: angle aigu; stumpfer Winkel: angle obtus.
**Winkelgelenk** *n.*: articulation en charnière.
**Wipfelblatt** *n. anat.*: bourgeon terminal du vermis supérieur.
**Wirbel** *m.*: vertèbre.
**Wirbelentzündung** *f.*: spondylite, inflammation des vertèbres.

**Wirbelsäule** *f.*: colonne vertébrale, rhachis.
**Wirbeltier** *n.*: vertébré.
**wirksam** *adj.*: actif, efficace.
**Wirkung** *f.*: action, effet.
**Wirtel** *m.*: verticille.
**Wischer** *m.*: écouvillon.
**Wismuth** *n. pharm.*: bismuth.
**Wissenschaft** *f.*: science.
**Witterung** *f.*: temps.
**Witterungswechsel** *m.*: variations météorologiques.
**Wochenbett** *n.*: couches.
**Wochenbettfieber** *n.*: fièvre puerpérale.
**Wochenfluss** *m.*: lochies.
**Wochenreinigung** *f.*: lochies.
**Wochenschrift** *f.*: journal hebdomadaire.
**Wochenwärterin** *f.*: garde-couche.
**Wöchnerin** *f.*: femme en couches.
**Wohlbefinden** *n.*: bonne santé.
**wohlbeleibt** *adj.*: corpulent.
**wohlriechend** *adj.*: aromatique.
**Wölbung** *f.*: voussure, bombement.
**Wolfsrachen** *m. chir.*: gueule de loup, division congénitale du palais.
**Wolldecke** *f.*: couverture de laine.
**Wolle** *f.*: laine.
**Wollhaar** *n.*: poil follet.
**Wollustgefühl** *n.*: volupté.
**Wortblindheit** *f.*: cécité verbale.
**Worttaubheit** *f.*: surdité verbale.
**wuchern** *v.*: pulluler.
**Wucherung** *f.*: prolifération.
**Wulst** *m.*: bourrelet.
**wund** *adj. vulg.*: écorché, blessé.
**Wundarzt** *m.*: officier de santé.
**Wundbehandlung** *f.*: manière de soigner les plaies.
**Wunde** *f.*: blessure, plaie.
**Wundeiterung** *f.*: suppuration des plaies.
**Wundfieber** *n.*: fièvre par l'infection d'une plaie.
**Wundhöhle** *f.*: plaie cavitaire.
**Wundkanal** *m.*: trajet de la blessure.
**Wundliegen** *n.*: escarre par le décubitus prolongé.
**Wundnaht** *f.*: suture.
**Wundrand** *m.*: lèvre de la plaie.
**Wundschwamm** *m. pharm.*: amadou.
**Wundsein** *n.*: écorchure.
**Wundstarrkrampf** *m.*: tétanos traumatique.
**Wundvorlage** *f. rar.*: pansement.
**Wundwasser** *n.*: eau vulnéraire.
**Würfelbein** *n.*: os cuboïde.
**Würgbewegung** *f.*: contraction antipéristaltique de l'oesophage et du pharynx.
**Würgen** *n.*: vomiturition, vains efforts de vomir.
**Wurm** *m.* 1): ver. 2) *veterin.*: farcin.
**wurmartig** *adj.*: vermiculaire.
**Wurmfarn** *m. pharm.*: fougère mâle.
**wurmförmig** *adj.*: vermiculaire.
**Wurmfortsatz** *m. anat.*: appendice vermiculaire.
**Wurmmittel** *n.*: vermifuge.
**Wurmsamen** *m. pharm.*: semen-contra.
**Wurst** *f.*: saucisse, saucisson.
**Wurstvergiftung** *f.*: botulisme, empoisonnement par la viande altérée.
**Wurstware** *f.*: charcuterie.
**Würze** *f.*: condiment.
**Wurzel** *f.*: racine.
**Wurzelrinde** *f. anat.*: cément (de la dent).
**Wurzelscheide** *f. anat.*: gaine radiculaire (du poil).
**Wurzelschicht** *f.* = Wurzelscheide *v. c. t.*
**Wurzelzange** *f. chir.*: pince à racines.
**Wut** *f.*: fureur, rage.
**wütend** *adj.*: enragé.
**Wutkrankheit** *f.*: rage.

## X.

**X-Bein** *n. vulg.*: genou cagneux.

## Z.

**Zackenmuskel** *m. anat.*: muscle dentelé.
**zäh** *adj.*: conglutineux; zähe Flüssigkeit: liquide visqueux.
**Zählapparat** *m.*: compteur; *physiol.* Zählapparat für Blutkörperchen: compte-globules pour l'examen du sang.
**Zählkammer** *f. physiol.*: chambre

graduée pour la numération (des globules du sang).
**Zahn** *m.*: dent; einen Zahn ziehen: arracher une dent.
**Zahnarzt** *m.*: dentiste: staatlich geprüfter Zahnarzt: chirurgien-dentiste.
**Zahnbein** *n. anat.*: dentine.
**Zahndurchbruch** *m.*: éruption des dents.
**Zähneknirschen** *n.*: grincement des dents.
**zahnen** *v. vulg.*: faire ses dents.
**Zahnfistel** *f.*: fistule dentaire.
**Zahnfleisch** *n.*: gencive.
**Zahnfleischsaum** *m.*: liséré gingival.
**Zahngeschwür** *n.*: parulie, abcès de la gencive.
**Zahnheilkunde** *f.*: art dentaire.
**Zahnkrone** *f.*: couronne de la dent.
**zahnlos** *adj.*: édenté.
**Zahnlücke** *f.*: espace libre entre deux dents, brèche entre les dents.
**Zahnpulver** *n.*: poudre dentifrice.
**Zahnschlüssel** *m. chir.*: clef à dents.
**Zahnschmelz** *m. anat.*: émail des dents.
**Zahnschmerz** *m.*: mal aux dents.
**Zahnspiegel** *m.*: miroir dentaire.
**Zahnstein** *m.*: tartre dentaire.
**Zahnstocher** *m.*: cure-dent.
**Zahnstumpf** *m.*: chicot.
**Zahnung** *f.*: dentition.
**Zahnwasser** *n.*: eau dentifrice.
**Zahnwechsel** *m.*: passage de la première dentition à la deuxième.
**Zahnweh** *n.*: mal aux dents.
**Zahnwurzel** *f.*: racine de dent.
**Zahnzange** *f.*: pince à dents, davier.
**Zange** *f.* 1) *obst.*: forceps; hohe Zange: forceps au détroit supérieur; 2) *chir.*: pince; 3) *anat.* = Forceps *v. c. t.*
**Zangenanlegung** *f. obst.*: application du forceps.
**Zangeneindrücke** *plur. obst.*: éffondrements par le forceps.
**Zangenentbindung** *f. obst.*: accouchement au forceps.
**Zangengeburt** *f. obst.*: accouchement au forceps.
**Zangenoperation** *f. obst.*: application du forceps.
**Zäpfchen** *n. anat.*: luette.
**Zapfen** *m. physic.*: tenon, pivot, cône.
**Zapfennaht** *f. chir.*: suture empennée *ou* enchevillée.
**Zapfenschicht** *f. anat.*: couche des cônes (de la rétine).
**Zäpflein** *n. anat.*: luette.
**Zaum** *m.*: frein, bride.
**Zehe** *f.*: orteil; grosse Zehe: gros orteil.
**Zehenknochen** *m.*: phalange des orteils.
**Zehenspitze** *f.*: pointe des orteils.
**Zehenstrecker** *m.*: muscle extenseur des orteils.
**Zeichen** *n.*: marque, signe, symbole.
**Zeigefinger** *m.*: index.
**Zeitschrift** *f.*: journal périodique.
**zellbildend** *adj. anat.*: cellulo-formatif.
**Zelle** *f.*: cellule.
**Zellenanhäufung** *f.*: amas de cellules.
**Zellenfortsatz** *m.*: prolongement cellulaire.
**zellenhaltig** *adj.*: cellulaire.
**Zellenschicht** *f*: couche des cellules.
**Zellentheorie** *f.*: théorie cellulaire.
**Zellgewebe** *m. anat.*: tissu cellulaire, tissu conjonctif.
**Zellgewebsentzündung** *f. chir.*: phlegmon, inflammation du tissu cellulaire; Zellgewebsentzündung an der Hand: panaris.
**zellig** *adj.*: celluleux.
**Zellkern** *m.*: noyau de la cellule.
**Zellmembran** *f.*: membrane d'enveloppe de la cellule.
**Zellsubstanz** *f.*: protoplasma.
**Zelt** *n.*: tente.
**Zeltchen** *n. pharm.*: tablette.
**Zement** *m.*: cément (des dents).
**Zentral** = Central *v. c. t.*
**Zerbrechlichkeit** *f.*: fragilité.
**zerbröckeln** *v.*: émier, émietter.
**Zerfall** *m.*: déchéance.
**zerfasern** *v.*: effilocher.
**zerfetzen** *v.*: lacérer, déchirer.
**zerfleischen** *v.*: lacérer.
**zerfliessen** *v.*: fuser.
**zergliedern** *v.*: démembrer, disséquer.
**zermalmen** *v.*: broyer.
**zerquetschen** *v.*: écraser.
**zerreiben** *v.*: pulvériser, triturer.

**zerreissen** *v.*: déchirer.
**zerreisslich** *adj.*: friable.
**zerren** *v.*: tirailler.
**Zerschlagenheit** *f.*: courbature.
**Zersetzung** *f.*: décomposition.
**zerspringen** *v.*: éclater.
**Zerstäuber** *m.*: lance-poudre.
**Zerstäubungsapparat** *m.*: pulvérisateur.
**zerstossen** *v.*: concasser, réduire en petits fragments.
**Zerstreuung** *f.*: dissémination, dispersion.
**Zerstückelung** *f.*: morcellement.
**zerteilend** *adj.*: résolutif.
**zertrümmern** *v.*: écraser.
**Zerzupfen** *n.*: réduire en charpie.
**Zerzupfungspräparat** *n.*: préparation microscopique à éléments anatomiques artificiellement disjoints.
**Zeug** *n.*: toile.
**zeugen** *v.*: engendrer.
**Zeuger** *m.*: procréateur.
**Zeugnis** *n.*: certificat.
**Zeugung** *f.*: génération.
**Zeugungsfähigkeit** *f.*: puissance.
**Zeugungsunfähigkeit** *f.*: impuissance.
**Ziebethtier** *n. pharm.*: civette.
**Ziege** *f.*: chèvre.
**Ziegenpeter** *m. vulg.*: oreillons.
**Ziehen** *n.*: traction; Ziehen der Zähne: arrachement des dents.
**Zigarre** *f.*: cigarre.
**Zimmet** *m. pharm.*: cannelle.
**Zimmetsäure** *f.*: acide cinnamique.
**Zincum sulfocarbolicum** *lat. pharm.*: sulfophénate de zinc.
**Zincum sulfuricum** *lat. pharm.*: sulfate de zinc.
**Zink** *n.*: zinc.
**Zinksalbe** *f. pharm.*: pommade d'oxyde de zinc.
**Zinn** *n.*: étain.
**Zinnober** *m.*: vermillon, cinabre.
**Zirbeldrüse** *f. anat.*: glande pinéale.
**Zirkel** *m.*: compas.
**Zirkelschnitt** *m. chir.*: incision circulaire.
**zischend** *adj.*: striduleux.
**Zitrone** *f.*: citron.
**zitronensauer** *adj.*: en combinaison avec l'acide citrique.
**Zitronensäure** *f.*: acide citrique.
**Zitterkrampf** *m.*: tremblement convulsif.
**Zitterlähmung** *f. int.*: paralysie agitante.
**Zittern** *n.*: tremblement.
**Zitwersamen** *m. pharm.*: semen-contra.
**zitzenförmig** *adj.*: mamelonné, mastoïde.
**Zitzenfortsatz** *m. anat.*: apophyse mastoïdienne.
**Zitzenloch** *n. anat.*: trou stylo-mastoïdien.
**Zona pellucida** *lat. embryol.*: membrane vitelline.
**Zonula ciliaris** *lat. anat.*: zone de Zinn.
**zornmütig** *adj.*: irascible.
**Zotte** *f.*: frange, villosité.
**Zottenkrebs** *m.*: cancer villeux.
**zottig** *adj.*: villeux.
**Züchtung** *f.*: culture.
**Züchtungsverfahren** *n.*: procédé de culture.
**Zuchtwahl** *f.*: sélection.
**zucken** *v.*: faire une contraction convulsive.
**Zucker** *m.*: sucre.
**Zuckerbestimmung** *m.*: dosage du sucre.
**Zuckerbildung** *f. physiol.*: glycogénie, formation du sucre dans l'organisme.
**Zuckerharnruhr** *f.*: diabète sucré.
**Zuckerhut** *m.*: pain de sucre.
**Zuckerkrankheit** *f.*: diabète sucré.
**Zuckerrohr** *n.*: canne à sucre.
**Zuckersaft** *m.*: sirop.
**Zuckung** *f.*: secousse, contraction.
**Zufall** *m.*: accident, hasard.
**zufällig** *adj.*: occasionnel.
**Zufluss** *m.*: afflux.
**zufügen** *v.*: additionner.
**zuführend** *adj.*: afférent.
**Zug** *m.* 1): traction. 2): trait. 3): courant d'air.
**Zugloch** *n. hyg.*: orifice d'évacuation.
**Zugpflaster** *n. pharm.*: emplâtre vésicatoire.
**Zugröhre** *f. hyg.*: évent.
**Zugverband** *m. chir.*: appareil à extension continue.
**zuheilen** *v.*: guérir.
**Zuleitung** *f.*: conduit.

**Zunder** *m. pharm.*: amadou.
**Zundschwamm** *m. pharm.*: amadou.
**Zunehmen** *n.*: accroissement.
**Zunge** *f.*: langue; belegte Zunge: langue chargée.
**Zungenbändchen** *n. anat.*: filet de la langue.
**Zungenbein** *n.*: os hyoïde.
**Zungenbelag** *m.*: enduit de la langue.
**Zungenentzündung** *f.*: glossite, inflammation de la langue.
**Zungengrund** *m. anat.*: base de la langue.
**Zungenhalter** *m. chir.*: pince tire-langue.
**Zungennerv** *m. anat.*: nerf lingual.
**Zungenspatel** *m. chir.*: abaisse-langue.
**Zungenzange** *f. chir.*: pince tire-lange.
**zurückbeugen** *v.*: faire la supination, renverser.
**zurückbringen** *v.*: faire la réduction, faire rentrer.
**zurückfliessen** *v.*: refluer.
**zurückgeblieben** *adj.*: arriéré.
**zurücklaufend** *adj.*: récurrent.
**Zurücktreiben** *n.*: révulsion.
**Zurücktreten** *n.*: rétrocession.
**Zurückziehung** *f.*: rétraction.
**zusammenballen** *v.*: conglober.
**zusammendrängen** *v.*: agglomérer.
**zusammendrücken** *v.*: comprimer.
**Zusammenfluss** *m.*: confluence.
**zusammengesetzt** *adj.*: composé, complexe.
**zusammenhäufen** *v.*: conglomérer.
**zusammenheilen** *v.*: se réunir en guérissant.
**zusammenkleben** *v.*: conglutiner.
**zusammenlaufend** *adj.*: convergent.
**zusammenmünden** *v.*: s'anastomoser.
**zusammenrollen** *v.*: recroqueviller.
**Zusammenschnürung** *f.*: constriction.
**zusammenschrumpfen** *v.*: se ratatiner.
**zusammenwachsen** *v.*: se souder.
**zusammenziehen** *v.*: se contracter.
**Zusammenziehung** *f.*: constriction, resserrement, astriction.
**Zusatz** *m.*: addition.
**zuschnüren** *v.*: serrer, lier.
**zusetzen** *v.*: ajouter.
**zuspitzen** *v.*: effiler.
**Zustand** *m.*: état.
**zustopfen** *v.*: boucher.
**zutamponieren** *v.*: boucher.
**Zuwachs** *m.*: accroissement.
**zuwachsen** *v.*: se fermer en guérissant.
**Zuwarten** *n.*: temporisation.
**Zwang** *m.* 1): impulsion; 2): tenesme.
**Zwangsbewegung** *f.*: mouvement impulsif.
**Zwangsjacke** *f.*: camisole de force.
**Zwangsvorstellung** *f.*: obsession.
**zweibauchig** *adj.*: digastrique.
**zweieiig** *adj.*: bivitellin.
**Zweifel** *m.*: doute.
**Zweig** *m.*: branche.
**Zweigarterie** *f.*: artère collatérale.
**Zweigläserprobe** *f. int.*: expérience des deux verres.
**zweihakig** *adj.*: bidenté.
**zweihörnig** *adj.*: bicorne.
**zweiklappig** *adj.*: bivalve.
**zweiköpfig** *adj. anat.*: bicipital, à deux chefs; zweiköpfiger Muskel: muscle biceps.
**zweilappig** *adj.*: bilobé, à deux lobes.
**zweispaltig** *adj.*: bifide, à deux cornes.
**Zweiteilung** *f.*: bifurcation.
**zweizeitig** *adj. chir.* zweizeitige Operation: opération à deux temps.
**zweizipfelig** *adj.*: bicuspide, mitral.
**Zwerchfell** *n. anat.*: diaphragme.
**Zwerchfellschenkel** *m. anat.*: pilier du diaphragme.
**Zwerchsack** *m.*: besace.
**Zwerg** *m.*: nain.
**Zwergbecken** *n. obst.*: bassin de nain.
**Zwergwuchs** *m.*: nanisme.
**Zwickel** *m. anat.*: coin (du cerveau).
**zwicken** *v.*: pincer.
**Zwieback** *m.*: biscuit.
**Zwiebel** *m.*: oignon, bulbe.
**Zwillinge** *m. plur.*: jumeaux.
**Zwillingsgeburt** *f.*: accouchement gémellaire.
**Zwillingsschwangerschaft** *f.*: grossesse double.
**Zwinge** *f.*: embout; *anat.* = Cingulum *v. c. t.*
**Zwischenform** *f.*: forme intermédiaire.

**Zwischengewebe** *n. anat.*: tissu interstitiel.
**Zwischenhirn** *n. embryol.*: encéphale intermédiaire (point de départ du développement des couches optiques).
**Zwischenkiefer** *m. embryol.*: os incisif, os intermaxillaire.
**Zwischenknochen** *m.* = Schaltknochen *v. c. t.*
**Zwischenknorpel** *m. anat.*: cartilage interarticulaire, cartilage de conjugaison.
**Zwischenraum** *m.*: intervalle, interstice.
**Zwischenrippenraum** *m.*: espace intercostal.
**Zwischenwand** *f.*: cloison, septum.
**Zwischenwirbelloch** *n. anat.*: trou intervertébral.
**Zwischenwirbelscheibe** *f. anat.*: disque intervertébral.
**Zwitter** *m.*: hermaphrodite, hybride.
**Zwitterbildung** *f.*: hermaphrodisme.
**Zwölffingerdarm** *m. anat.*: duodénum.

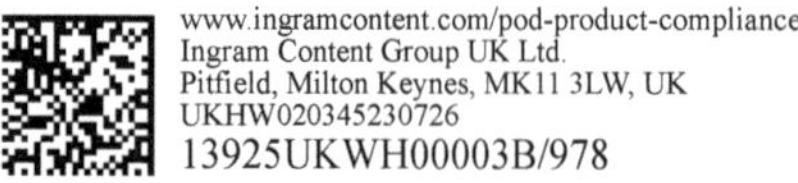
www.ingramcontent.com/pod-product-compliance
Ingram Content Group UK Ltd.
Pitfield, Milton Keynes, MK11 3LW, UK
UKHW020345230726
13925UKWH00003B/978

9 782014 022582